# O LIVRO DA MEDICINA TIBETANA

CB139654

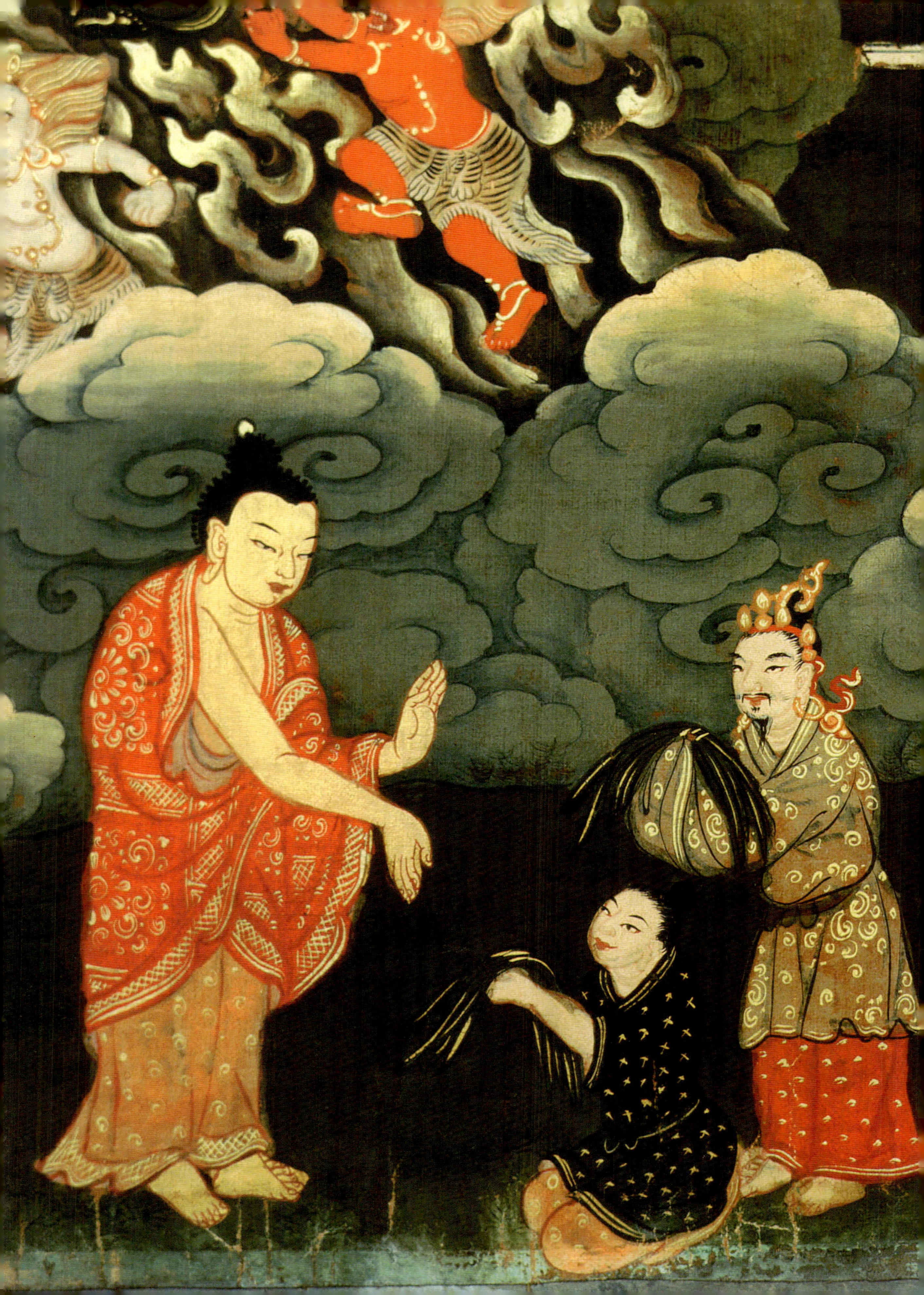

RALPH QUINLAN FORDE

# O LIVRO DA MEDICINA TIBETANA

*Tradução:*
CARLOS A. L. SALUM
ANA LUCIA DA ROCHA FRANCO

## Como Usar a Medicina Tibetana para a Cura e o Bem-estar Pessoal

Editora
Pensamento
SÃO PAULO

*Os benefícios que auferirem deste livro, atribuam por favor aos meus mestres e a todos os médicos tibetanos que já viveram. Pelos erros, por favor responsabilizem a mim.*

*Este livro é dedicado a:*
*Sua Santidade o 14º Dalai Lama, por tudo o que fez para proteger da extinção a religião, a nação e o povo do Tibete, assim como este profundo sistema de cura. Tenha uma longa vida e realize os seus sonhos para o Tibete.*
*Sua Santidade o 17º Karmapa Trinley Thaye Dorje. Tenha uma boa vida e que o seu trabalho dhármico tenha sucesso aonde quer que vá. Que inicie uma vez mais a prática das milagrosas e preciosas pílulas de cura.*
*Valerie, por sempre me empurrar para o vazio, por estar sempre ao meu lado e por ser o meu guru de primeiro grau.*
*O rei do Dharma Yang Zab.*
*Nicola.*
*Ann, que me deu a luz desta vida.*
*E curadores de todos os lugares que trabalham com compaixão.*

Título original: *The Book of Tibetan Medicine*.

Copyright do texto © 2008 Ralph Quinlan Forde.
Copyright © 2008 Octopus Publishing Group Ltd.

Publicado pela primeira vez na Grã-Bretanha em 2008 sob o título *The Book of Tibetan Medicine* por Gaia Books, uma divisão da Octopus Publishing Group Ltd, 2-4 Heron Quays, Docklands, London E14-4JP.

Todos os direitos reservados. Nenhuma parte deste livro pode ser reproduzida ou usada de qualquer forma ou por qualquer meio, eletrônico ou mecânico, inclusive fotocópias, gravações ou sistema de armazenamento em banco de dados, sem permissão por escrito, exceto nos casos de trechos curtos citados em resenhas críticas ou artigos de revistas.

Todas as precauções necessárias foram tomadas na preparação deste livro, mas as informações aqui apresentadas não pretendem substituir o tratamento médico com um profissional habilitado. Antes de fazer qualquer mudança na sua alimentação ou na maneira como cuida da sua saúde, sempre consulte um médico. Qualquer aplicação das idéias e informações contidas neste livro não é da responsabilidade do autor ou do editor.

Aviso: Em virtude das implicações religiosas das abreviaturas "a.C." e "d.C." ("antes de Cristo" e "depois de Cristo"), neste livro usam-se as letras AEC (antes da era cristã) e EC (era cristã) em lugar das abreviaturas supracitadas. Para os leitores não familiarizados com essa nomenclatura, pode-se dizer que 2008 d.C. refere-se ao mesmo ano indicado por 2008 EC.

**Dados Internacionais de Catalogação na Publicação (CIP)**
**(Câmara Brasileira do Livro, SP, Brasil)**

Forde, Ralph Quinlan
O livro da medicina tibetana : como usar a medicina tibetana para a cura e o bem-estar pessoal / Ralph Quinlan Forde ; tradução Carlos A. L. Salum, Ana Lucia da Rocha Franco. -- São Paulo : Pensamento, 2008.

Título original: The book of tibetan medicine.
Bibliografia.
ISBN 978-85-315-1549-1

1. Medicina tibetana I. Título.

08-07000 CDD-610.951
NLM-QU 740

**Índices para catálogo sistemático:**

1. Medicina chinesa : Terapêutica 610.951

O primeiro número à esquerda indica a edição, ou reedição, desta obra. A primeira dezena à direita indica o ano em que esta edição, ou reedição, foi publicada.

| Edição | Ano |
|---|---|
| 1-2-3-4-5-6-7-8-9-10-11 | 08-09-10-11-12-13-14-15 |

Direitos de tradução para o Brasil
adquiridos com exclusividade pela
EDITORA PENSAMENTO-CULTRIX LTDA.
Rua Dr. Mário Vicente, 368 – 04270-000 – São Paulo, SP
Fone: 2066-9000 – Fax: 2066-9008
E-mail: pensamento@cultrix.com.br
http://www.pensamento-cultrix.com.br
que se reserva a propriedade literária desta tradução.

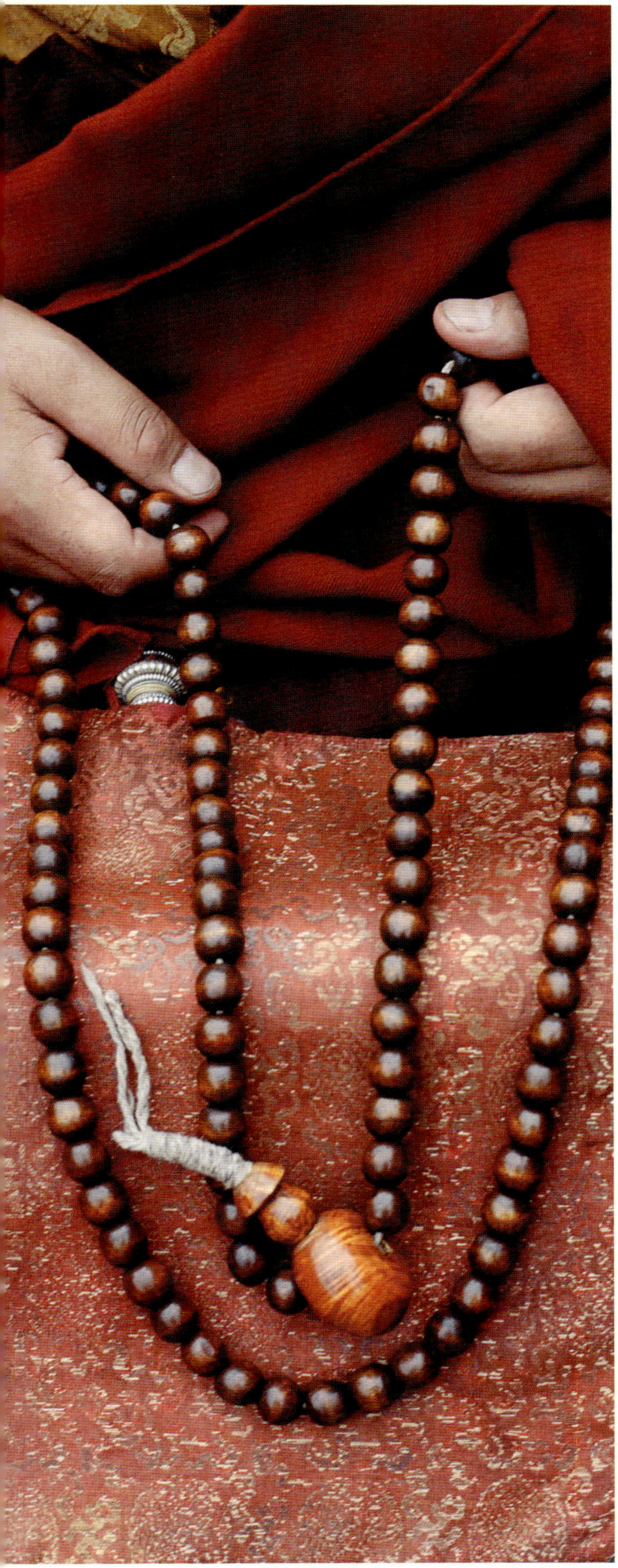

# Sumário

# Prefácio

*A medicina tibetana é um dos mais antigos sistemas médicos integrados do mundo. Essa tradição de cura é praticada com sucesso no Tibete há mais de 1.000 anos. A ciência da cura –* sowa rigpa *– tem uma compreensão única da causa e da natureza da doença, das três energias vitais internas e até mesmo da anatomia dos 72.000 canais corporais, assim como uma vasta farmacopéia de cura. A tradição médica é baseada em quatro tantras médicos chamados* Gyud Zhi.

*A partir da época do Buda Shakyamuni, tem sido grande a afinidade entre a medicina de cura e o Budismo. Esse sistema integrativo de saúde oferece tratamentos para o corpo e para a mente. Quanto aos médicos tibetanos que praticam no Ocidente, os pacientes ficam impressionados com a sua compaixão.*

*Essa medicina é uma parte muito importante da cultura tibetana e, ao conservar e incentivar o uso da ciência da cura, garante tremendos benefícios para a humanidade e para todas as gerações futuras.*

*Que todos aqueles que entrarem em contato com a medicina tibetana tenham a sua vida protegida, as suas doenças e dores curadas e a sua angústia mental aliviada, e que realizem a sabedoria e a compaixão.*

Sua Santidade o 17º Karmapa Trinley Thaye Dorje

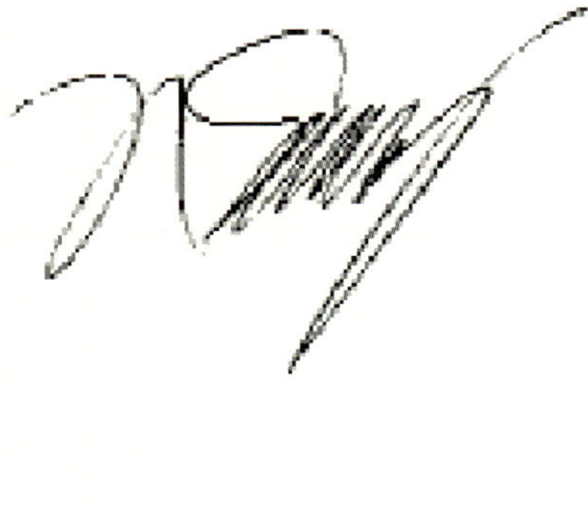

# Introdução

*A medicina tibetana é um antigo e profundo sistema de cura, praticado desde o século VIII EC (era cristã). O sistema inteiro, com os seus métodos e tratamentos, está contido em quatro textos – ou tantras – médicos, conhecidos como* Gyud Zhi *e considerados de origem divina pelos adeptos do Budismo Tibetano, sendo assim profundamente sagrados. Esses textos antigos descrevem um sistema médico que integra a vida espiritual ao bem-estar físico e se dedica à libertação do corpo, da mente e do espírito.*

## Especialistas em todas as especialidades

Os métodos de cura encontrados na medicina tibetana representam a compilação e a destilação, ao longo de muitos séculos, do melhor das antigas práticas de cura da Índia, da China, da Pérsia e da Grécia, fundidas à ciência tântrica budista, que se concentra em ritos esotéricos e na atividade do lama. O *Gyud Zhi* descreve 404 doenças e como tratá-las. Dessas 404 enfermidades, 101 podem ser tratadas por meio da alimentação, de remédios herbais e de técnicas como a acupuntura. As outras 303 são consideradas como resultado do karma (a lei de causa e efeito, ver página 43) e só podem ser curadas quando o paciente começa a praticar o ritual e a prece, ou quando um lama médico altamente competente intervém a seu favor.

Os praticantes da medicina tibetana memorizam integralmente esses antigos textos durante o seu treinamento e depois recorrem a eles diariamente. Leva uns dez anos para treinar um médico na medicina tibetana. Uma boa parte do aprendizado só é revelada pelo mestre a iniciados merecedores, já que a medicina tibetana não é diferente do Budismo Tibetano no que diz respeito à ênfase na importância de uma linha ininterrupta de transmissão, dos fundadores iluminados até os dias de hoje.

O conhecimento adquirido durante esse período de estudo é tão extenso que os médicos tibetanos estão equipados para praticar em todas as especialidades, incluindo ginecologia, nutrição, psiquiatria, cuidados paliativos, geriatria e pediatria. Um médico da medicina tibetana é um especialista em todas as especialidades ao mesmo tempo.

## Um sistema de cura para o mundo

O *Gyud Zhi* tem muito a nos ensinar nos dias de hoje, num mundo sujeito a uma epidemia de doenças relacionadas ao stress. Neste livro, você vai compreender como as idéias da medicina tibetana a respeito de estilo de vida e alimentação podem ser usadas em benefício da sua saúde e bem-estar. Algumas das recomendações parecem simples, mas podem ter um efeito profundo sobre o seu bem-estar. Em vez de apenas administrar a doença, você vai aprender a curá-la definitivamente e vai também começar um caminho em direção à iluminação e beneficiar outras pessoas com a sabedoria que adquirir.

Os princípios da medicina tibetana se aplicam a seres humanos de todos os lugares e não apenas aos tibetanos. A ciência de cura tibetana é baseada no conhecimento da *tsog-lung*, ou força vital (ver página 42), e na proteção, promoção e compreensão das energias internas do corpo: *lung*, *tripa* e *bekan* (ver

*Mandala de Avalokiteshvara, personificação da compaixão do Buda. A compaixão está no coração da medicina tibetana.*

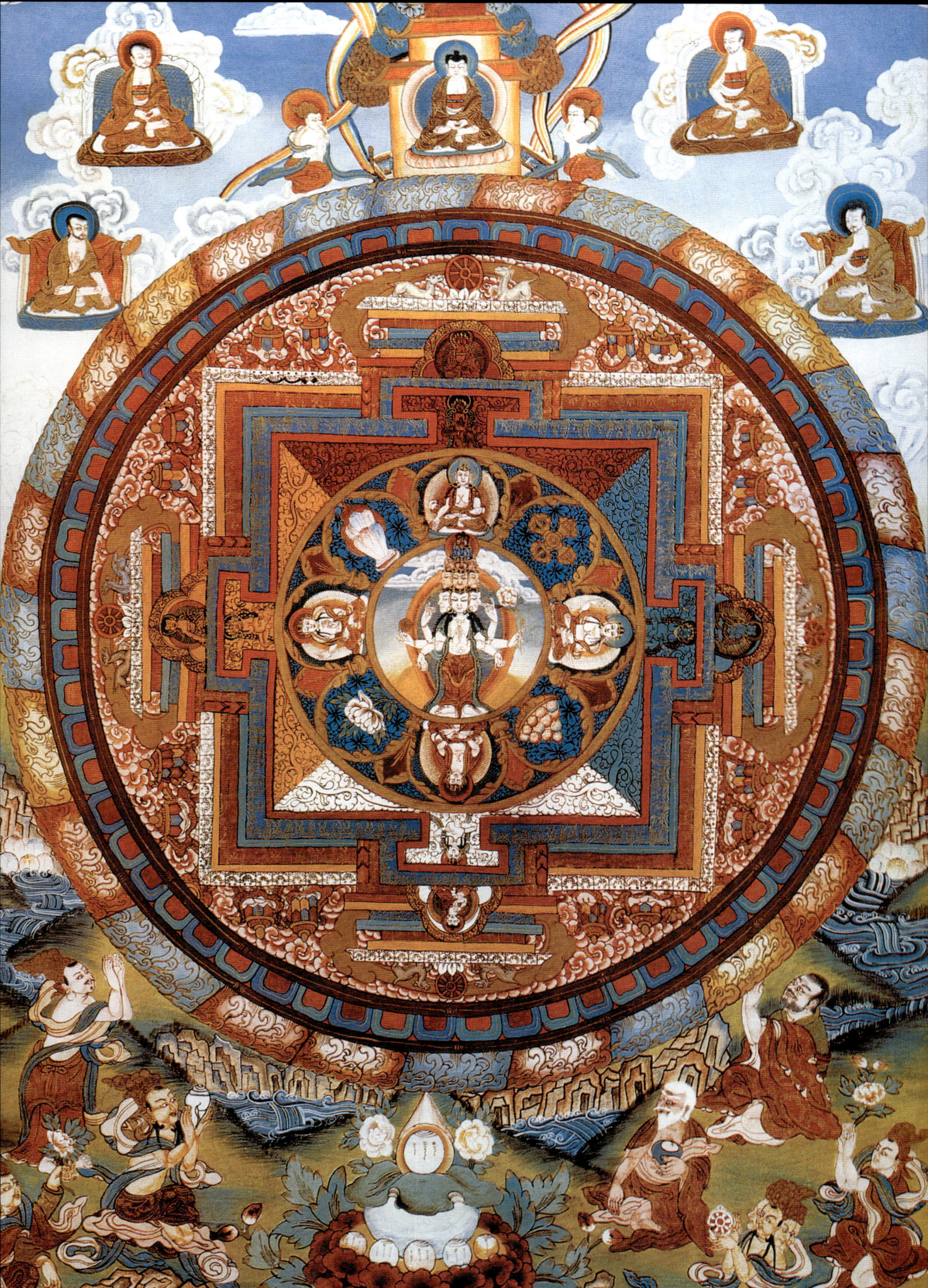

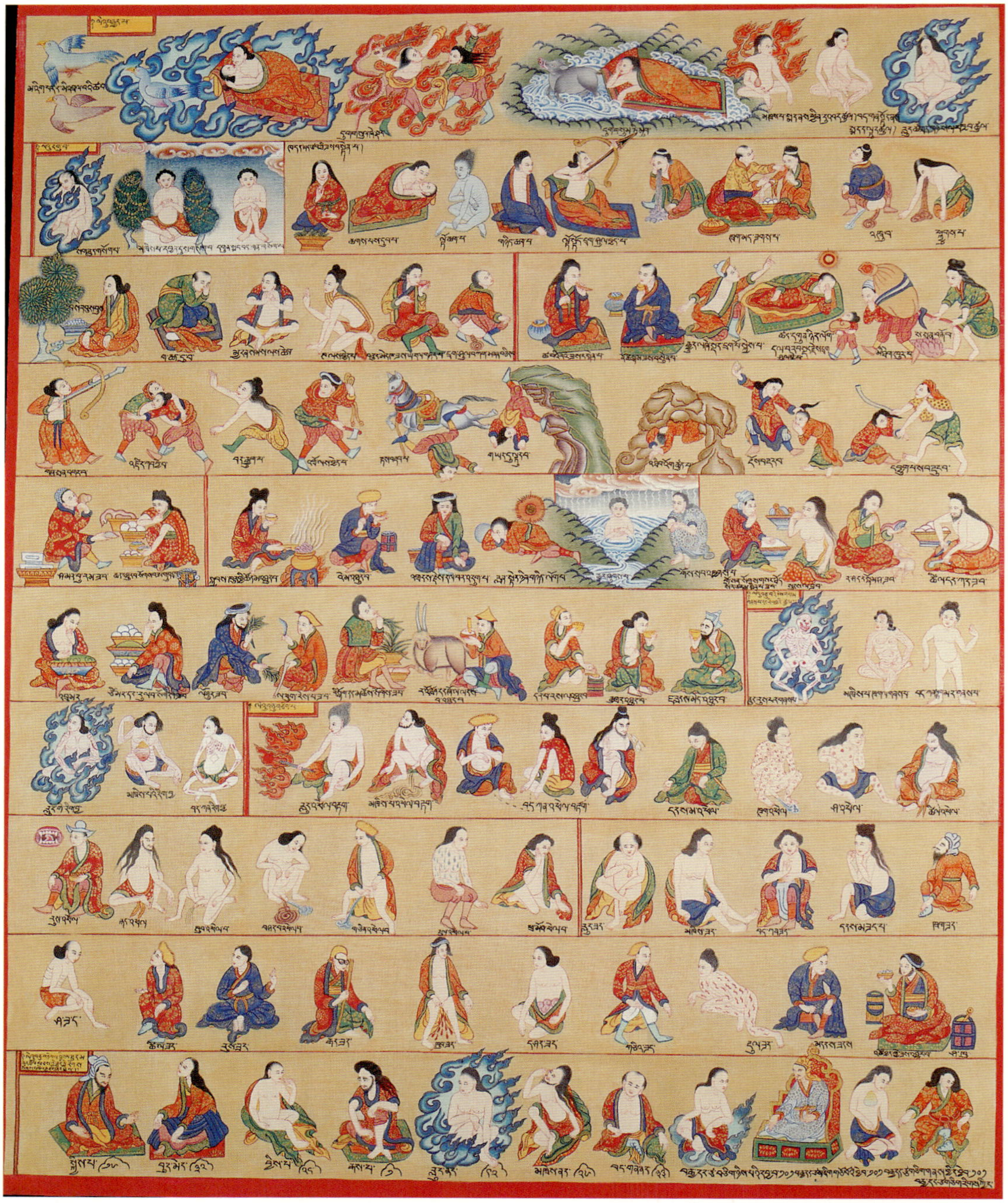

*As causas da doença, ilustradas aqui, incluem má alimentação e mau comportamento, assim como a influência das estações e do karma.*

página 50). A medicina tibetana contém os segredos da saúde humana, da homeostase e do bem-estar para todos.

## Anatomia mística

Segundo os *sutras*, ou escrituras budistas, já no século V AEC (antes da era cristã) o Buda explicava a constituição do corpo humano por meio dos seus ensinamentos sobre medicina, incorporados à medicina tibetana praticada hoje em dia. Significativamente, o Buda ensinava que o corpo físico é permeado por um corpo energético, que tem início na concepção. Enquanto a medicina ocidental explica que a vida começa com a fertilização de um óvulo por um espermatozóide, o Buda dizia que a vida humana

## Budismo e medicina tibetana

Para os budistas, a vida é preciosa e a fé é expressa no alívio do sofrimento. Então, não é surpresa que a prática budista ande de mãos dadas com um sistema médico que procura apoiar e favorecer a vida e o bem-estar. O Budismo Tibetano é fundamental para a medicina tibetana. O Buda é o médico supremo, que descobriu a causa-raiz de todas as doenças: *marigpa*, ou a crença no eu. Ele explicou que o sofrimento se origina na mente como "ignorância fundamental", provocando cerca de 84.000 doenças psicoemocionais. Cura é compreender que o karma, ou causação, é a natureza de todos os fenômenos, e descobrir a natureza luminosa da mente, de onde vem o elixir supremo, a compaixão. A prática da meditação, que favorece a compaixão e a consciência da ilusão do eu, é crucial para curar os outros e a si mesmo.

começa com a mistura de um componente branco do esperma do pai, um componente vermelho do óvulo da mãe e uma essência azul chamada *tsog-lung*, que podemos traduzir por "força vital" ou "sopro de vida". *Tsog-lung* controla tudo no organismo vivo e é impelido para o renascimento por sua marca kármica.

Essas três essências, branca, vermelha e azul, criam os três principais canais para a energia mística do corpo. Estes, por sua vez, ramificam-se num total de 72.000 canais menores, que permitem ao *tsog-lung* impregnar cada parte do corpo (ver página 48). Os pontos em que esses canais se cruzam são centros de energia mística, conhecidos como chakras (ver página 56).

Acredita-se que as três forças vitais componentes do corpo – conhecidas como *lung*, *tripa* e *bekan* – são mantidas no lugar pelos três canais místicos mais importantes. A medicina tibetana ensina também que a força vital conhecida como *la* circula pelos chakras seguindo um ciclo de 28 dias, que se coordena com a Lua. Nos dias de Lua cheia, *la* está situada no chakra coronário e a prática religiosa tem mais poder nesse período porque as energias internas no corpo estão alinhadas de um modo espiritualmente mais potente. Os médicos tibetanos sempre levam em conta a posição da força *la* no corpo antes de prescrever um tratamento.

## Causas da doença

A medicina tibetana define a doença primeiramente em termos da sua causa, e então pela sua natureza. Segundo ela, as causas da doença são quatro: alimentação, comportamento, estação e karma. Ou seja, uma alimentação ruim, hábitos de vida negativos (como fumar e trabalhar demais), mudanças sazonais (como excesso de calor no verão, de frio no inverno ou a umidade da chuva) e o resgate de karma negativo podem causar doença. Os budistas vêem a natureza da doença física num sentido espiritual, como

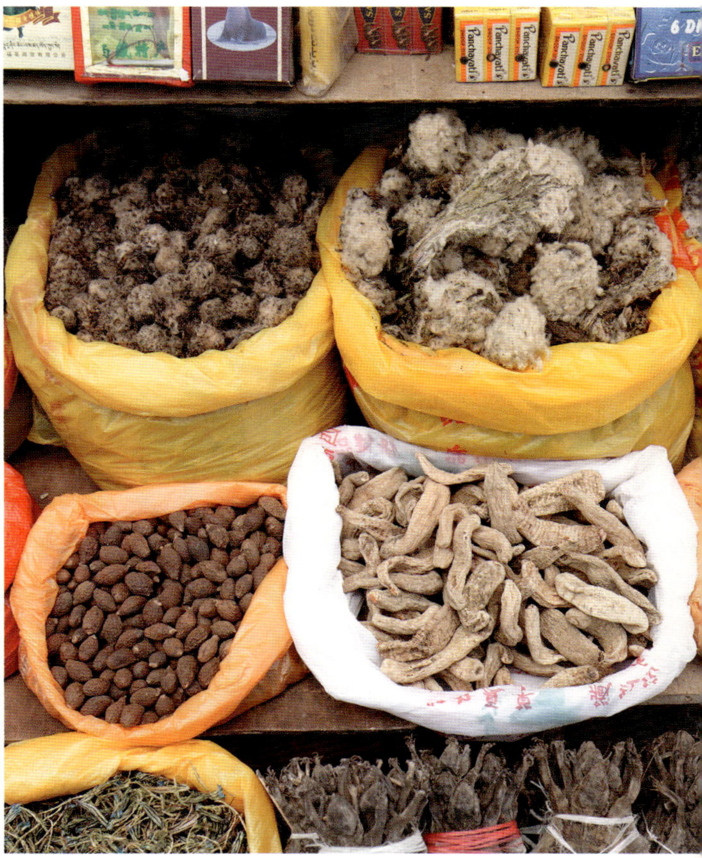

*As ervas e temperos comuns vendidos nos mercados do Tibete são usados nos remédios naturais da medicina tibetana.*

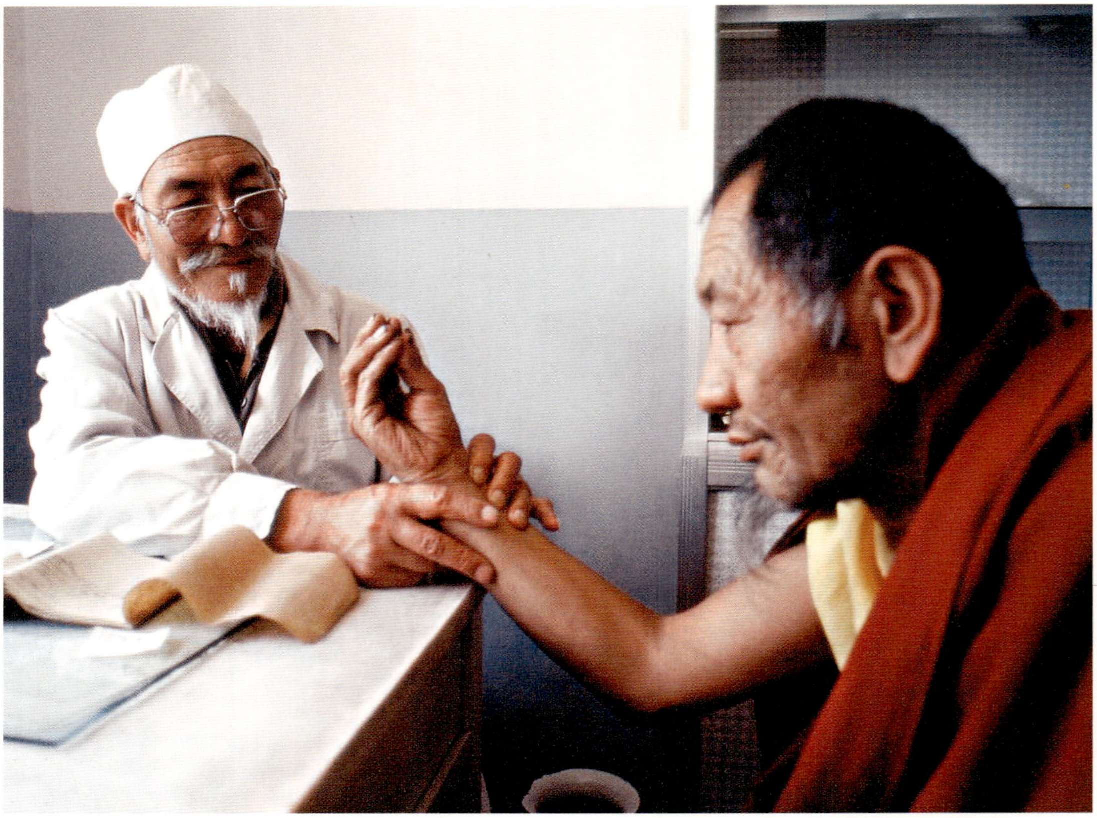

*Os métodos de diagnóstico da medicina tibetana incluem a análise do pulso do paciente, da urina e de dados astrológicos.*

resultado dos três venenos da mente – apego, agressividade e ignorância. Esses venenos desequilibram as forças vitais – *lung*, *tripa* e *bekan* – e o resultado é a manifestação de doenças (ver página 54).

Um médico da medicina tibetana verifica que forças vitais foram desalojadas da sua sede no corpo e depois procura guiá-las de volta à harmonia. Na medicina tibetana, curar é basicamente fazer mudanças na alimentação e no estilo de vida – e eventualmente terapias – para reconduzir essas forças vitais às suas respectivas sedes e, assim, ao equilíbrio, gerando saúde e vitalidade. Curar dessa forma não só reduz os sintomas da doença como beneficia todos os aspectos da pessoa, físicos e também energéticos.

A energia *lung* é considerada a base de todas as doenças por estar intimamente ligada à mente e à energia vital – especialmente à consciência sutil mais profunda localizada no coração, conhecida como *yi zhang ma*. A medicina tibetana ensina que o desequilíbrio energético começa na mente do paciente à medida que ele experimenta o mundo com a percepção matizada por *marigpa*, ou crença no eu (ver página 54). Isso causa um desequilíbrio na energia *lung*, provocando stress energético e fisiológico, que acaba perturbando a harmonia das outras forças vitais, *tripa* e *bekan*. Compreender o papel do desequilíbrio *lung* permite que o médico trate efetivamente os distúrbios relacionados ao stress, como depressão, ansiedade, insônia e problemas digestivos, que afetam uma proporção cada vez maior das pessoas no Ocidente.

## O ambiente de cura

A medicina tibetana enfatiza a importância do ambiente para a saúde. Durante séculos, esse sistema de cura foi praticado numa terra sem poluição, com ervas medicinais, água e alimentos puros. O Buda da Medicina é muitas vezes retratado no centro de um paraíso da cura, onde todos os materiais naturais, das rochas às plantas, podem ser usados

## As três forças vitais

***Lung*** é normalmente traduzida por "ventos". Esses ventos psíquicos têm relação com o sistema nervoso, permeando o corpo e formando parte da energia vital da pessoa. Por exemplo, a energia lung nos permite andar e também que o alimento percorra o canal alimentar. Essa força fica localizada na área do quadril.

***Tripa*** é também chamada de "calor" e é a energia vital que mantém a temperatura do corpo e os processos bioquímicos internos. Fica localizada em torno do diafragma.

***Bekan*** pode ser traduzida por "lubrificação" e tem relação com os fluidos corporais. Fica localizada na cabeça.

como remédio. A medicina tibetana ensina que cinco elementos – terra, água, fogo, ar e espaço – permeiam o cosmos e formam cada parte do nosso mundo, incluindo nós mesmos. Num ambiente não poluído, esses cinco elementos estão em sinergia, e itens naturais podem ser usados para manter a saúde. Acredita-se que o cristal combine os cinco elementos, o que maximiza o seu efeito restaurador do equilíbrio dentro do corpo – já que basta um único ano para cultivar uma planta, mas é preciso cerca de 1.000 anos para formar um único cristal.

## Diagnóstico das doenças

A medicina tibetana usa complexos métodos de diagnóstico, baseados na análise do pulso, da urina e dos dados astrológicos do paciente. Os doutores tibetanos são famosos pela sua capacidade de ler o pulso (ver página 66). Depois de tomar cada pulso três vezes, um médico tibetano treinado consegue interpretar os dados para compreender tudo o que está ocorrendo dentro do corpo. Os médicos mais experientes complementam a leitura do pulso com uma percepção extra-sensorial que causa espanto aos seus colegas ocidentais e aos pacientes.

A análise da urina (ver página 70) é outro método de diagnóstico, já que a urina é considerada um espelho das mudanças que ocorrem no corpo. O médico examina também a língua do paciente (ver página 72) e analisa os seus dados astrológicos (ver página 74) para determinar o ciclo lunar da força vital *la*, o melhor momento para iniciar o tratamento e a origem de alguns transtornos psiquiátricos.

## As ferramentas da cura tibetana

Na medicina tibetana, a alimentação tem um papel fundamental na prevenção e na cura das doenças. O *Gyud Zhi* classifica os alimentos segundo os seus benefícios para as três forças vitais, *lung*, *tripa* e *bekan* (ver página 92). O texto descreve também os sete componentes corporais, considerados essenciais para a vida e a saúde: saliva, sangue, ossos, medula, carne, gordura e essência reprodutora. Estes são derivados do processo digestivo.

A orientação sobre o estilo de vida, como comer o alimento certo para a época do ano (ver página 96), é uma ferramenta-chave na medicina tibetana. A intervenção terapêutica é sempre secundária às mudanças sugeridas na alimentação e no estilo de vida. Neste livro, você vai aprender que a alimentação desempenha um papel fundamental na saúde, que a administração das três energias do corpo cria bem-estar físico e mental, e que as ervas medicinais oferecidas pela natureza podem contribuir para uma longa vida livre de doenças.

As terapias empregadas pelos médicos tibetanos incluem moxabustão, a aplicação de cones incandescentes de ervas nos pontos de acupuntura (ver página 118); ventosas, o uso de copos para criar um vácuo sobre a pele do paciente e quebrar toxinas acumuladas (ver página 119); mais de 2.000 fórmulas herbais (ver página 102) para pacificar ou eliminar energias e reequilibrar as forças vitais do corpo. Entre as ferramentas de cura usadas pelos médicos tibetanos as mais profundas são os remédios alquímicos, em especial as Pílulas Preciosas (ver página 121), que contêm substâncias como o diamante e o ouro e que são feitas de acordo com antigos rituais, que duram até 40 dias e 40 noites.

## Caminho para a iluminação

O objetivo fundamental da medicina tibetana não é simplesmente a homeostase – harmonia física e psíquica –, mas a iluminação espiritual tanto do paciente quanto do praticante. A prática da meditação (ver página 128) é uma ferramenta de cura altamente valorizada, já que todo o Budismo, mas principalmente o Budismo Tibetano, tem uma profunda compreensão da mente e da consciência interior. Para os praticantes, a sede da mente é no coração e não no cérebro. O coração permeia energeticamente o corpo, criando bem-estar ao equilibrar as energias das três forças vitais. Práticas como a meditação e a yoga abrem o *marigpa*, ou eu reativo, que antagoniza a energia *lung*.

Uma forma especial de yoga tibetana, conhecida como yantra yoga (ver página 140), é usada para harmonizar as três energias no corpo e eliminar bloqueios nos canais de energia, permitindo que a energia vital flua livremente pelo corpo. A yantra yoga não deve ser praticada por não-iniciados sem a ajuda de um guru, mas prostrações simples (ver página 138) podem ser feitas em casa e também rompem esses bloqueios, permitindo que a energia flua livremente. Considera-se que fumar bloqueia os canais de energia, sendo esse um hábito desaconselhado pela medicina e pelo budismo tibetano.

O mais valorizado método de cura na medicina tibetana é a compaixão, ou *bodhicitta* (ver página 154). *Bodhi* significa "iluminado" e *citta* significa "coração". Em geral, as pessoas que consultam um médico tibetano comentam a sua gentileza, compaixão e sensibilidade. A diáspora tibetana acredita que um médico que pratique com grande compaixão tem resultados de cura maiores do que um que simplesmente use as ervas e as terapias como ferramentas neutras. A compaixão é a chave para abrir e compreender a prática de cura conhecida como *sowa rigpa*, que não é apenas uma ciência, mas uma arte, uma filosofia e um modo de vida potencializados por princípios espirituais. Com tais meios, os doutores da medicina tibetana trabalham para possibilitar equilíbrio mental e físico, remissões e curas duradouras – e consumar a iluminação, em alguns casos.

## A medicina tibetana hoje

O exército chinês invadiu o Tibete em 1950. Em 1959, aniquilado o movimento de resistência tibetana, o Dalai Lama e muitos milhares de tibetanos fugiram para a Índia, onde fica hoje a sede do governo tibetano no exílio, em Dharamsala. Para ajudar na conservação da cultura do Tibete, o governo fundou o Mentseekhang, um instituto de medicina que tem feito grandes avanços no sentido de preservar o cânone médico tibetano, produzindo os próprios remédios e treinando médicos. O instituto tem agora mais de 40 ramificações pela Índia e pelo Nepal, e iniciou uma pesquisa científica sobre os remédios tibetanos tradicionais.

Vários médicos tibetanos já praticam no Ocidente, onde o prestígio do sistema se deve principalmente ao sucesso dos tratamentos e da notável falta de efeitos colaterais das fórmulas herbais tibetanas. Para que o seu antigo legado seja preservado, a medicina tibetana tem que ser praticada como uma tradição viva, e todos os interessados em meditação e Budismo tibetano são incentivados a fazer uma consulta com um médico graduado num dos centros de ensino da Índia.

*"Na medicina tibetana, o mais valorizado método de cura é a compaixão"*

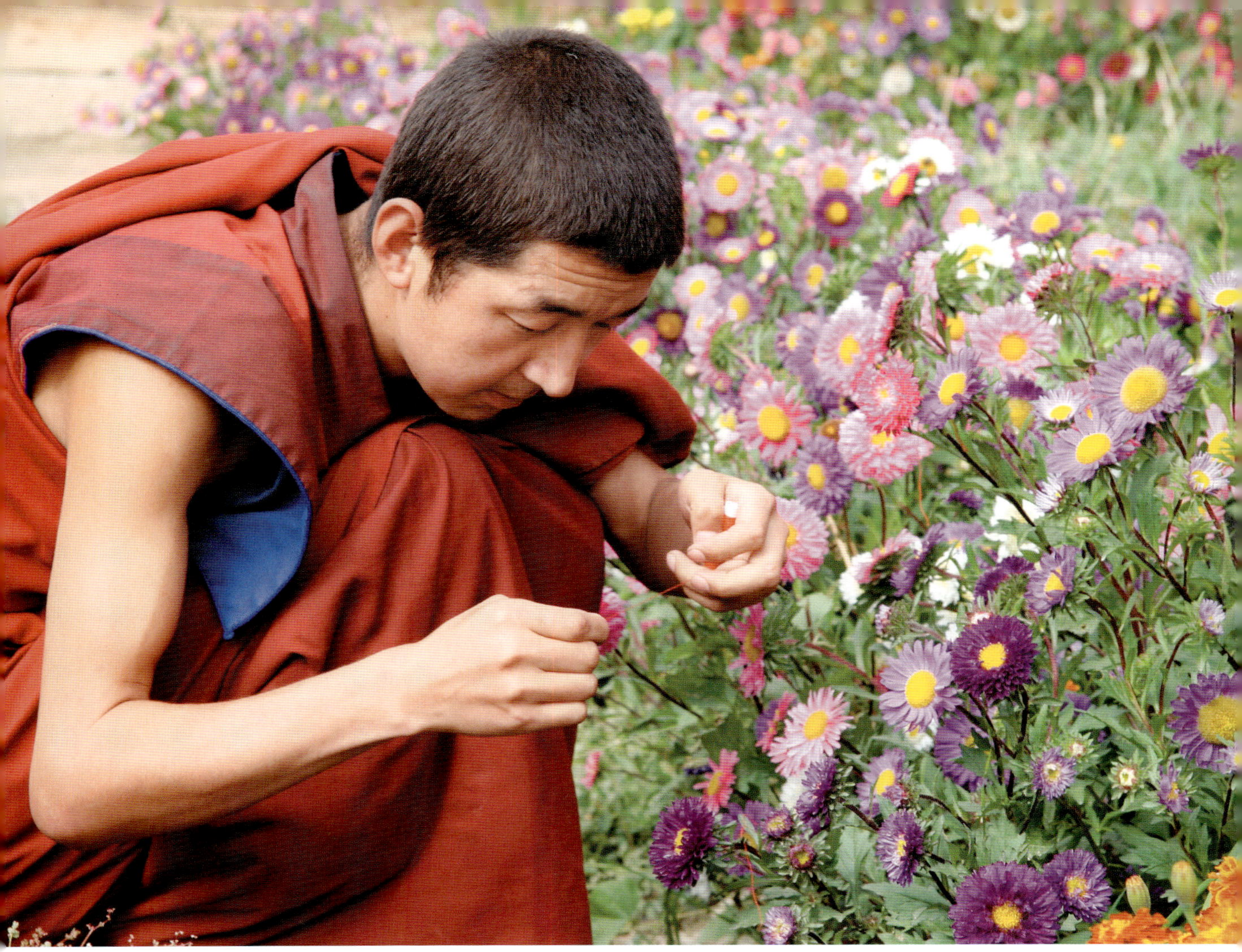

Os budistas tibetanos respeitam o ambiente natural e procuram existir em harmonia com todas as coisas vivas.

## Novas oportunidades

A medicina tibetana tem um importante papel a desempenhar na medicina moderna. Padmasambhava (ver página 26), também conhecido como Guru Rinpoche, que fundou o Budismo Tibetano no século VIII, foi um grande praticante de medicina tântrica e previu várias doenças da nossa era, como o câncer, a AIDs e outras doenças causadas pela poluição, definindo também tratamentos para elas. Um dos principais princípios da medicina tibetana, a importância do equilíbrio entre as três energias, *lung*, *tripa* e *bekan*, é ignorado pela medicina moderna, mas a harmonia dessas energias é vital para a boa saúde.

O interesse crescente da ciência ocidental está oferecendo oportunidades para a preservação da medicina e da cultura tibetana, assim como novas maneiras de tratar doenças que afligem o mundo moderno, como diabetes, doenças cardíacas, câncer, HIV e AIDs. Resultados promissores no tratamento de portadores de câncer, HIV e AIDs foram relatados pelos médicos tibetanos Lama Yeshe e Lama Zopa, enquanto o Doutor Yeshi Dhonden, outro pioneiro, realizou várias experiências clínicas com fórmulas herbais, especialmente no tratamento de câncer de mama. Há também a animadora possibilidade de parcerias entre empresas farmacêuticas ocidentais e o governo tibetano no exílio, no sentido de patentear e licenciar fórmulas herbais sinergísticas. Uma tal colaboração resultaria em recursos para desenvolver institutos médicos tibetanos, preservar textos antigos, conservar plantas nativas e fornecer remédios herbais gratuitos para a população no exílio.

Outra contribuição crucial que a medicina tibetana pode oferecer à medicina ocidental é na área da psiquiatria, já que essa antiga tradição de cura sempre estudou e compreendeu a mente num nível profundo. A ética budista também tem uma postura importante a respeito de áreas controversas da pesquisa contemporânea, como a ciência das células-tronco, em termos de incentivar a redução do uso de animais. O Budismo tem muito a oferecer também na área dos cuidados paliativos, já que tem práticas profundas para ajudar na transição deste mundo para o próximo. Acima de tudo, a medicina tibetana pode trazer para os médicos ocidentais um modelo compassivo de cura, que favorece a saúde como um todo em vez de tratar doenças, e que leva em conta os efeitos do tratamento, não apenas sobre a vida presente do paciente, mas sobre todas as suas vidas futuras.

## Uma medicina holística universal

O interesse no Budismo Tibetano proliferou no Ocidente nas últimas décadas: hoje, é praticado no Tibete, na China, na Índia, na Austrália, na Nova Zelândia, no Canadá e cada vez mais na Europa e nos Estados Unidos. Quanto mais as pessoas conhecem os seus princípios, mais a medicina tibetana influencia a prática da medicina em todo o mundo e ajuda a erradicar a doença e o sofrimento, seja físico, mental ou espiritual. A genuína prática espiritual não é mais um luxo de um grupo de elite, mas essencial para a boa saúde num mundo que sofre de uma epidemia de males relacionados ao stress. Hoje, precisamos de um modelo holístico e altruísta de medicina que possa evitar as causas da doença e curar os seus sintomas, aumentando ao mesmo tempo o bem-estar em todas as partes do universo. A medicina tibetana é esse sistema.

## Sobre este livro

Você pode não ter acesso a um médico qualificado da medicina tibetana, mas há várias maneiras de trazer os princípios dessa medicina para a sua vida. As páginas a seguir descrevem medidas que você pode tomar para melhorar a sua saúde, desde comer de acordo com o seu tipo constitucional até embarcar numa viagem de autodescoberta por meio de práticas como yoga e meditação e do uso de rituais e preces budistas.

O Capítulo Um explora as origens da medicina tibetana e a criação de uma mística arte da cura. O Capítulo Dois examina o contexto médico e espiritual da medicina tibetana: mostra como os doutores tibetanos vêem a anatomia do corpo e compreendem a doença, e explica conceitos fundamentais, como as três energias, a força vital e o sistema de chakras.

O Capítulo Três faz um esboço dos principais métodos de diagnóstico usados pelos médicos tibetanos, incluindo a análise do pulso e da urina, o exame da língua e a previsão astrológica. O Capítulo Quatro examina em profundidade o importante papel da alimentação na medicina tibetana e mostra como os princípios básicos desse sistema de cura podem ser adotados num estilo de vida ocidental e moderno: mostra, por exemplo, como você pode adaptar a alimentação ao seu tipo constitucional e ao ritmo das estações.

O Capítulo Cinco descreve as principais terapias de cura, incluindo o uso de moxabustão e ventosas e a prescrição de ervas medicinais e das famosas Pílulas Preciosas. As fórmulas herbais são os remédios a que os médicos da medicina tibetana recorrem primeiro para restaurar o equilíbrio das três energias vitais. Aqui, você vai encontrar sugestões variadas para usar as ervas e temperos da farmacopéia tibetana. Vai encontrar também um programa de rejuvenescimento de cinco dias para aliviar o stress e a exaustão.

O Capítulo Seis examina o papel vital da mente na saúde física, especialmente o uso de meditação e yoga na medicina tibetana. Algumas dessas profundas práticas espirituais não devem ser experimentadas sem um mestre, mas todo mundo pode cultivar a compaixão, trazendo amor e cura para a própria vida e para a vida das outras pessoas.

O último capítulo discute o papel central do ritual e da prece e traz uma liturgia do Buda da Medicina, com mantras e preces que podem ser usados em diferentes ocasiões.

Que todas as doenças sejam curadas e que o *bodhicitta* cresça em toda parte.

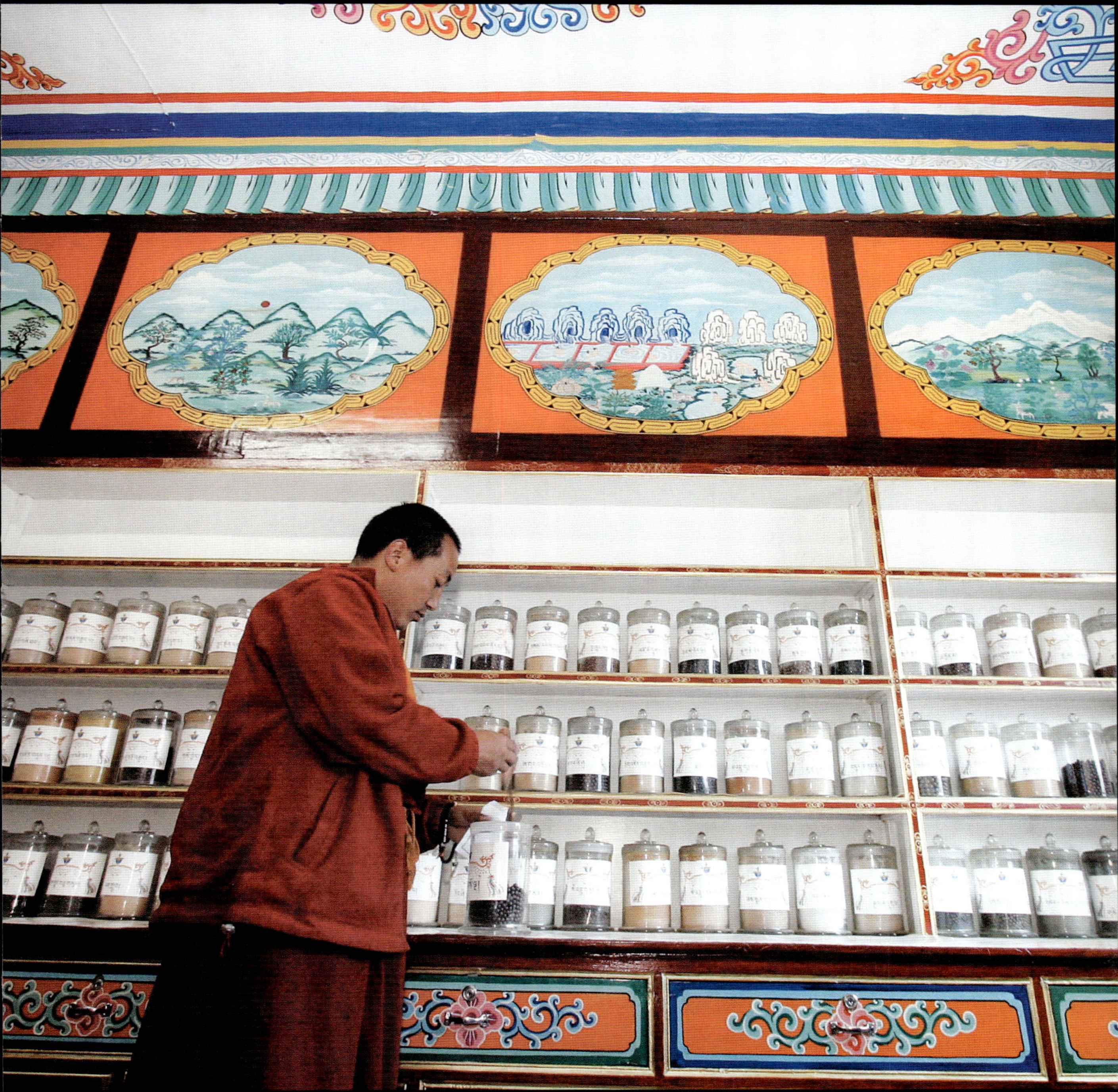

*Um farmacêutico escolhe remédios herbais de acordo com uma receita, no hospital de medicina tibetana do Mosteiro Taer.*

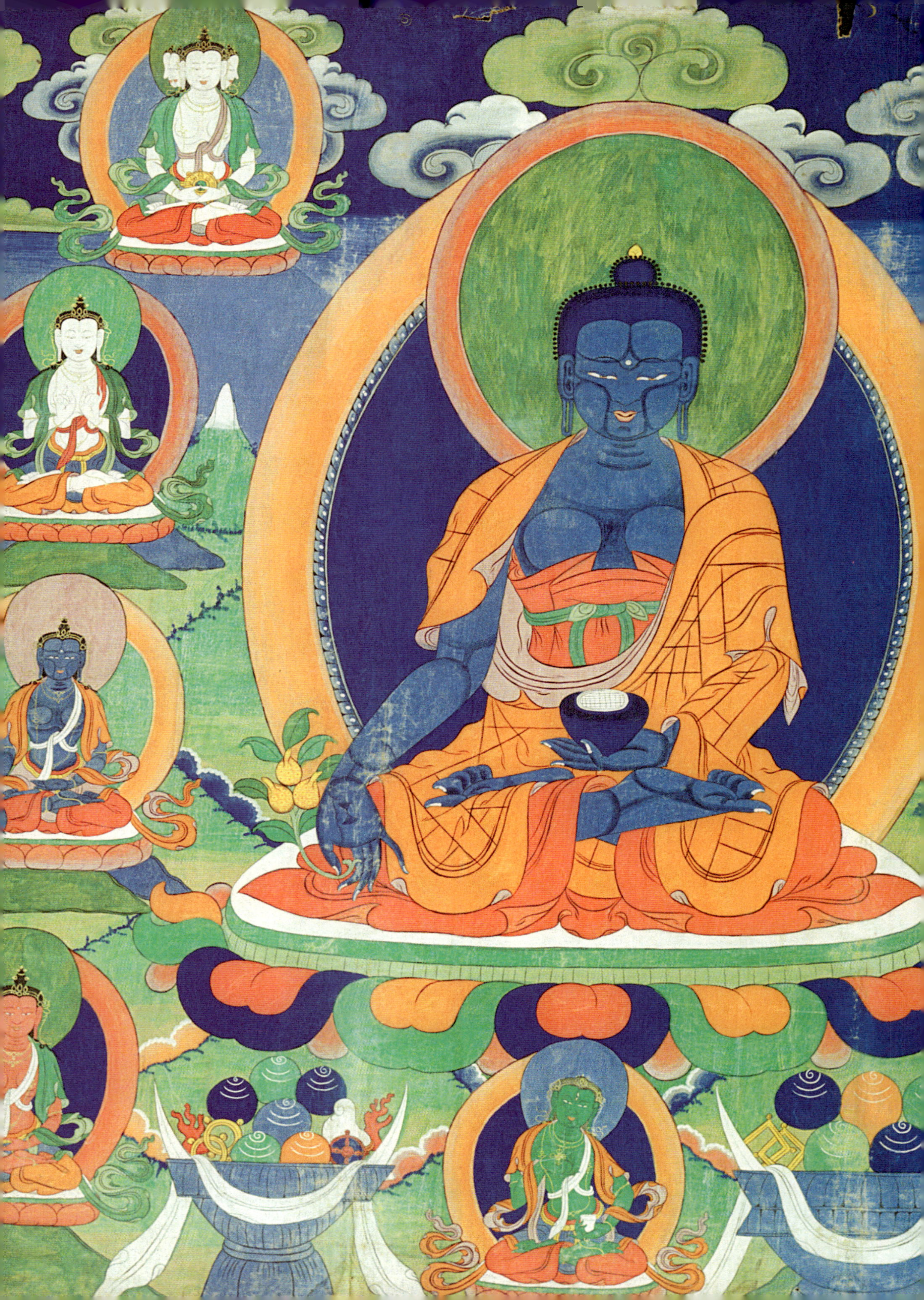

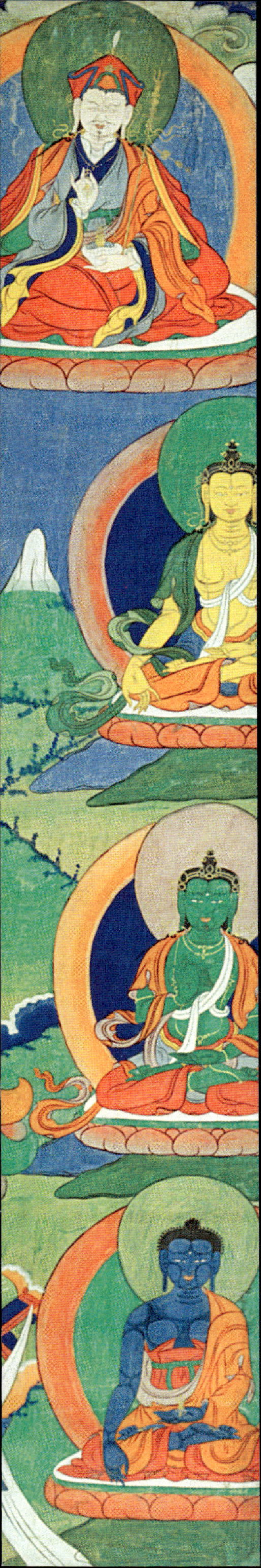

# As origens da medicina tibetana

*A medicina tibetana é conhecida como arte de cura desde o século VIII EC. Nesse sistema holístico de medicina compassiva, a arte de cura é orientada pela ética espiritual e aplicada por sábios contemplativos, como acontecia antigamente em culturas de todo o mundo. Derivando a sua teoria e as suas técnicas de antigos sistemas da Índia, da China, da Pérsia e da Grécia, a medicina tibetana foi fundida à ciência tântrica budista para criar uma insuperável arte de cura mística, que ainda hoje é praticada e da qual a medicina ocidental pode absorver muita sabedoria.*

# Medicina e mistério védico

*Dentro da medicina tibetana, as mais antigas informações sobre cura são do período védico na Índia (cerca de 2.000 AEC). Os sábios dessa cultura tratavam não apenas o corpo físico, mas também o corpo psíquico que, segundo eles, continha a força vital da pessoa, um aspecto há muito esquecido pela medicina moderna. Como na medicina tibetana, os sábios védicos ensinavam que a força vital flui por 72.000 nervos místicos do corpo. Dessa maneira, levavam em conta o bem-estar mental e físico do paciente.*

A casta védica bramânica era formada por sacerdotes que se ocupavam dos ritos religiosos mas que também se tornaram médicos da Ayurveda, a tradicional arte de cura da Índia, provavelmente porque estudavam e praticavam os textos espirituais. Esses textos, que descrevem métodos de cura, prevenção de doenças, longevidade e cirurgia, eram tidos como resultado de revelação divina e foram transmitidos oralmente até a sua transcrição em forma de livro, juntamente com outros aspectos da vida e da espiritualidade. Surgiram assim cirurgiões-médicos-sábios que estavam no mesmo nível de iluminação espiritual de videntes, sábios sagrados ou *rishis* profundamente devotados – ou até mesmo num plano mais elevado. Para eles, a saúde era parte integrante da vida e do desenvolvimento espiritual.

## As origens da medicina

Segundo a lenda védica, houve no passado uma era dourada, quando os seres humanos eram iluminados. Um dia, a força do karma fez com que um homem comesse um pedaço de betume. Pouco depois, o homem teve dores de estômago e começou a chorar. A divindade Brahma ouviu o choro e, motivado pela compaixão a ajudar o homem, lembrou-se de um texto médico ensinado a ele pelo Buda Shakyathubcha. Esse Buda, lembrou ele, tinha dito que água fervida curava problemas digestivos. Brahma prescreveu esse mesmo remédio e curou o homem, tornando-se o primeiro médico na história do mundo.

Os *devas*, ou anjos, pediram então a Brahma que os ensinasse a evitar a morte precoce. Brahma compôs 100.000 versos relacionados à medicina, baseados nos ensinamentos médicos que tinha recebido do Buda Kasyapa, e ensinou-os aos *devas*. Os *devas* transmitiram então esses ensinamentos aos *rishis* que, por sua vez, os transmitiram ao rei de Benares, que foi a primeira pessoa neste mundo a recebê-los.

*"Para os sábios védicos, a saúde era parte integrante da vida espiritual"*

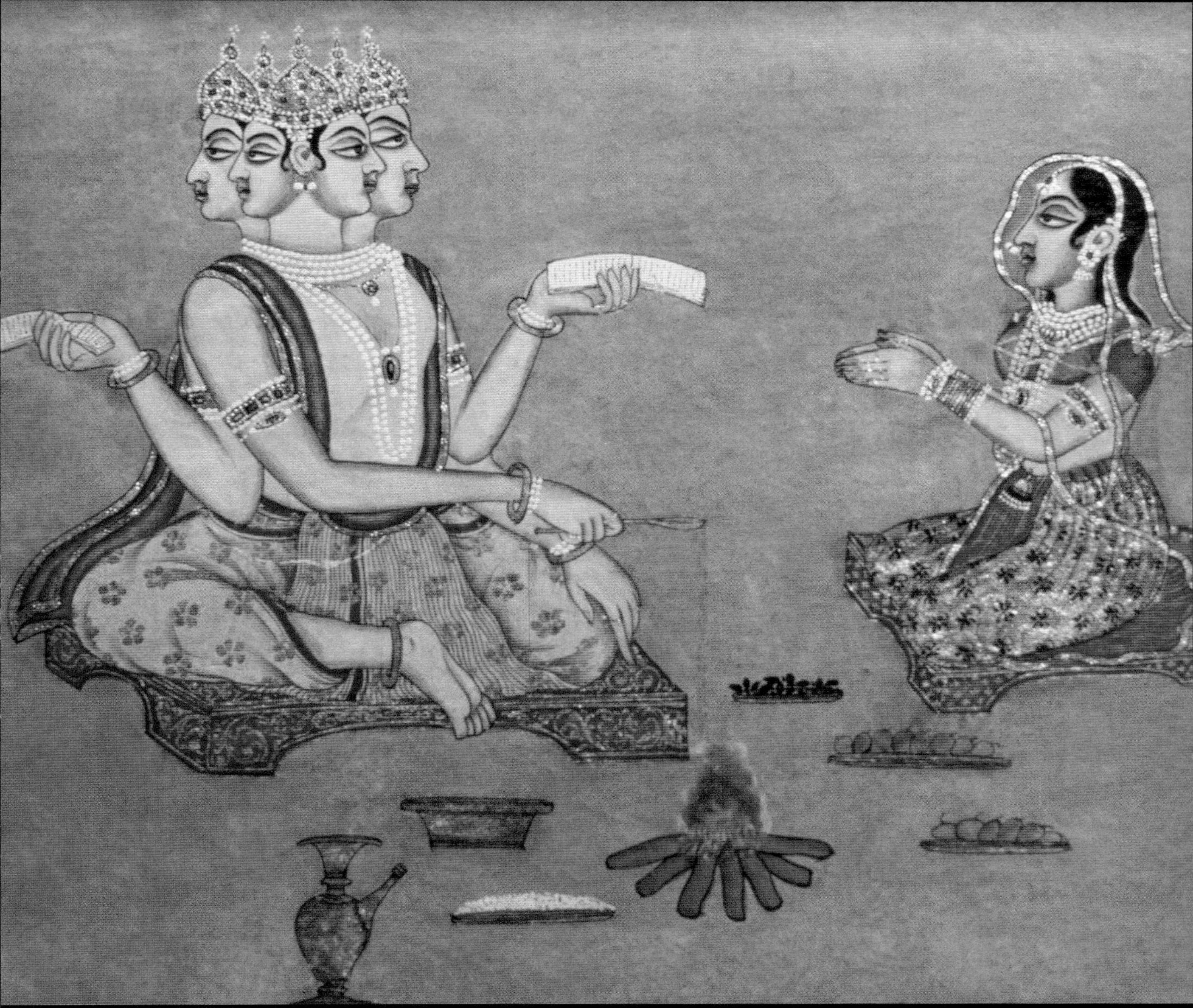

*Brahma, que prescreveu um remédio ensinado a ele pelo Buda, é considerado o primeiro médico do mundo. Aqui, ele é representado segurando uma folha dos Vedas.*

# O primeiro médico

*Durante o século V AEC, quando a cultura védica de cura espiritual estava florescendo, nasceu o Buda Shakyamuni (c.563 – c. 483 AEC) numa família real. Originalmente conhecido como Príncipe Sidarta Gautama, ele abandonou o palácio e a família para procurar a cura que acabaria com o sofrimento do homem. O primeiro sofrimento humano que ele viu foi a doença, em forma de lepra. Alguns comentadores atribuem a sua motivação para buscar a iluminação (e erradicar a doença do mundo) a esse encontro.*

Na época em que o Buda viveu, havia quatro perguntas médicas existenciais: O que é a doença? Qual é a causa da doença? Qual é a cura para a doença? Como se pratica essa cura? Para essas perguntas, o Buda deu as seguintes respostas: egocentrismo, apego, altruísmo, desapego. Acredita-se que foi a partir dessas respostas que o Buda Shakyamuni desenvolveu as Quatro Nobres Verdades do Budismo: a Verdade do Sofrimento, segundo a qual o sofrimento é universal; a Origem do Sofrimento, que estabelece como causa da doença a cobiça, ou desejo egoísta; a Eliminação desse Sofrimento como eliminação da cobiça; e finalmente o Nobre Caminho Óctuplo, a técnica que permite a eliminação da cobiça.

Acredita-se que o Buda Shakyamuni tenha vivido quatro anos na Selva da Medicina, cheia de plantas e ervas medicinais. Lá, ele se tornou o Buda da Medicina e entrou em *samadhi*, ou estado de realização, que expele as 404 doenças descritas nos tratados médicos da medicina tibetana. Segundo a lenda, raios de cura foram emitidos do seu peito em todas as direções e levaram as doenças de volta ao espaço. Depois de atravessar o universo inteiro, os raios voltaram à sua fonte. Então, o Buda manifestou Rigpa Yeshe, uma emanação da mente do Buda da Medicina, que anunciou:

### O Caminho Óctuplo

Esse é o meio pelo qual, afirmou o Buda, se deve viver, para assim eliminar a cobiça, ou desejo egoísta, que é a causa de todo o sofrimento. Os elementos do caminho são: compreensão perfeita, pensamento perfeito, fala perfeita, ação perfeita, modo de vida perfeito, empenho perfeito, atenção perfeita e concentração perfeita.

*"Como a saúde é de primordial importância,*
*Em qualquer atividade, todos os que querem meditar*
*E alcançar o nirvana, e que querem fortuna e felicidade*
*Devem aprender a ciência da medicina".*
(Citado em *Medicina Tibetana*, Rechung Rinpoche)

Nesse momento, luzes emanaram da língua do Buda da Medicina, gerando Yidlas Skyes, uma emanação da fala do Buda da Medicina, que pediu a Rigpa Yeshe que ensinasse a medicina para todos os que estavam reunidos ali. Então, Rigpa Yeshe lhes ensinou, por meio de uma sessão de perguntas e respostas, os quatro *tantras* do *Gyud Zhi*, que é traduzido como *O Tantra do Coração de Ambrosia: Os*

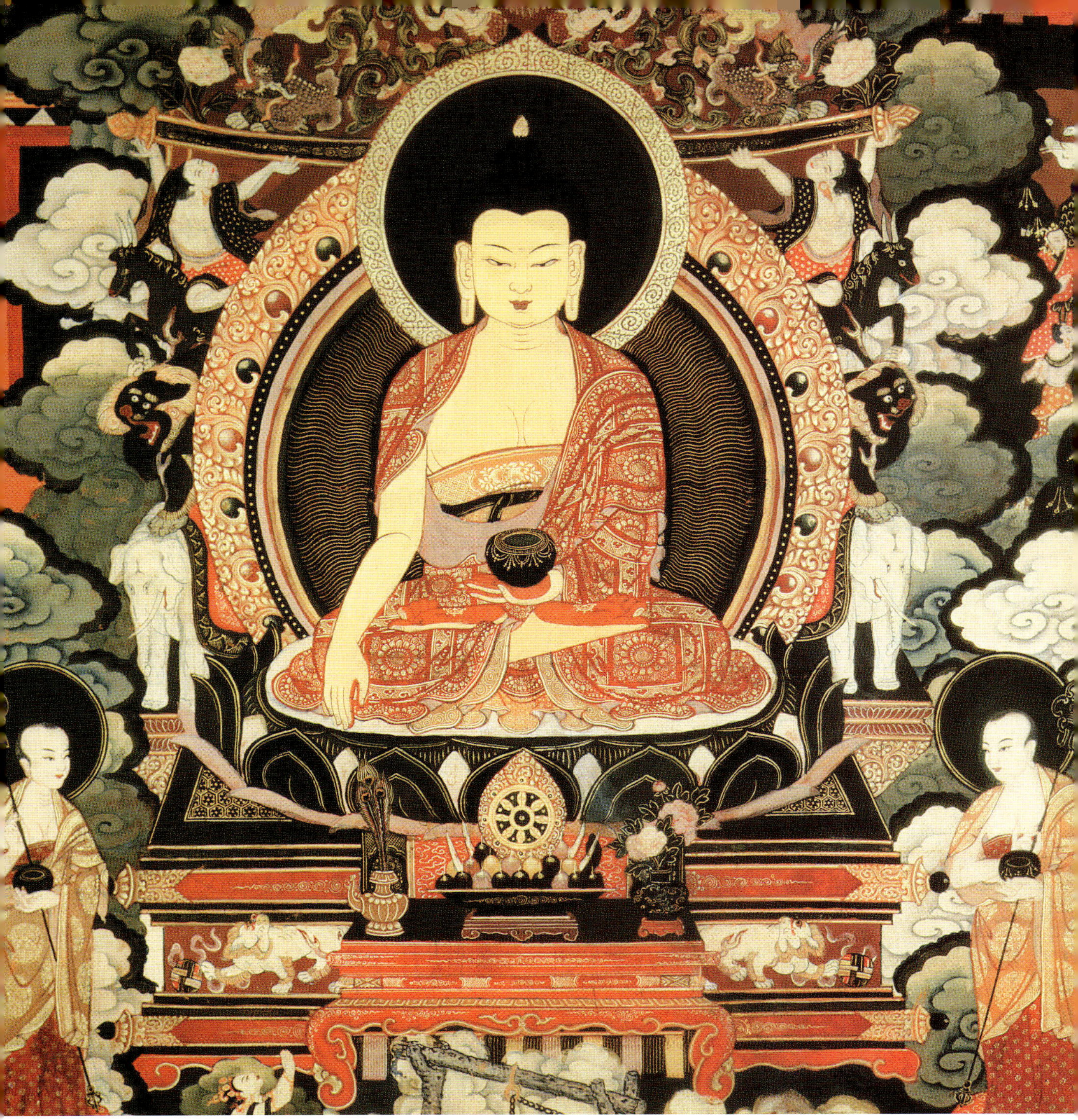

*O Buda Shakyamuni ensinou que as doenças humanas podem ser curadas por meio do estado de não-eu e do desapego.*

*Ensinamentos Orais Secretos da Ciência da Cura*. Ainda hoje, esses quatro *tantras* são memorizados pelos médicos da medicina tibetana e consultados todos os dias no tratamento dos pacientes.

Conta-se que, devido aos seus diferentes karmas, os seres ali reunidos para a explanação ouviram os ensinamentos de maneiras diferentes. Os devas ouviram os *100.000 Slokas da Medicina* e os Hindus ouviram o *Tratado Maha Deva*. O *Gyud Zhi* só foi totalmente compreendido por Yidlas Skyes, que escreveu os 5.900 versos médicos com tinta de lápis-lazúli sobre folhas de ouro. Esses textos foram mantidos no palácio das *dakinis* (divindades femininas) no reino de Uddiyana (no atual Paquistão).

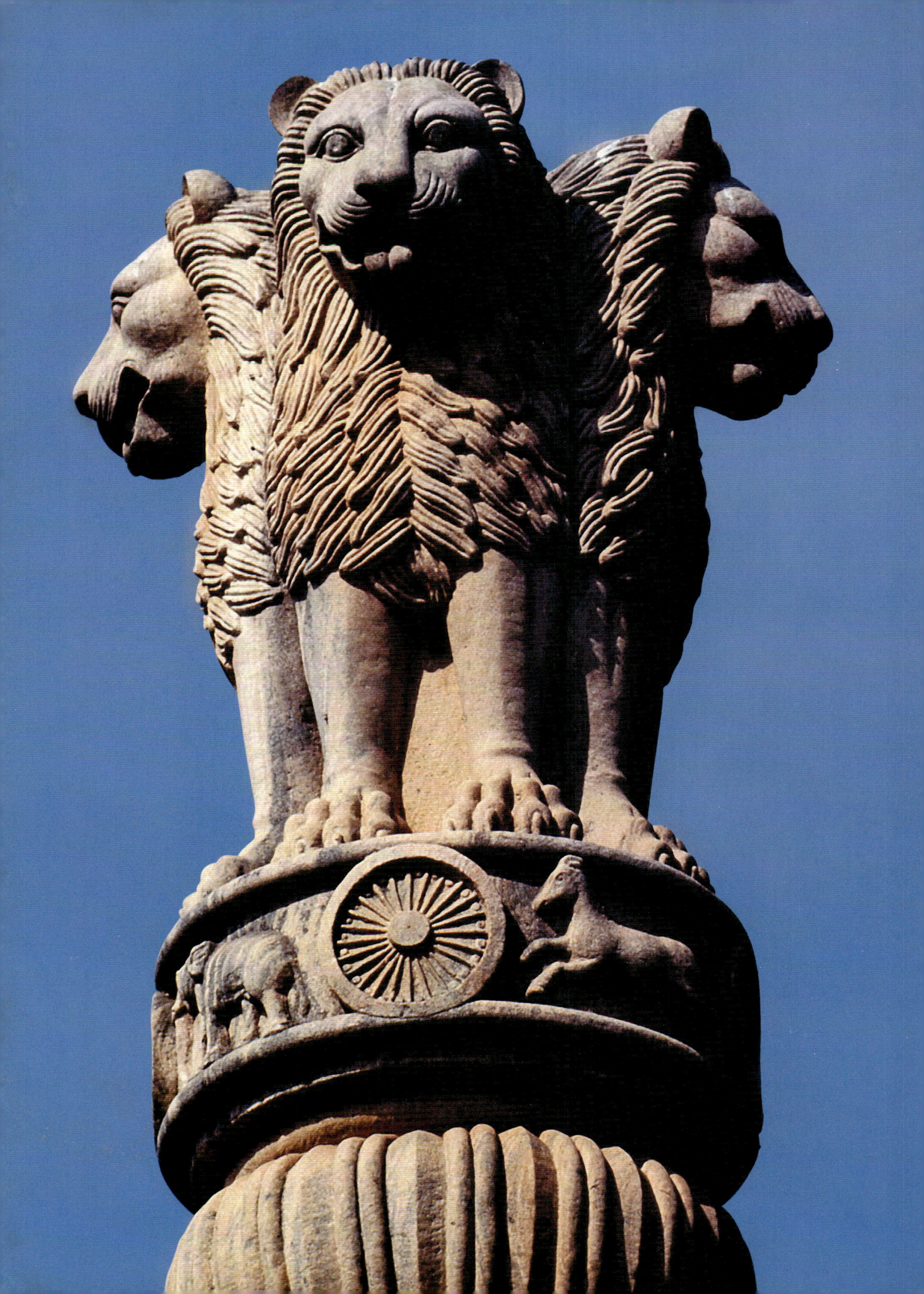

# O caminho do Buda

*O Dharma do Buda, ou Caminho do Buda, criou raízes na Índia, impregnando as artes védicas da cura com o gênio de compaixão do Buda. A medicina floresceu no ambiente budista porque a ausência do sistema de castas dentro do Budismo pode ter aberto a sua prática para um segmento mais amplo da sociedade (até aquela época, o estudo da medicina era restrito à casta dos brâmanes).*

## Serviço altruísta

À medida que o Budismo se espalhava, especialmente a forma Mahayana (que se separou do Budismo Theravada no século I EC), espalhava-se também a arte da cura e da compaixão. Esta ficou conhecida como medicina budista, já que os seus praticantes eram cada vez mais influenciados por ideais de abnegação e curavam as doenças dos seus pacientes. Um dos principais componentes do Budismo Mahayana (em oposição ao Budismo Theravada) é o caminho do *bodhisattva*. *Bodhi* significa "iluminado" e *sattva* significa "essência" – assim, a palavra indica alguém cuja própria natureza é iluminada. Quem escolhe esse caminho se compromete a adiar a própria iluminação até que todos os seres sencientes estejam livres do sofrimento; ele adquire sabedoria e compaixão em benefício dos outros. O estudioso budista Shantideva (*c.* 650-750) exemplificou esse caminho em *Bodhicharyavatara*, um manual sobre comportamento *bodhisattva*, que até os dias de hoje é lido, estudado e respeitado por budistas do mundo inteiro. Esses ideais de devoção altruísta teriam uma grande influência sobre as teorias de medicina budistas.

## Monarcas iluminados

Duzentos anos depois da morte do Buda, Ashoka (*c.* 269-232 AEC), governante do antigo Império Mauria na Índia, converteu-se ao Budismo e deu início a um notável reinado de humanitarismo. Repudiando a agressividade militar, resolveu viver segundo o *Dharma* do Buda. Criou hospitais para pessoas e animais e promoveu o cultivo de ervas medicinais. A arte da cura permeava todas as partes do seu império crescente, que se estendia do atual Afeganistão ao norte à ilha de Ceilão (atual Sri Lanka) ao sul, e às fronteiras da Grécia a oeste. Nas suas terras, ele promoveu a construção de milhares de mosteiros e relicários budistas.

*O famoso capitel de leões, que Ashoka mandou erigir em Sarnath, Índia, no Parque das Gazelas, onde o Buda ensinou o* Dharma *pela primeira vez.*

*"A arte da cura permeava todas as partes do império de Ashoka"*

Um sucessor espiritual de Ashoka foi o rei do Ceilão no século IV EC, Buddhadasa, que também demonstrou compaixão budista ao promover a medicina. Ele estudou medicina, escreveu um tratado médico e, segundo se diz, levava instrumentos médicos onde quer que fosse para tratar os seus súditos, incluindo os de castas intocáveis e os animais. Buddhadasa deu apoio também a médicos de vilarejos e abriu institutos para tratamento de aleijados e cegos.

# A transformação do Tibete

*A medicina na sua forma budista chegou ao Tibete no século V EC, quando dois médicos budistas tiveram uma visão de Tara, o Buda feminino, que é mãe de todos os Budas. Tara disse aos dois médicos, um homem e uma mulher, para levar a medicina ao Tibete. O trabalho de disseminação de ensinamentos médicos que fizeram impressionou o rei, Lhatho Thori Nyantsen, que os convidou a permanecer no país.*

Vijay, a médica, casou-se com o filho do rei, Dungi Thorchog. Ele foi treinado pelos dois médicos, tornando-se o primeiro lama médico nativo. A medicina tibetana se desenvolveu dentro da família real tibetana e foi sendo transmitida por meio dela.

## O rei Songtsen Gampo

O Budismo só foi formalmente introduzido no Tibete em meados do século VII, no reinado do rei Songtsen Gampo (617-698 EC). Ele foi um líder visionário numa época em que o Tibete era uma grande potência da Ásia central, cercada de reinos budistas. Os historiadores sugerem que as suas duas mulheres budistas foram a fonte da sua inspiração para se converter ao Budismo. Embora uma fosse da China e a outra do Nepal, ambas levavam escrituras budistas como parte do dote.

Ao introduzir o Budismo no Tibete, o rei Gampo não levou apenas a medicina ao país, mas também sofisticados métodos de governo, provenientes da China e especialmente da Índia. Embora houvesse dissensão na corte a respeito da importação de um sistema de crenças estrangeiro, em detrimento do xamanismo nativo, o rei ordenou a criação de um sistema de escrita tibetano para a tradução das escrituras budistas, que incluíam tratados de medicina.

Convidou vários médicos do Tibete para participar de uma conferência médica internacional, considerada a primeira da história. Essa associação, formada por três médicos – da Índia, da Pérsia (atual Irã) e da Grécia – durou 45 anos. Individualmente, traduziram os próprios sistemas médicos e, juntos, escreveram *A Arma do Destemido*, um *magnum opus* médico baseado nas suas discussões e no seu conhecimento. O médico grego, Galeno, permaneceu no Tibete e iniciou uma linhagem médica familiar.

## O primeiro mosteiro

O rei Tritsong Detsen subiu ao trono do Tibete em 755 EC, aos 13 anos de idade. Quando tinha 20 anos, convidou o abade budista bengali Shantarakshita para ensinar e estabelecer o Budismo no Tibete, como a maneira nacional de viver. Pediu a ele para construir o primeiro mosteiro budista no Tibete, mas o abade achou difícil domar o povo e os seus espíritos protetores. Confiando os seus sentimentos a Tritsong Detsen, o abade Shantarakshita lhe sugeriu convidar o mestre tântrico Padmasambhava para ir ao Tibete e usar os seus poderes sobrenaturais para conquistar e converter esses espíritos.

## O miraculoso Padmasambhava

Antes da sua morte, por volta de 483 AEC, o Buda previu o nascimento de um adepto tântrico. Essas previsões estão registradas 19 vezes nos *sutras* e *tantras*. No *Sutra do Nirvana*, por exemplo, o Buda diz aos seus discípulos que, embora a sua morte fosse inevitável, assim como a morte de todas as coisas vivas, eles não precisavam chorar. Um dia, de uma flor de lótus no Lago Dhanakosha, no extremo nordeste do país de Urgyan, "nascerá um que será muito

*O rei Tritsong Detsen, mostrado aqui, convidou Padmasambhava para ir ao Tibete e estabelecer o primeiro mosteiro budista do país.*

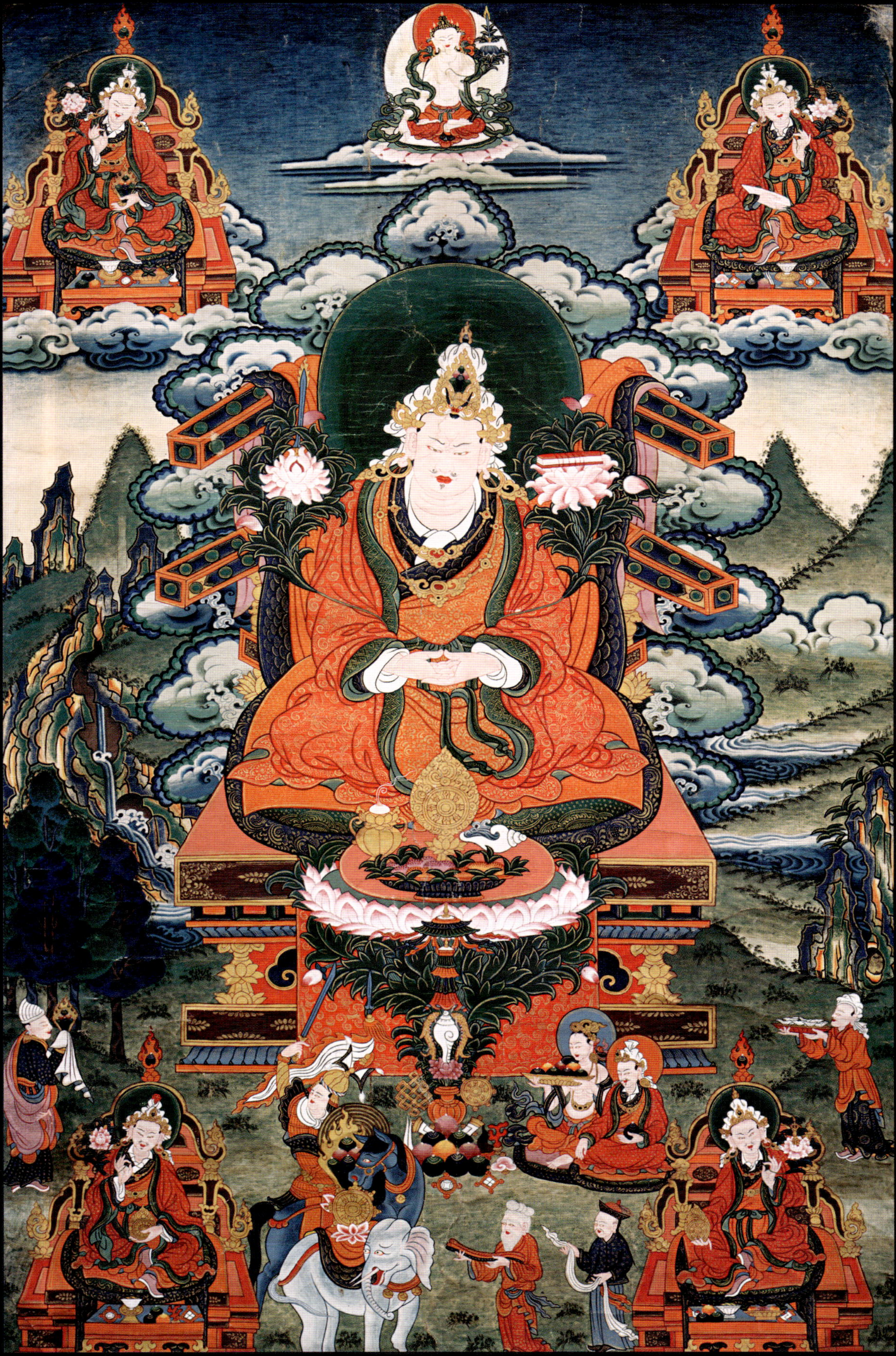

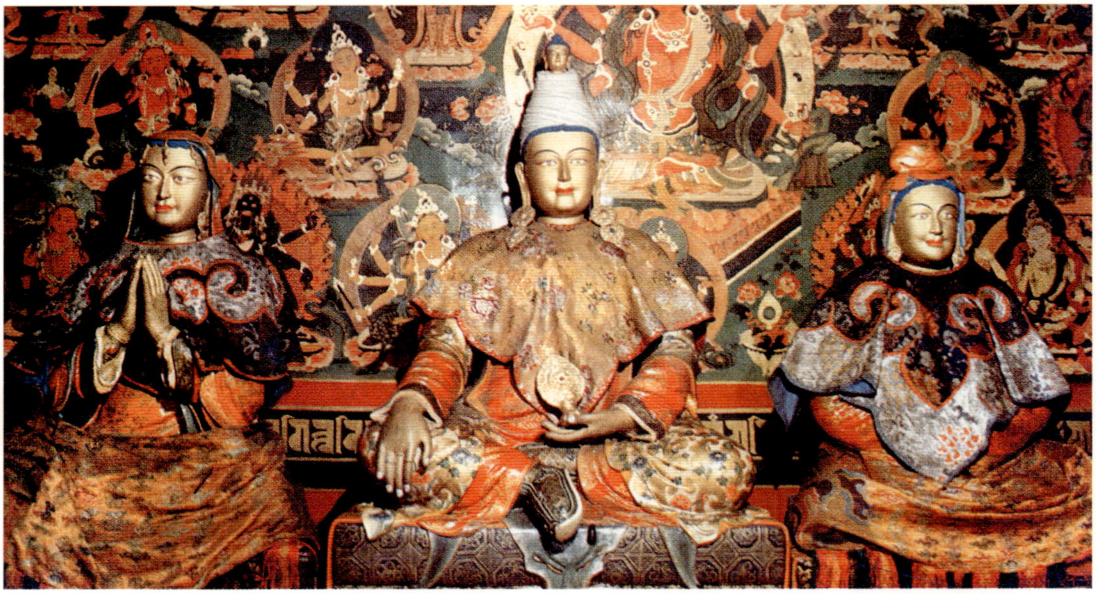

*Conta-se que as duas viúvas estrangeiras do rei Songtsen Gampo foram as responsáveis pela conversão do rei ao Budismo.*

mais sábio e espiritualmente muito mais poderoso do que Eu. Ele será chamado Padmasambhava e, por meio dele, a Doutrina Esotérica será estabelecida".

Como o Buda tinha previsto, Padmasambhava nasceu de uma flor de lótus em Uddiyana (atual Paquistão). Foi descoberto pelo rei Indrabhuti. O rei, que era budista, estava viajando em busca de uma jóia especial com que pudesse reabastecer o tesouro real, que tinha esvaziado para fazer oferendas às Três Jóias (o Buda, *Dharma* e *Sangha*) e para ajudar os pobres. Ao se deparar com o miraculoso menino Padmasambhava (então com 8 anos), perguntou-lhe quem era, ao que o menino deu uma resposta notável:

> *"Meu pai é a sabedoria e a minha mãe o vazio.*
> *Meu país é o país do* Dharma.
> *Não pertenço a nenhuma casta nem credo.*
> *Sou sustentado pela perplexidade;*
> *E estou aqui para destruir a luxúria, a raiva e a indolência."*

Padmasambhava voltou ao palácio com Indrabhuti e o orientou a governar de modo a conduzir os seres ao caminho da iluminação. No momento certo, casou-se. Com 30 anos, teve uma visão de Vajrasattva (o Buda da purificação), que lhe pediu para deixar o palácio, de modo que pudesse beneficiar seres sencientes de maneira mais ativa. Padmasambhava deixou o palácio para viajar pela Índia, convertendo as oito classes de seres (protetores, demônios e espíritos) e meditando em cemitérios. Durante as suas viagens, recebeu instruções de *siddhas* budistas (adeptos tântricos iluminados) sobre medicina, astrologia, ciência tântrica e mantras secretos. Atribuiu a sua iluminação especialmente ao guru Shri Singha (um grande *mahasiddha*), de quem recebeu instrução oral.

Foi durante um retiro que Padmasambhava recebeu o convite do rei Tritsong Detsen para ir ao Tibete. Ele o atendeu imediatamente, apresentando-se ao rei e ao abade Shantarakshita, que o tinha recomendado. Aplicando a força tântrica, Padmasambhava conquistou os obstrutivos espíritos locais e ajudou a estabelecer o primeiro mosteiro budista no Tibete, Samye Ling. Esse mosteiro foi construído de acordo com um desenho geométrico sagrado que simbolizava os quatro continentes e o Monte Meru, a montanha no centro do universo.

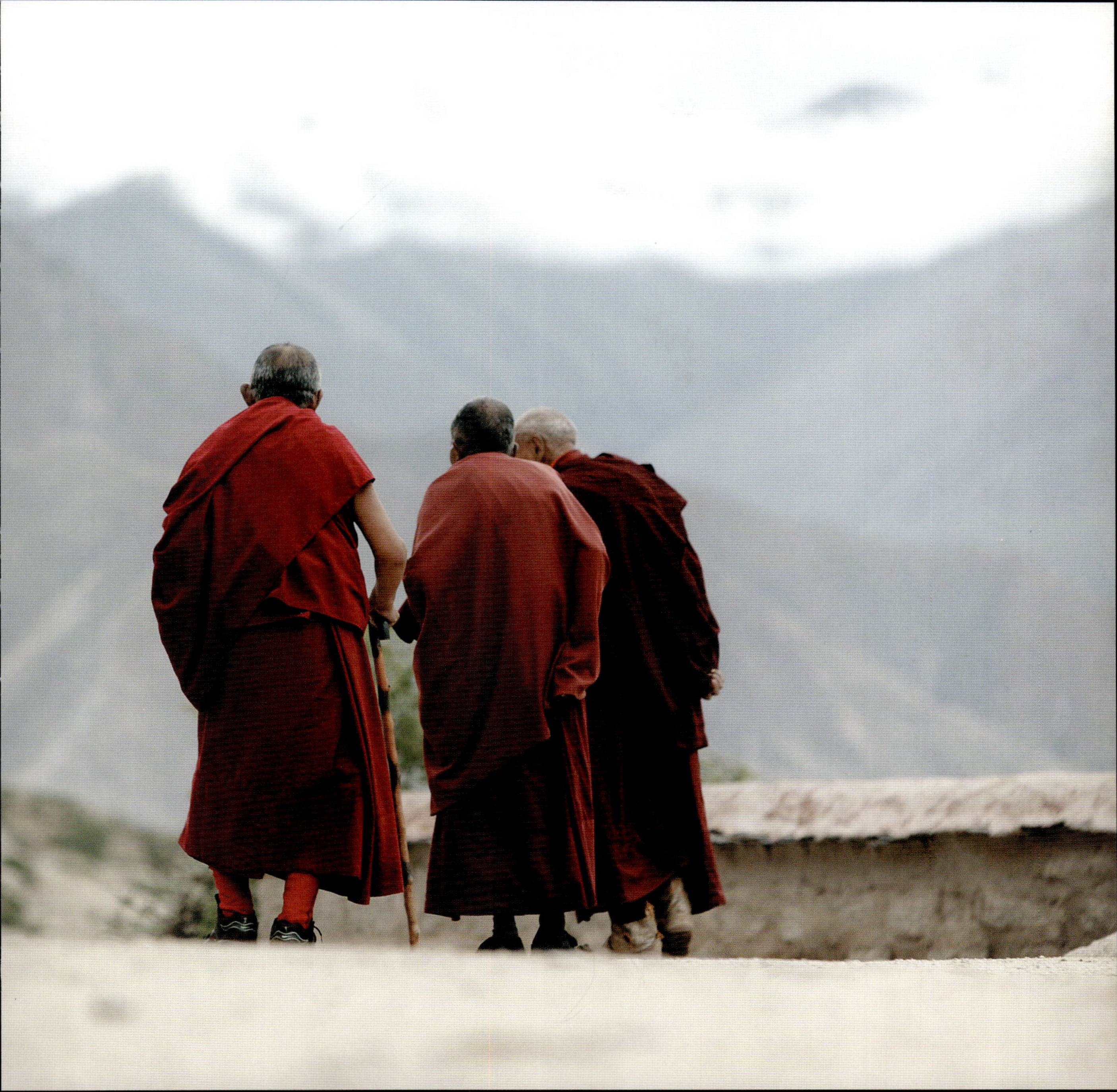

*Cerca de 1.400 anos depois da sua introdução no Tibete, o Budismo permanece no coração da cultura tibetana.*

# Guardiões do conhecimento

*Padmasambhava profetizou o nascimento de um grande tradutor, Vairochana, e enviou um grupo de busca para encontrar o menino de 8 anos. Este se tornou um dos primeiros monges budistas do Tibete e discípulo de Padmasambhava. Foi educado no Tibete até a idade de 15 anos, quando foi enviado à Índia. Recebeu especialmente ensinamentos sobre o* Gyud Zhi, *os quatro* tantras *médicos.*

Ao voltar para o Tibete, ele conheceu Yuthog Yonton Gonpo (708-835), o primeiro médico santo do Tibete, e transmitiu o seu conhecimento do *Gyud Zhi*.

Padmasambhava instruiu Vairochana a esconder essas escrituras sagradas num pilar do mosteiro Samye Ling, para serem encontradas numa data posterior. Alguns acreditam que Padmasambhava previu a destruição de monges e mosteiros que ocorreria no século XIII em decorrência da invasão muçulmana na Índia, mas fato é que as escrituras foram encontradas por Trapa Ngonshe em 1038.

Uma conferência médica patrocinada pelo rei Tritsong Detsen, quando doutores de regiões vizinhas foram convidados a ir ao Tibete, resultou na tradução de muitos textos médicos, de várias línguas para o tibetano. A partir desses debates, Yuthog delineou o sistema de medicina tibetana, que tem sido transmitido ininterruptamente de mestre para discípulo até os dias de hoje.

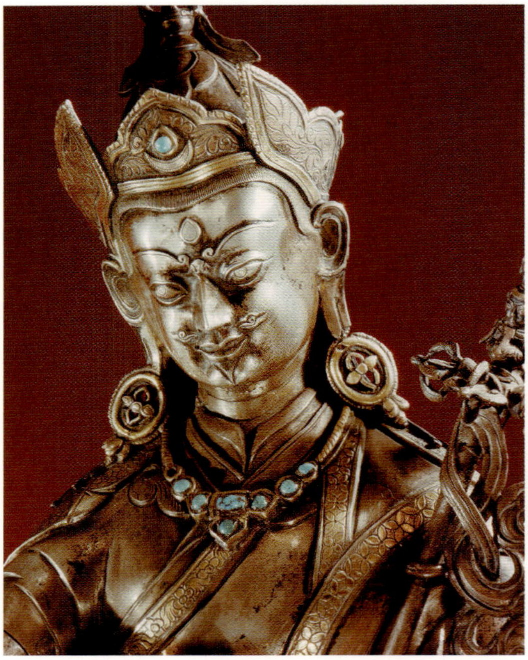

*Os ensinamentos de Padmasambhava são transmitidos até hoje pela linhagem dos seus discípulos.*

## Professor precioso

Padmasambhava passou anos no Tibete, convertendo os chefes guerreiros e os espíritos da terra ao caminho do Buda. Retirava-se para as cavernas para realizar práticas tântricas, deixando marcas da sua estadia gravadas na pedra, incluindo marcas dos pés e das mãos, que inspiraram a fé de futuras gerações de praticantes tântricos e que podem ser vistas até hoje. Como homenagem aos seus milagres e ensinamentos profundos, ficou conhecido como Guru Rinpoche, ou Professor Precioso. Vinte e cinco dos seus discípulos mais próximos se tornaram guardiões dos seus ensinamentos secretos, e algumas das encarnações vivas de ensinamentos tântricos vieram da linhagem de alunos originais de Padmasambhava. Até hoje, os seus ensinamentos ocultos são revelados pelos *tertons*, lamas reencarnados que os descobrem gravados em rochas ou no chão. Os *tertons* traduzem as práticas de cura escritas em Dakini, uma escrita secreta revelada apenas a alguns discípulos e aos iniciados do sistema Vajrayana do Budismo Tibetano.

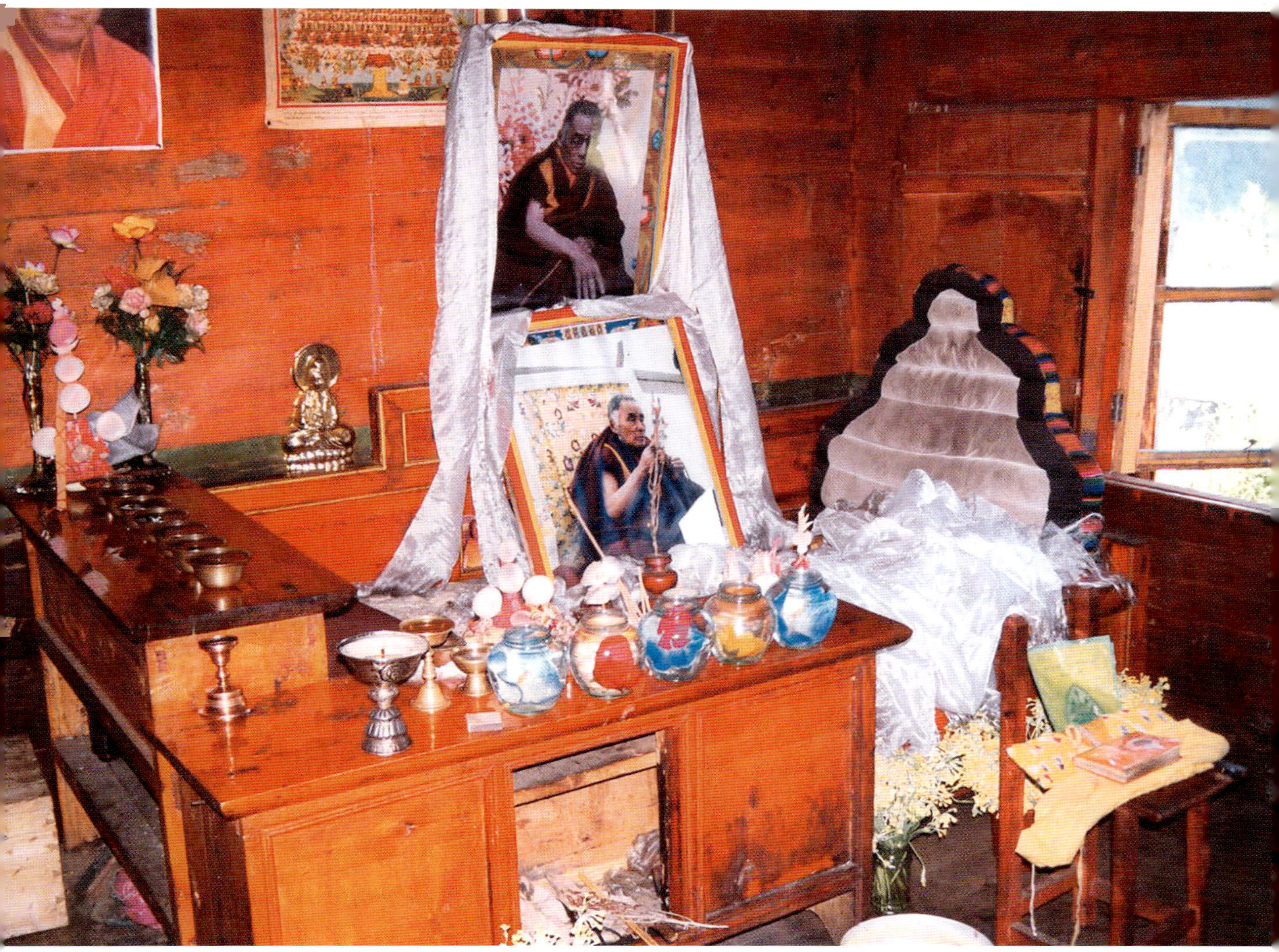

Oitenta dos discípulos de Padmasambhava realizaram o *jalu*, ou corpo de arco-íris, em que o corpo se dissolve em luz no momento da morte, deixando apenas cabelos e unhas na terra. Esse fenômeno ainda é visto hoje em dia, quando morrem praticantes tântricos altamente realizados. Um grupo de contemplativos da Igreja Católica está pesquisando o caso mais recente, que ocorreu no verão de 1998 durante os sete dias que se seguiram à morte de Khenpo Achos, um monge de Kantze Gompa, no Tibete oriental.

## A tradição continua

Kunkhyen Chokyi Dragpa (1595-1659) desempenhou um papel crucial na evolução da medicina tibetana. Ele era mestre supremo de Budismo e medicina tibetana e adepto da prática tântrica. Organizou e compilou vários livros de medicina para a posteridade, incluindo os trabalhos médicos de Yuthog Yonton Gonpo e os quatro *tantras Gyud Zhi* originais. Influenciou também a formação de linhagens – a cadeia ininterrupta de mestres e discípulos que chega até Padmasambhava. Assumiu a liderança da ordem Drikung Kagyu com o seu irmão Konchog Rinchen (1590-1694) e deteve a linhagem a partir de 1626-59. Esse método de liderança continua até os dias de hoje através de reencarnações sucessivas.

*Um caso conhecido de* jalu*, o de Khenpo Achos, ocorreu em 1998 nesta cabana de meditação no Tibete oriental.*

# A fundação das escolas médicas

*O Tibete do século XV viu o surgimento de dois médicos, Jangpa (1395-1475) e Zurkarpa (1439-1475), que criaram sistemas médicos rivais que duraram até o século XVII, quando a influência da medicina sagrada começou a declinar. Nessa época, o 5º Dalai Lama (1617-1682) decidiu construir uma escola de medicina para reavivar o interesse pela medicina alquímica dos* siddhas, *adeptos tântricos iluminados.*

## Colégio médico Chakpori

O 5º Dalai Lama pediu ao seu regente, Sangye Gyatso, que encontrasse um local adequado. O regente saiu procurando e, quando estava nas proximidades de Chakpori, em Lhasa, teve uma visão mística de um paraíso de cura. Depois dessa visão, escolheu Chakpori como o lugar da primeira escola médica tibetana, fundada em 1696.

Foi decretado que cada grande mosteiro do Tibete recebesse um médico dessa escola para atender aos monges e à comunidade. A medicina tibetana floresceu nesse centro de aprendizado por 600 anos, até a repressão chinesa em 1959, quando a escola Chakpori foi destruída.

No início do século XIX, o 13º Dalai Lama (1876-1933), juntamente com um discípulo e um lama médico, Khyenrab Norbu, formado na escola Chakpori, fundou outra escola médica em Lhasa. Quando Khyenrab Norbu tinha 33 anos, o seu sonho se tornou realidade: a escola chegou aos 150 alunos e produziu o primeiro calendário astrológico tibetano baseado no *Tantra Kalachakra* (ver página 74). A escola passou então a se chamar Mentseekhang, ou Instituto Médico e Astrológico.

*Fundada em 1696, a escola médica de Chakpori foi destruída durante a repressão chinesa em 1959.*

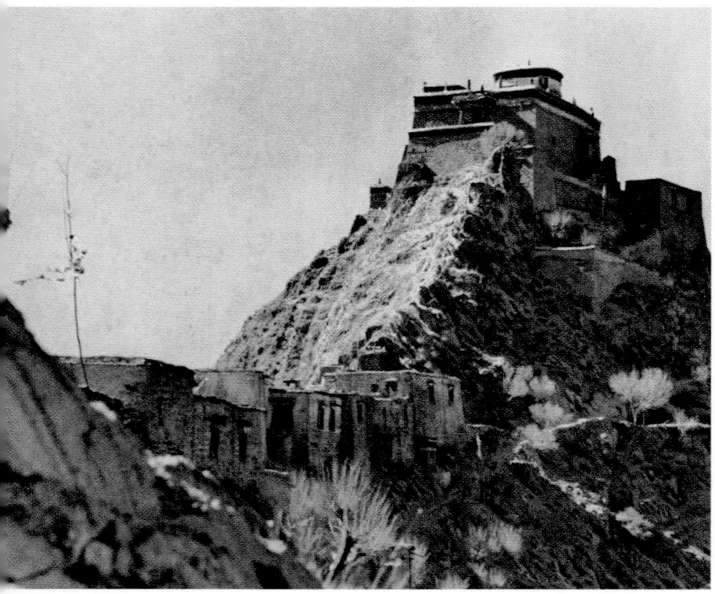

*"Nas proximidades de Chakpori, em Lhasa, o regente teve uma visão mística de um paraíso de cura"*

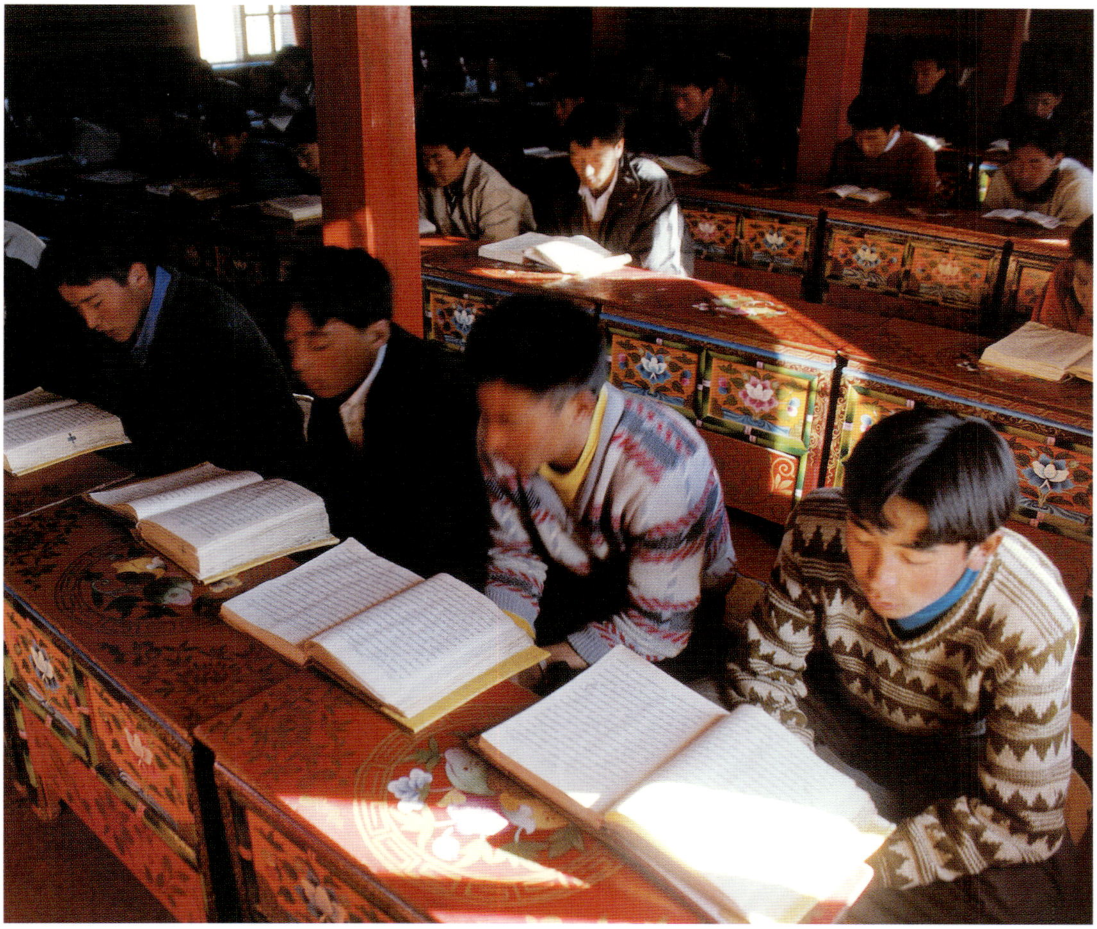

*Alunos da escola médica Pelchung memorizam o* Gyud Zhi, *os quatro* tantras *da medicina tibetana.*

## Ameaça ao Tibete

Em 1935, as tropas soviéticas assassinaram 35.000 monges budistas na Mongólia, que tinha se convertido ao Budismo Tibetano no século XV, depois de o imperador mongol invadir o Tibete oriental e entrar em contato com os lamas do Budismo Tibetano. O exército soviético destruiu também muito da literatura religiosa do Tibete e criou um novo estilo de escrita, que tornou inacessíveis os anais espirituais das escrituras budistas e dos textos médicos. Mas, por sorte, o *Atlas Tibetano de Medicina*, uma coleção de 76 belas pinturas representando o sistema médico, foi salvo. Essas obras foram pintadas no século XVII e acredita-se que tenham sido feitas apenas três cópias. Os volumes foram redescobertos por acaso no final do século XIX e republicados para inspirar o interesse pela medicina tibetana e a sua melhor compreensão.

Quando a China invadiu o Tibete e a escola de Chakpori foi destruída, juntamente com inúmeros mosteiros e relicários, estima-se que cerca de 450.000 tibetanos foram mortos (naquela época, um quarto da população do Tibete estudava em paz e praticava monasticamente no caminho da iluminação). Em 1995, quando tinha 6 anos de idade, o Lama Panchen – o segundo mais alto lama na ordem Gelupa do Budismo Tibetano – foi raptado pelo governo chinês, juntamente com a sua família. Desde então, ninguém mais os viu. Até hoje, o Tibete mantém a sua independência e condição de Estado, deixando claro que está sob ocupação ilegal.

# A medicina tibetana hoje

*Quando deixou o Tibete e partiu para o exílio em 1959, Sua Santidade o 14º Dalai Lama (1935- ) criou um novo centro médico como forma de conservar e divulgar o antigo e ininterrupto sistema médico do Tibete — e espalhou pelo mundo os médicos desse centro para ensinar os seus métodos. Os comentadores dizem que o Tibete vem guardando as suas autênticas técnicas de cura para um tempo em que possam florescer de novo, levando a medicina de volta ao caminho holístico original para beneficiar toda a humanidade. Esse tempo chegou.*

## Principais médicos tibetanos

Apenas três médicos da medicina tibetana deixaram o Tibete com o Dalai Lama, entre eles o dr. Yeshi Dhonden. Uma das primeiras ações do Dalai Lama para preservar a cultura do Tibete foi fundar o Instituto Médico e Astrológico Mentseekhang perto da sede do governo tibetano no exílio, em Dharamsala, no norte da Índia. O Dalai Lama pediu que o doutor Dhonden assumisse a direção do Mentseekhang e pagou pessoalmente pelo treinamento de médicos tibetanos nesse centro. Os médicos formados nesse Instituto continuaram a praticar a sua arte no mundo inteiro, incluindo Estados Unidos, Canadá, Nova Zelândia, Alemanha, Austrália e outros países. Esse foi um presente incrivelmente generoso para o mundo. Os praticantes esperam que, no futuro, escolas de medicina do mundo todo tenham um curso de medicina tibetana, uma vez que a melhor maneira de manter vivo esse antigo sistema de cura é estudar e discutir os seus princípios e colocá-los em prática.

Hoje, apenas 220 médicos que praticam a medicina tibetana foram treinados em escolas e, desses, só uma pequena porcentagem trabalha no mundo ocidental, atendendo à sua enorme necessidade de cura. Entre estes, os médicos mencionados abaixo são especialmente notáveis.

## Dr. Yeshi Dhonden

O dr. Dhonden se destaca entre todos os médicos que contribuíram para a preservação e prática da medicina tibetana. Nascido em 1929, começou o seu treinamento aos 12 anos de idade, sob a tutela de Khyenrab Norbu, fundador do instituto médico

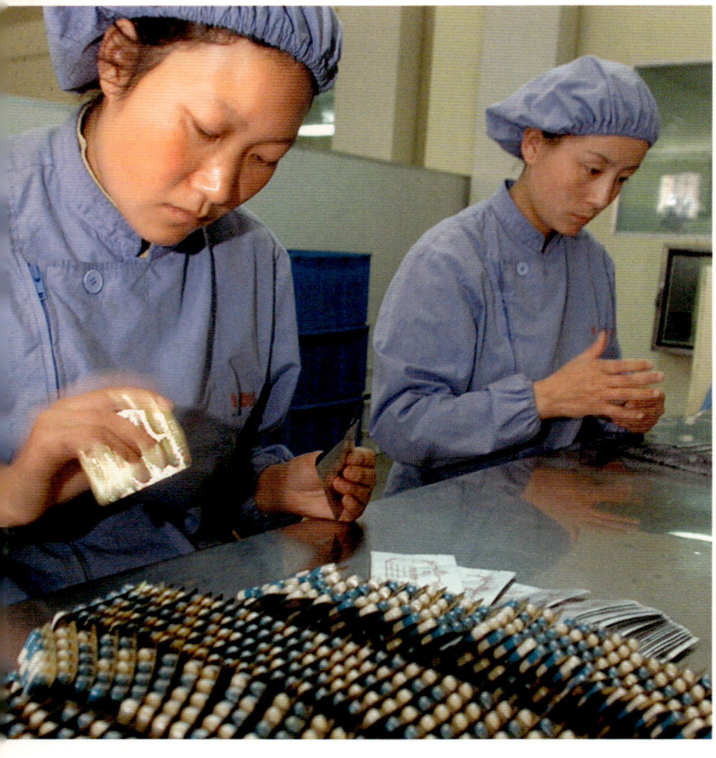

*Os antigos remédios herbais tibetanos são hoje produzidos em escala industrial para distribuição no mundo inteiro.*

*O dr. Lho Kunsang é famoso pela sua profunda capacidade de cura; os seus pacientes relatam curas milagrosas.*

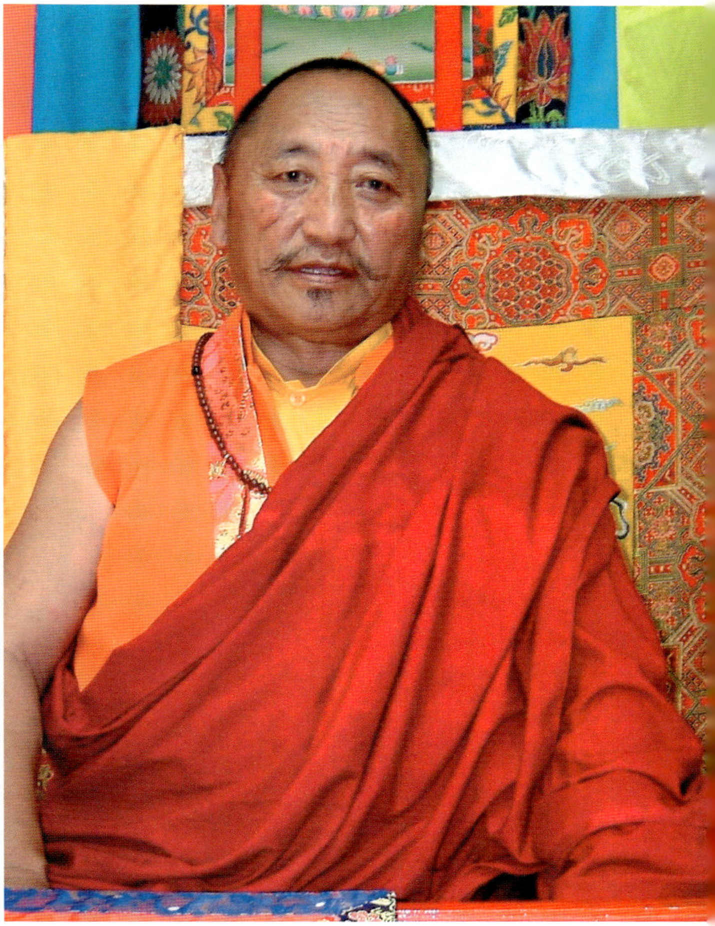

Mentseekhang em Lhasa. Concluído o treinamento, serviu por mais de 20 anos como médico pessoal do Dalai Lama.

O dr. Dhonden tem maravilhado médicos e pacientes do mundo inteiro com as suas habilidades de cura e o seu talento natural para explicar as teorias da medicina tibetana para quem desconhece a disciplina. Em 1995, participou do primeiro estudo de medicina tibetana no Ocidente, na área de câncer de mama, na Universidade da Califórnia. Escreveu vários livros para preservar a prática e a tradição da medicina tibetana e, ainda hoje, está ajudando e curando mais de quinhentos pacientes por semana na sua clínica particular, na Índia.

## Dr. Lho Kunsang

Sinais auspiciosos, como a transformação de um balde de água em leite, cercaram o nascimento do dr. Lho Kunsang, em 1942. Quando tinha 8 anos, o 16º Karmapa o reconheceu como a oitava encarnação da linhagem de Lho Konchog Trinlay Namgyal, que tinha começado com um dos 25 discípulos originais do Guru Rinpoche. Como parte dos seus estudos, ele se tornou um dos 25 *tulkus*, instruídos pelo segundo Jamgon Kongtrul de Zhe-chen.

O dr. Kunsang foi preso durante a ocupação chinesa do Tibete. Trabalhou como ferreiro, carpinteiro e alfaiate enquanto continuava em segredo a prática do *Dharma*. Na época da Revolução Cultural na China, quando os mosteiros foram tomados, ele escondeu textos e relíquias para salvá-los da destruição. As relíquias que protegeu incluíam uma estátua sagrada do Buda, cujo peito emite uma sensação de calor.

O dr. Kunsang é conhecido pela sua incrível habilidade de cura e também pelo conhecimento médico enciclopédico. Pacientes relatam curas milagrosas graças a tratamentos prescritos por ele. Hoje, o dr. Kunsang está reconstruindo o seu mosteiro, Palme Gonpa, no Tibete oriental.

## Dra. Keyzom Bhutti

A dra. Bhutti nasceu no Tibete, de pais de família nobre, praticantes do *Dharma*. O pai era líder da região e o tio era secretário de Sua Santidade Sakya Trinzin, chefe da linhagem Sakya do Budismo Tibetano. Em 1959, aos 12 anos de idade, ela fugiu da repressão chinesa, viajando com a família para Dharamsala, onde foi aceita para treinar como médica da medicina tibetana.

O treinamento durou oito anos, sob a tutela do Mentseekhang no exílio. Durante três anos, o próprio Dalai Lama pagou os seus estudos, até que conseguiram um patrocinador estrangeiro. As condições dos refugiados eram difíceis para essa primeira turma de medicina no exílio e, dos 15 alunos, apenas seis terminaram o curso, incluindo a dra. Bhutti.

Depois de formada, a dra. Bhutti foi escolhida pelo governo no exílio para montar uma clínica

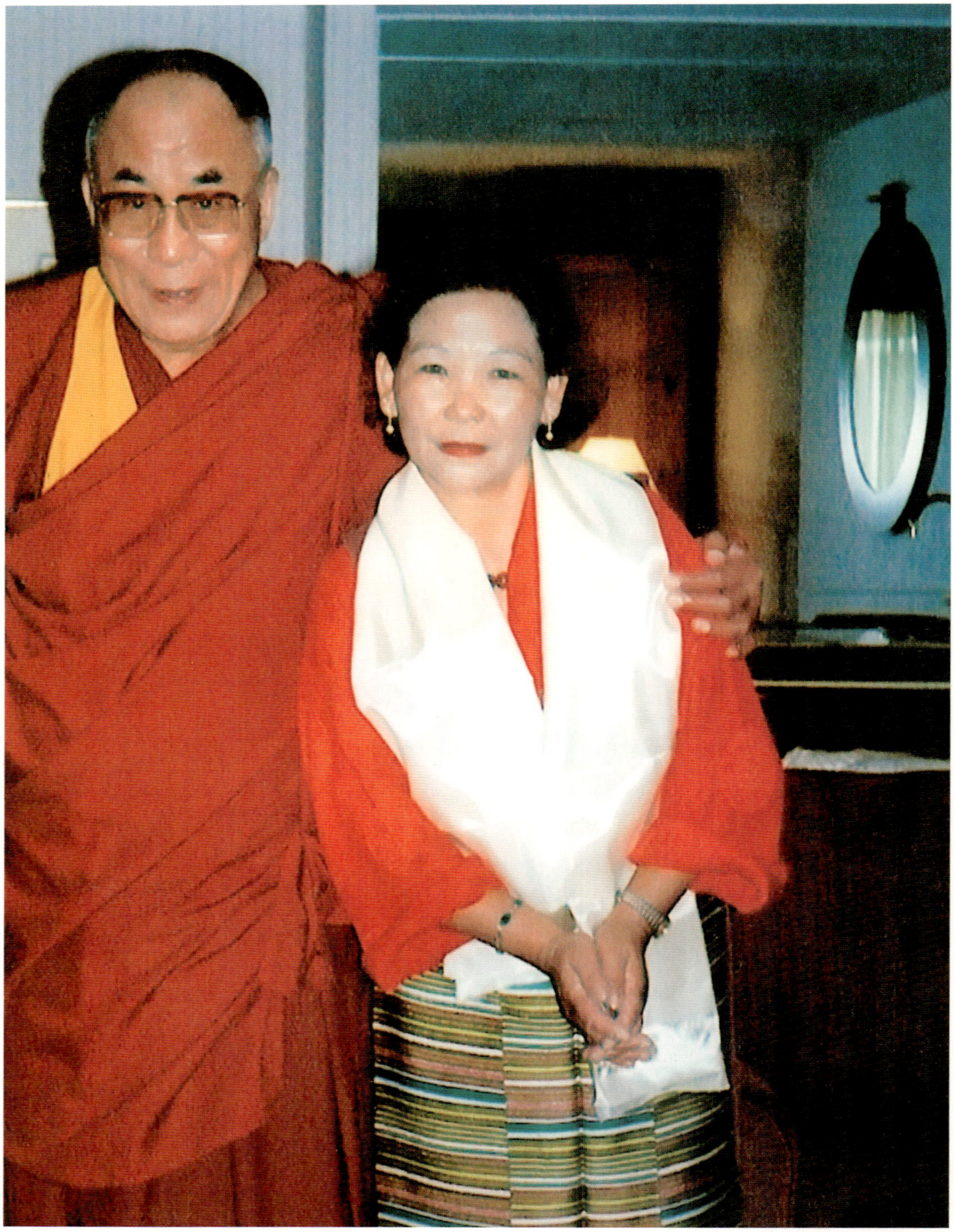

médica em Darjeeling. Atualmente ela vive em Boston, nos Estados Unidos, onde dirige uma bem-sucedida clínica particular.

*Uma entre os poucos médicos tibetanos que trabalham no Ocidente, a dra. Keyzom Bhutti foi patrocinada pelo Dalai Lama.*

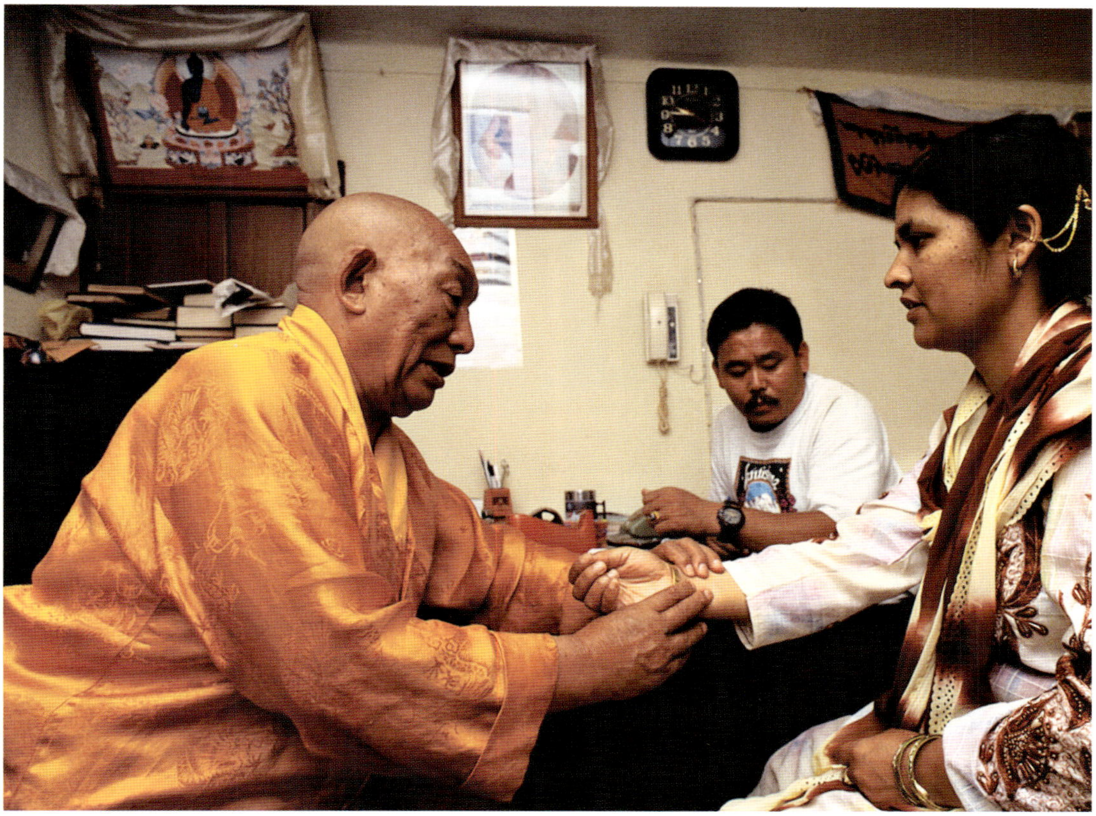

*O dr. Yeshi Dhonden tem escrito extensivamente sobre medicina tibetana para promover a sua disseminação no mundo inteiro.*

## Venerável Dr. Trogawa Rinpoche

O Doutor Trogawa Rinpoche (1931-2005) nasceu numa família nobre e, com 16 anos de idade, foi para Lhasa estudar Budismo e medicina com o grande médico tibetano Lhundrub Paljor, que detinha a linhagem da escola de medicina Chakpori. O dr. Trogawa praticou medicina no Tibete até 1957, quando mudou para Sikkim na companhia do seu mestre Jamyang Khyentse Chokyi Lodro. Em 1961, foi para Darjeeling e então para Dharamsala, em 1963, para ser professor de medicina no instituto médico Mentseekhang.

Em 1994, o dr. Trogawa fundou o Instituto Chakpori de Medicina Tibetana em Darjeeling para conservar a linhagem médica tibetana dessa escola, que foi a primeira estabelecida em Lhasa durante o século XVII (ver página 32). Os alunos comentavam que ele era um mestre espiritual de uma tal elegância que conseguia transmitir a essência da mente do Buda com uma palavra apenas, uma nuança ou mesmo um gesto.

O Instituto Chakpori na Índia formou 30 médicos desde a sua criação em 1993. Em 2003, a escola admitiu 30 mulheres como alunas, como queria o dr. Trogawa.

## Os dois Contreras

Os doutores Francisco e Ernesto Contreras são provavelmente a melhor expressão do *bodhisattva* na medicina ocidental. Francisco dirige o Hospital Oásis da Esperança, fundado por seu pai (1915-2003) em Tijuana, no México, especializado no tratamento humanitário de pacientes com câncer. Ao longo de um período de 40 anos, pai e filho – patologista e cirurgião – trataram mais de 42 mil pacientes com câncer usando medicina ortodoxa e complementar. O falecido Ernesto Contreras era conhecido como médico que amava os seus pacientes e como pioneiro do tratamento mente-corpo-espírito para o câncer.

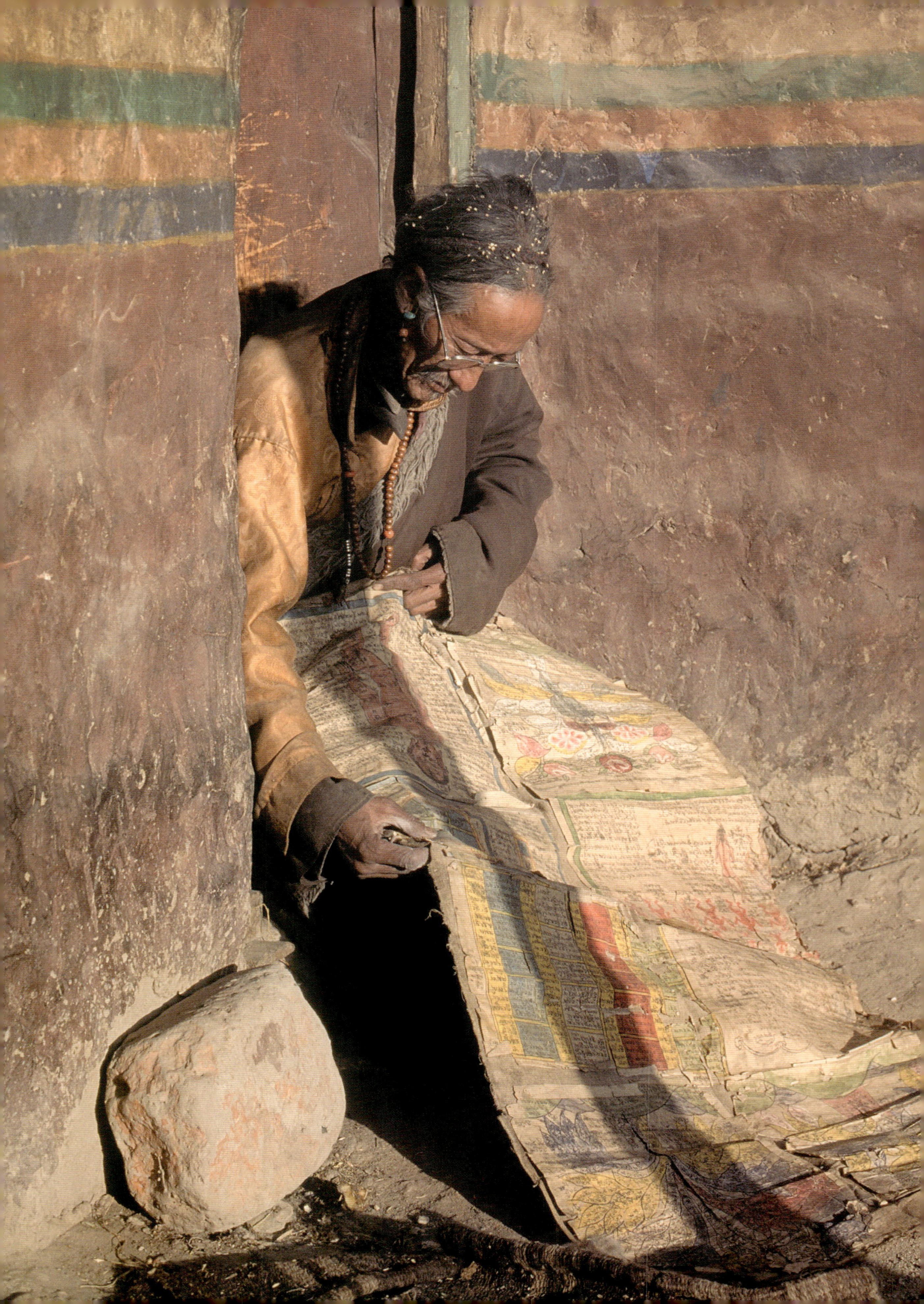

# Fundamentos espirituais e médicos

*Os médicos sempre foram reverenciados na cultura tibetana. Chamados pelo título honorífico Amchi, são vistos como representações vivas do Buda da Medicina e da longa linhagem budista de cura. Segundo o* Gyud Zhi*, quem pretende se tornar médico precisa ter um bom intelecto, pois terá que memorizar todos os* tantras *médicos. Do mesmo modo, os futuros médicos têm que praticar o caminho do* bodhisattva.

*Por tradição, essa dedicação altruísta à libertação de todos os seres sencientes faz, por si só, com que a cura ocorra. O dualismo é ausente na medicina tibetana. Médicos e pacientes compreendem fundamentalmente e na experiência que a mente e o corpo são um.*

# Os quatro tantras médicos

*O* Gyud Zhi, *ou* Tantra do Coração de Ambrosia: O Ensinamento Oral Secreto da Ciência de Cura, *é exclusivo do Budismo Tibetano e, com mais de 1.000 anos, é um dos textos médicos mais antigos do mundo. Quem pretende praticar a medicina tibetana precisa memorizar os seus quatro* tantras *– formados por 5.900 versos, separados em 156 capítulos.*

O cânone da medicina tibetana não se limita ao *Gyud Zhi*. Inclui também o *Tangyur*, tradução tibetana dos *sutras* do Buda, e o *Kangjur*, um compêndio de comentários filosóficos e religiosos que contém cerca de 21 textos médicos ayurvédicos não incluídos no *Gyud Zhi*, classificados como *terma*. Os *terma* são textos espirituais tântricos que foram descobertos em ocasiões especiais. Acredita-se que sejam de origem divina, constituindo a base da medicina no mundo e no universo. Os textos do *Kangjur* foram escritos por autores humanos influenciados pela medicina ayurvédica.

## O conteúdo do *Gyud Zhi*

**O Primeiro *Tantra* – raiz – seis capítulos**

História

Esboço dos quatro *tantras* médicos

A árvore da saúde

As causas, o diagnóstico e o tratamento da doença

**O Segundo *Tantra* – explanatório – 31 capítulos**

Anatomia e fisiologia

Ciclo vital

Sinais de morte

Estilo de vida e comportamento

Remédios e alimentação

**O Terceiro *Tantra* – oral – 92 capítulos**

101 distúrbios dos três humores

Causas, sintomas e tratamento

**O Quarto *Tantra* – *Tantra Diamante* conclusivo – 27 capítulos**

Diagnóstico pelo pulso e pela urina

Ingredientes médicos

Moxabustão

Terapia com agulha dourada

Preparo secreto dos remédios

## O conteúdo e o seu impacto

Incrustadas nesses textos sagrados há elaboradas descrições dos oito ramos da medicina tibetana: saúde geral do corpo, pediatria, ginecologia, psiquiatria, ferimentos causados por armas, toxicologia, geriatria e fertilidade. Antes do século VIII EC, os *siddhas* já dominavam o conhecimento contido nos textos e o transmitiram oralmente.

Só o primeiro e o segundo *tantras* do *Gyud Zhi* foram traduzidos para o inglês, mas muitos comentários foram escritos ao longo dos séculos para explicar o seu conteúdo: costuma-se dizer que começar um estudo desses *tantras* é como saltar no oceano e exige por isso a assistência de um mestre qualificado. Um dos comentários mais famosos é *Vai-dur-ya ngon-po* ou *O Berilo Azul*, escrito no século XVII por Sangye Gyatso, regente do 5º Dalai Lama. Trata-se de um apanhado completo do sistema médico, com ilustrações e extensos comentários sobre os quatro *tantras* médicos. Na década de 1960, a tradução de outro texto *terma*, *Bardo Thodal* ou *Livro Tibetano dos Mortos*, tornou-se um best-seller. Acredita-se que tenha sido composto por

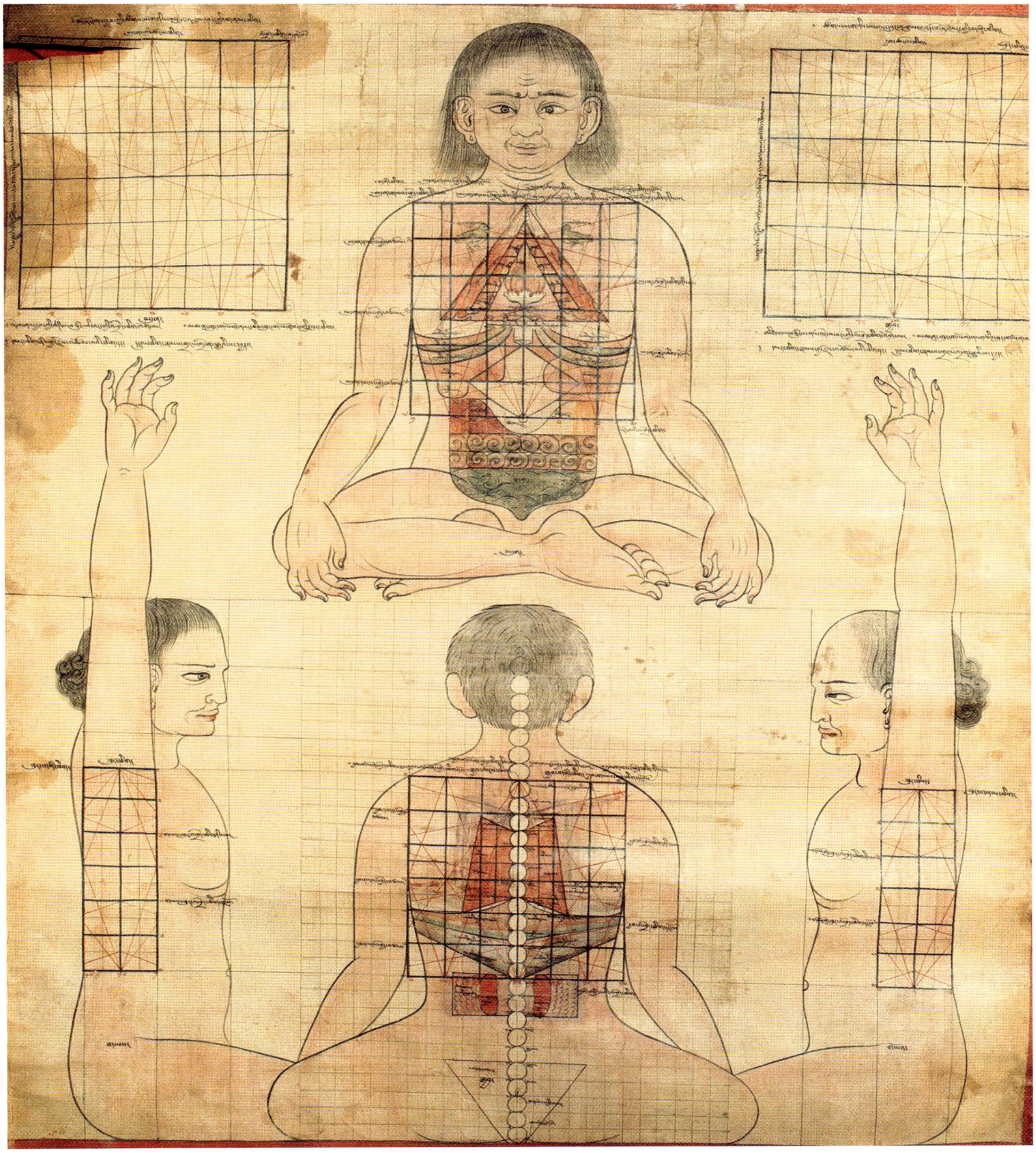

Padmasambhava e encontrado no século XIV por Terton Karma Lingpa. A sua publicação impulsionou a difusão do Budismo Tibetano nos Estados Unidos e em outras partes do mundo. É costume ler esse texto para os moribundos, para guiá-los pelo processo da morte. O estudo do livro, que descreve a mente na ocasião da morte, provocou uma mudança de paradigma na psicologia, na cultura e no auto-entendimento. O psicanalista Carl Jung o definiu como paralelo à psicanálise e disse que sempre o tinha por perto. Esses textos não se limitam a ensinar recursos para médicos da medicina tibetana: são portais espirituais. Se forem assimilados pelos praticantes da medicina ocidental, poderão ter um impacto imenso sobre a prática da medicina moderna.

*Uma ilustração dos órgãos internos extraída de* O Berilo Azul, *o comentário do século XVII sobre o* Gyud Zhi.

# Força vital e inteligência divina

*O pilar central da medicina tibetana é o conceito de força vital. É essa energia vital universal, ou inteligência divina, que dá vida ao corpo — e sem ela, o corpo não passa de uma casca ou cadáver. Quanto mais força vital temos fluindo internamente, mais vivos nós nos sentimos. Na China, essa energia é denominada* chi, *enquanto na Índia é* prana. *Os antigos gregos a conheciam por* pneuma *e em tibetano é* tsog-lung. *Fora isso, esse conceito é definido especificamente em 95 outras culturas do mundo todo.*

Os índios Q'ero do Peru, por exemplo, têm um conceito muito semelhante a *tsog-lung*. Eles dão o nome *animu* à energia vital universal, a energia livre do cosmos. Em *Keepers of the Ancient Knowledge*, Joan Parisi Wilcox cita Don Americo, xamã da tradição Q'ero, falando sobre *animu* em palavras que se aplicam igualmente a *tsog-lung*:

*"O cosmos com tudo o que há nele é um campo de energia. A pedra. A estrela. Você. Tudo irradia filamentos de energia luminosa e é permeado por eles. Em qualquer tipo de situação, você tem a escolha de se conectar à energia que flui no cosmos. Você pode realmente transformar essa energia em amor... Esse é o princípio essencial da arte da magia nos Andes".*

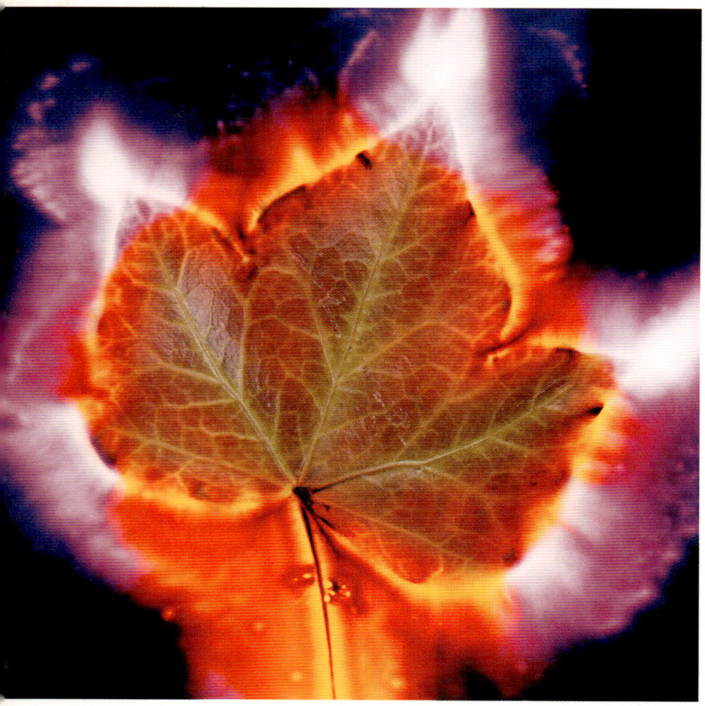

## Fotografia kirlian

A força vital é a consciência mística que faz com que todos os sistemas do corpo funcionem em harmonia. Como a energia vital está além da materialização física, pessoas criadas no Ocidente acham problemático o conceito de uma coisa sem forma que contém todas as formas e de uma coisa sem qualidade definível que inclui a vida e tudo toca, transmitindo vitalidade. A fotografia kirlian, em que um objeto é posto sobre uma chapa fotográfica, que é então submetida a uma descarga elétrica de alta-voltagem, é um dos métodos para visualizar a força vital. Na fotografia kirlian, o campo de energia de um ser vivo é detectado como um halo colorido, variando em brilho e cor conforme o bem-estar desse ser.

*A fotografia kirlian nos oferece um meio para compreender a força vital oculta que nos permeia.*

## A fonte do poder de cura

Segundo os *tantras*, *tsog-lung* contém as influências kármicas. Karma significa que todas as ações, negativas ou positivas, têm um efeito. Todos os nossos karmas, positivos e negativos, estão contidos no *tsog-lung*, passando de uma vida para a outra. O sofrimento e a alegria desta vida são o resultado de ações anteriores, incluindo as de vidas passadas. Assim, os budistas procuram criar ações positivas que os ajudem nesta vida e nas vidas futuras e a medicina tibetana inclui rituais para purificar o karma, ajudando a curar a doença.

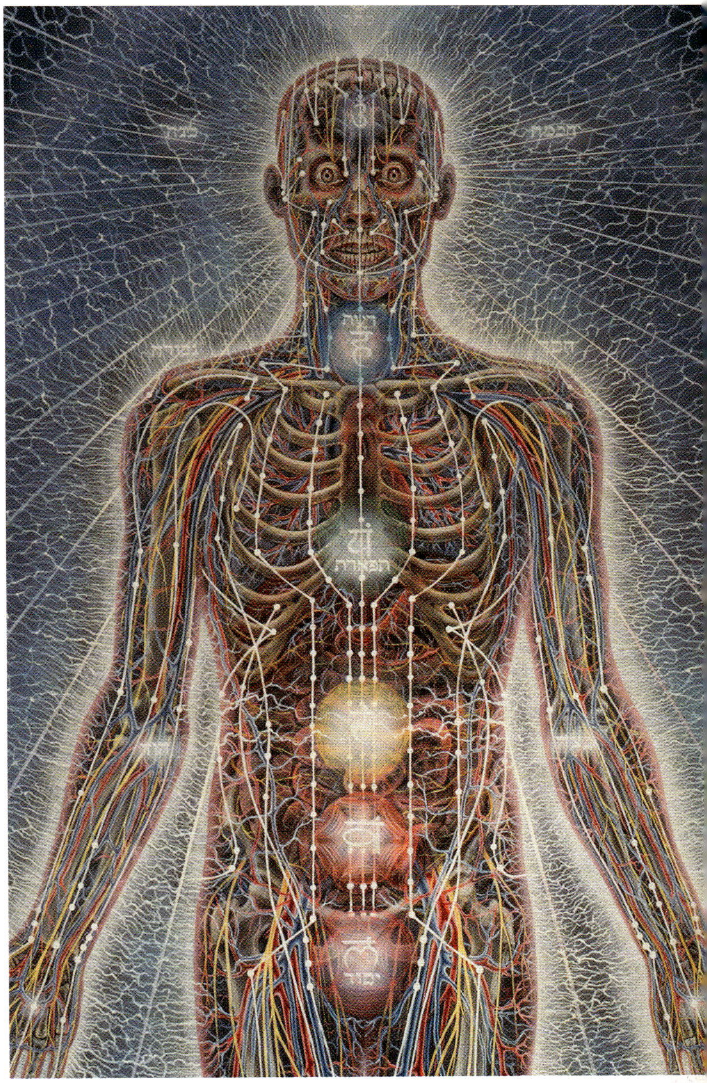

*Essa excelente ilustração do fluxo de energia no corpo mostra também os chakras do pensamento hindu.*

## A prova científica

A ciência oficial rejeita a idéia de força vital porque nenhum pesquisador conseguiu até hoje provar a sua existência usando modelos de investigação científica ocidentais. No entanto, os pesquisadores tampouco conseguiram provar que ela não existe. Curadores do mundo inteiro, incluindo praticantes de reiki, reflexologia, acupuntura, chi gung, shiatsu, Ayurveda, xamanismo, homeopatia e naturopatia, continuam a usar o conceito de força vital como método básico para curar doenças e promover saúde e felicidade. Esses conceitos "alternativos" de cura estão hoje muito difundidos. Na Europa, por exemplo, 30 milhões de pessoas usam regularmente a homeopatia. Nos Estados Unidos, 25 milhões de pessoas fazem cinco milhões de consultas por ano com um homeopata e gastam $250 milhões anuais em remédios homeopáticos.

## Desequilíbrios no fluxo de energia

A energia *tsog-lung* flui pelo corpo através de uma rede de canais místicos (ver página 48). Quando *tsog-lung* flui livremente, todas as partes do corpo e da mente funcionam como devem funcionar, gerando bem-estar e liberdade com relação a doenças. Mas, se há bloqueios nesses canais, a força vital não consegue atingir todas as partes do corpo. A doença se instala então nessas áreas deficientes de energia, já que a medicina tibetana vê a doença como o oposto de saúde – como o oposto de *tsog-lung*. Quando o fluxo de força vital é restaurado, a doença deixa o corpo do mesmo jeito que entrou, já que *tsog-lung* empurra para fora a energia negativa. A vibração do corpo, ou a sua carga de energia, muda então de um estado doente para um estado saudável e vitalizado.

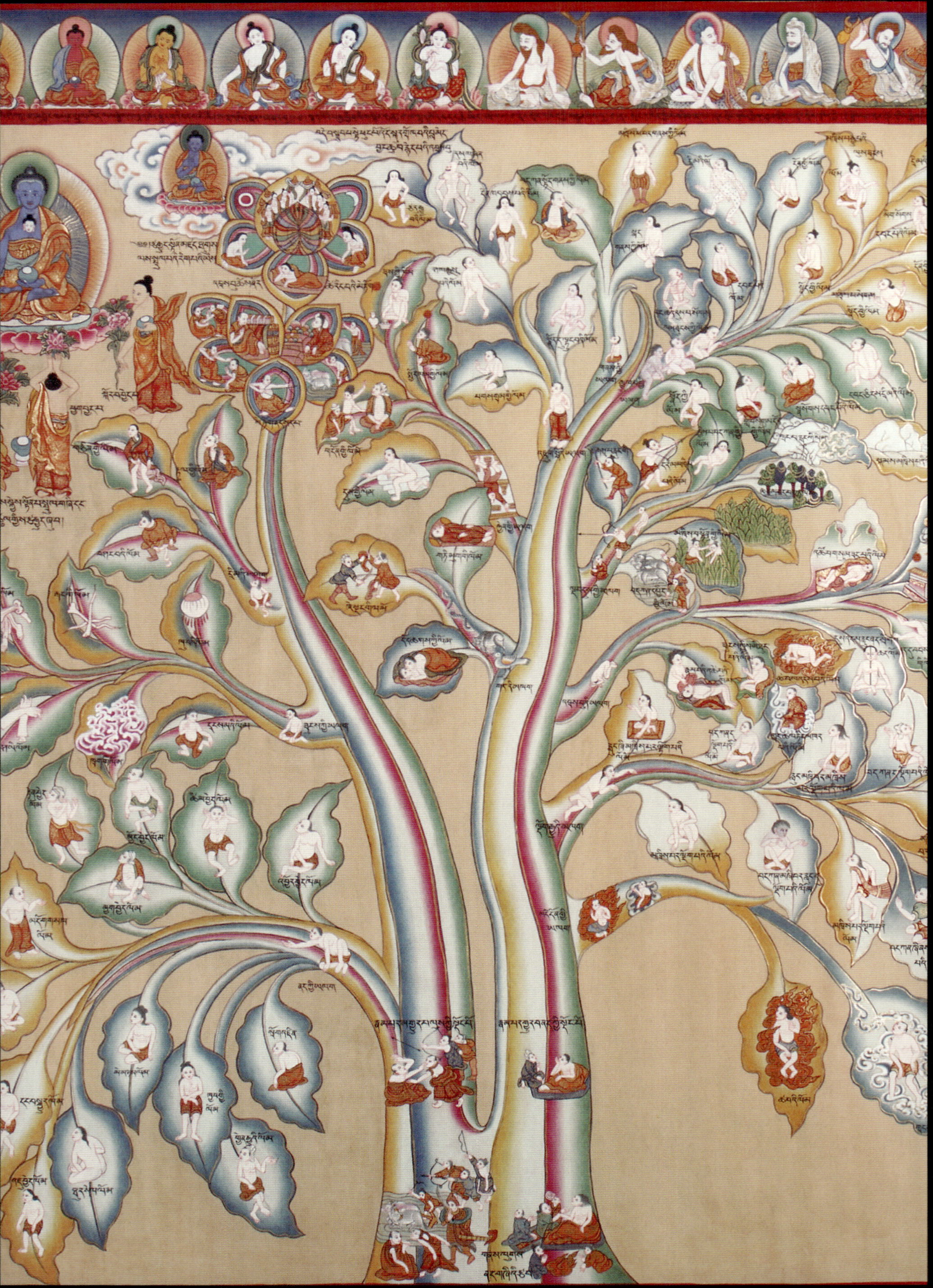

# A árvore da saúde e da doença

*A medicina tibetana usa a imagem de uma árvore para nos ajudar a visualizar noções abstratas de saúde e doença. Na verdade, os estudantes de medicina tibetana usam essa imagem como ferramenta-chave para memorizar os seus muitos aspectos. Como um mapa da mente, a imagem da árvore da saúde e da doença ilustra o sistema médico inteiro.*

## Para compreender a imagem

O tronco da árvore da saúde e da doença é dividido em duas partes. A parte esquerda do tronco representa a saúde e tem três galhos. Um representa os humores, componentes físicos e excreções; o segundo galho mostra a liberdade com relação à doença e uma longa vida; o terceiro galho mostra a prática religiosa, a fortuna e a felicidade. O lado direito do tronco representa a doença e tem nove galhos: causa, condição, entrada, localização, caminhos, tempo do surgimento, efeito fatal, efeitos colaterais e condensação.

Os galhos mais baixos da árvore representam as três forças vitais conhecidas como *lung*, *tripa* e *bekan* (ver página 50). Os galhos do meio representam os sete componentes corporais (essência nutricional, sangue, carne, gordura, ossos, medula e fluido regenerativo), enquanto os galhos de cima simbolizam as três funções excretoras do corpo (excremento, urina e transpiração). Para manter a boa saúde – para que a árvore floresça – as três forças vitais, os sete componentes corporais e as três funções excretoras têm que funcionar em harmonia.

Os resultados da doença são representados numa série de nove folhas. As reações negativas ou efeitos colaterais do tratamento também são representados, para que o médico possa diagnosticar e tratar esses problemas quando eles ocorrem – causados por uma dose excessiva de medicamento ou pelo tratamento insuficiente de um determinado humor. No entanto, a medicina tibetana tem a reputação de causar poucos efeitos colaterais negativos.

*Usada por estudantes para facilitar a memorização, a árvore da saúde e da doença expõe princípios de prevenção e cura.*

### Outras imagens médicas

Outros dois tipos de ilustração mostram o *tantra*-raiz do *Gyud Zhi*: diagnóstico e tratamento. A ilustração médica do diagnóstico descreve técnicas visuais (língua e urina), de toque (pulso) e de questionamento. Essas técnicas são usadas para construir um quadro claro da saúde corporal da pessoa. A ilustração do tratamento traz representações de alimentação, comportamento, remédios herbais e terapias externas, como moxabustão, massagem e sangria. Memorizando essas ilustrações, o médico tem acesso a todas as informações de que precisa sobre a saúde, a doença e o tratamento.

*"Para que a árvore floresça, as três forças vitais, os sete componentes corporais e as três funções excretoras têm que funcionar em harmonia"*

# Anatomia física

*A medicina tibetana tem uma longa história de dissecação do corpo humano, o que permitiu que os seus praticantes ganhassem uma compreensão da anatomia e do funcionamento dos órgãos muito antes dos ocidentais. Os médicos tibetanos combinam o conhecimento do corpo físico com a percepção do funcionamento de um corpo sutil (ver página 48) que, sob certos aspectos, desempenha uma função mais importante na cura do que o sistema corporal físico.*

## Estudo do corpo humano

Um dos princípios fundamentais do Budismo é que o corpo sem o espírito, ou *tsog-lung*, não passa de um cadáver ou recipiente vazio. No passado, essa atitude significava que, depois da morte, o corpo não era um tabu tão grande quanto nas sociedades ocidentais. Os médicos tibetanos podiam estudar anatomia dissecando cadáveres numa época (do século VIII ao XV) em que os seus colegas no Ocidente eram proibidos de fazer tal exploração. Em 1489, por exemplo, Leonardo da Vinci iniciou um estudo anatômico do corpo dissecando 30 cadáveres humanos. O Papa Leão X usou argumentos morais para interromper esse trabalho, no momento em que Leonardo, como acreditam certos comentadores, estava prestes a compreender a circulação do sangue.

Um costume da cultura tibetana que favoreceu o estudo da anatomia é o *jhator*, ou funeral no céu. Nesse ritual, usado ainda hoje, o corpo é levado à encosta de uma montanha, cortado em pedaços e oferecido aos abutres, como um ato final de generosidade em nome do falecido. Os historiadores acreditam que esse acesso ao corpo em estado desmembrado explica o alto nível de detalhes anatômicos e de órgãos internos encontrados nas ilustrações da obra médica tibetana do século XVII, *O Berilo Azul*.

Há registros de ilustrações tibetanas da anatomia humana que datam do século XIII. Os mestres da medicina tibetana contavam até mesmo com ilustrações do desenvolvimento do feto em estágios semanais, tal era o seu conhecimento de anatomia física desde tempos remotos. No século VIII, os praticantes tibetanos já sabiam que o ser humano tem, em média, 35 milhões de poros e 21.000 fios de cabelo. Informações detalhadas sobre a estrutura óssea também eram transmitidas em forma pictórica: 360 ossos do corpo eram descritos em 23 categorias diferentes, com 28 articulações maiores e 210 menores. As ilustrações médicas mostravam também os pontos usados na moxabustão e no tratamento com ventosas (ver páginas 118-119).

## A hierarquia do corpo

O coração é considerado o rei do reino corporal e fica no centro do corpo. É responsável pela circulação do sangue e também pela estabilidade emocional e equilíbrio mental. O fígado é a rainha do corpo e os pulmões são os seus ministros. O baço é o governador que fornece nutrientes para o corpo. Os rins são considerados ministros que administram os alimentos corporais. Os órgãos reprodutores (testículos e ovários) são os tesouros do corpo, que produzem as essências reprodutoras. Estas criam a gota do coração, ou esfera luminosa do Buda no coração (ver página 58).

*Os médicos tibetanos adquiriram muito cedo um profundo conhecimento do corpo humano, graças em parte ao costume do funeral no céu.*

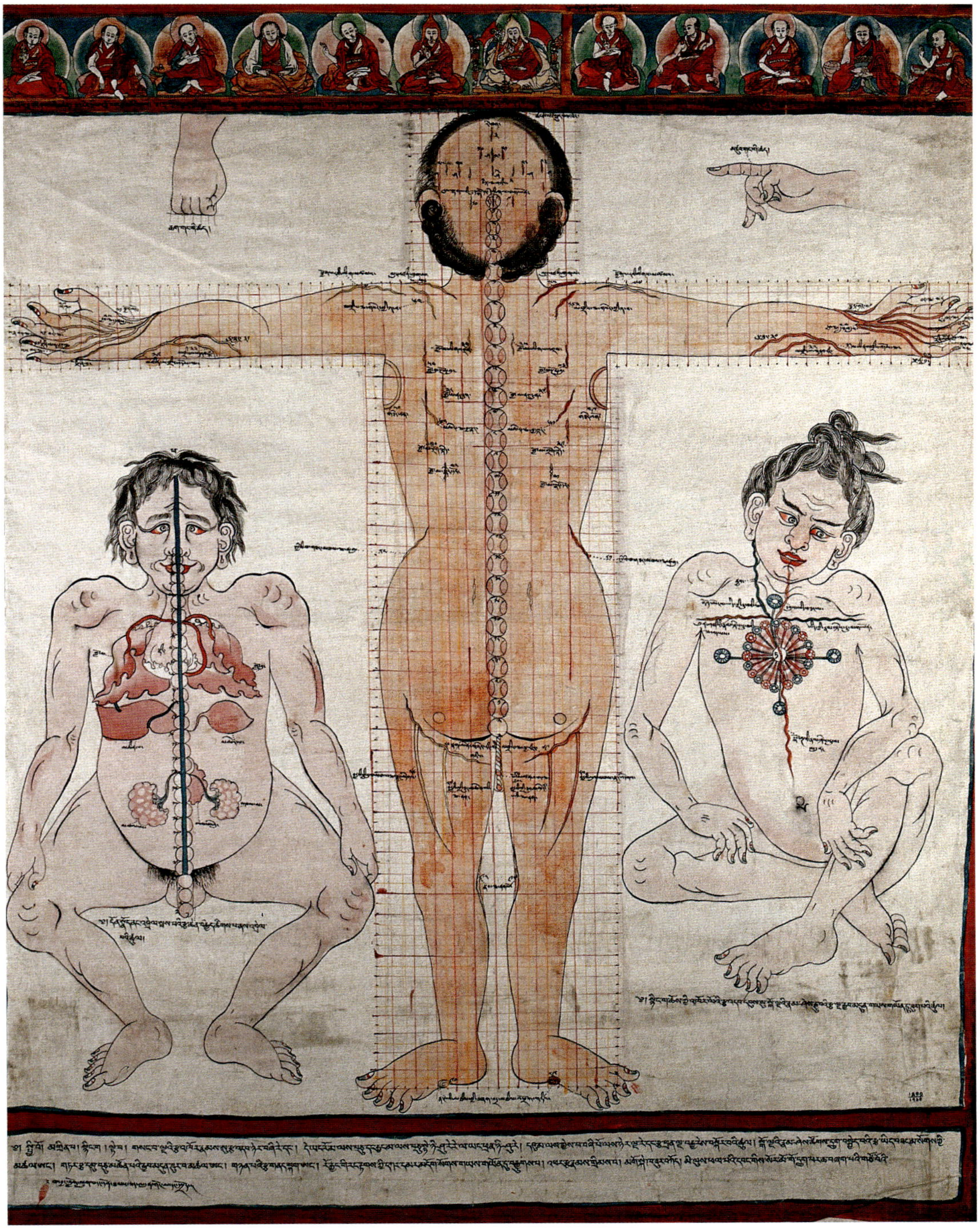

*"O corpo sem o espírito, ou* tsog-lung, *não passa de um cadáver ou recipiente vazio"*

# Anatomia mística

*Embora o acesso às partes do corpo para estudo tenha sido importante para os antigos médicos tibetanos, foi o seu profundo conhecimento da anatomia tântrica interna que catalisou a expansão da arte de cura tibetana. A principal área de estudo que contribui para a compreensão da cura tibetana é o conhecimento da anatomia dos canais místicos conhecidos como* rtsa, *que transportam a força vital pelo corpo.*

## Os canais de força-vital

A medicina tibetana ensina que cada um de nós tem um total de 72.000 *rtsa*, canais místicos que transportam *tsog-lung* (ver página 42), o sopro da vida, por todas as partes do corpo, seguindo um trajeto determinado pelo ciclo da lua. Os curadores e praticantes tântricos consideram esses canais invisíveis tão importantes quanto os sistemas vascular e nervoso – ou até mais. Segundo a sua descrição, eles formam o *phra-bailus*, ou corpo sutil, e todos os pontos para acupuntura, moxabustão, ventosas e sangria da medicina tibetana são baseados nessa anatomia do corpo sutil.

Os *rtsa* se dividem em três canais principais: *uma*, ou canal central, onde predomina a energia *lung*; *roma*, ou canal solar, onde predomina a energia *tripa*; e *rkyan ma*, ou canal lunar, onde predomina a energia *bekan*. O canal central está ligado aos ares da força vital sutil. O canal *roma* se liga ao sangue e às veias, enquanto o canal *rkyan ma* está relacionado à água e às veias.

Os pontos em que os canais *roma* e *rkyan ma* circundam o canal central determinam a localização dos chakras, que são os centros de energia do corpo sutil (ver página 56). O *Gyud Zhi* descreve detalhadamente o sistema de chakras tibetano, explicando que cada chakra contém quatro canais que se ramificam em 24 subcanais, que se dividem em 500 canais menores.

## Bloqueio e doença

Cada um dos três canais principais de energia está ligado a 24.000 canais menores. A medicina tibetana ensina que, quando esses canais estão desbloqueados e *tsog-lung* pode percorrê-los livremente, a saúde permanece bem equilibrada. No entanto, se qualquer um desses canais ficar bloqueado, o fluxo de energia será interrompido, provocando doença física ou mental.

## Como a força vital se desenvolve

A medicina tibetana dá ênfase especial ao poder místico que *tsog-lung* tem de iniciar o crescimento do feto no útero e de conduzir a sua subseqüente evolução. Segundo o *Gyud Zhi*, no momento da concepção, a essência branca do esperma do pai e a essência vermelha do óvulo da mãe se fundem à essência azul da consciência que representa *tsog-lung*. É essa inteligência divina que conduz a formação dos órgãos, células e sistemas do corpo físico – assim como a anatomia mística do corpo sutil.

Durante as primeiras três semanas de vida depois da concepção, *tsog-lung* faz com que se desenvolva o canal central (*thog mar chhags-pa'i rtsa* ou *srog rtsa*) que fica entre o centro do coração e o umbigo. Ali pela nona semana no útero, todos os chakras do corpo sutil estão formados, permitindo que o *tsog-lung* permeie os 72.000 canais de energia ou nervos místicos que se estendem pelo corpo humano.

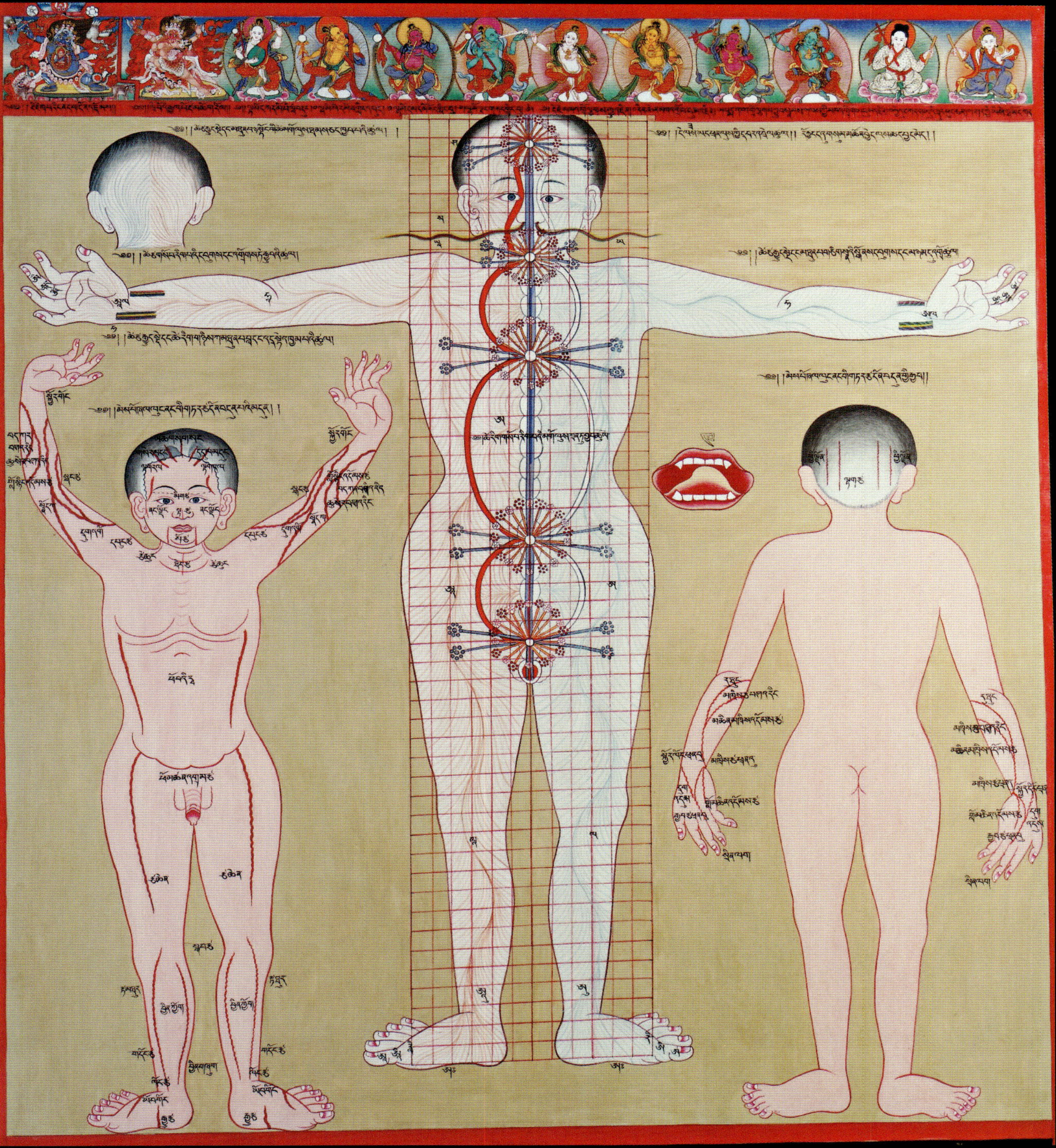

*A medicina tibetana ensina que o corpo tem, além da anatomia física, uma anatomia mística, baseada em torno dos chakras.*

# As três energias da saúde

*A medicina tibetana identifica três energias* nyepa *que permeiam o corpo sutil, simbolizadas por um pássaro, uma cobra e um porco. É a combinação dessas energias sutis que determina a disposição e o tipo constitucional da pessoa. O médico da medicina tibetana procura determinar qual dessas três vitalidades predomina na constituição do paciente para depois tratá-lo de acordo com a sua constituição energética individual.*

## Raízes da doença

Segundo o *Gyud Zhi*, um desequilíbrio nas três energias *nyepa* é a própria essência da saúde deficiente, dando origem às 404 doenças. A causa desse desequilíbrio pode estar associada a quatro fatores: alimentação, comportamento, karma e estação. A noção budista de crença no eu (*marigpa*) também informa a análise tibetana da doença (ver página 54).

## Energia *lung*

Essa força energética constitucional é associada ao movimento. *Lung* tem a sua base em torno do quadril e da área genital, embora seja considerada uma energia neutra que se mistura às outras duas energias *nyepa*, permeando todas as partes do corpo através dos 72.000 canais místicos. A quantidade de *lung* no corpo poderia estar contida na bexiga humana, afirmam os escritos médicos.

*Lung* é definida como a força controladora do corpo, ao lado do sistema nervoso. Essa energia conduz a respiração e governa os cinco sentidos. Mantém as outras duas energias – *tripa* e *bekan* – em equilíbrio. A energia *lung* é responsável também pelo movimento do sangue e dos fluidos linfáticos pelo corpo.

Os desequilíbrios de *lung* estão associados a doenças do sistema vascular. A doença mental é causada pelo stress, que aumenta a energia *lung* no corpo, fazendo com que *tsog-lung* flua para dentro, provocando psicose. No entanto, o desequilíbrio de *lung* está envolvido em todos os distúrbios, já que corre pelos 72.000 canais de energia.

## Energia *tripa*

A força energética constitucional conhecida como *tripa* está associada ao metabolismo e reside em torno do diafragma e do fígado. Segundo os textos tibetanos, a quantidade de energia *tripa* que há no corpo caberia no escroto.

Como força transformadora, a energia *tripa* é intimamente associada ao elemento fogo. No corpo, está ligada especialmente ao sistema endócrino e à energia que é liberada da digestão por meio de processos enzimáticos. O excesso de *tripa* leva a problemas de saúde relacionados ao fígado, à vesícula e ao intestino delgado.

## Energia *bekan*

Essa força energética constitucional é fluida por natureza e reside na cabeça. A quantidade de energia *bekan* que há no corpo corresponde a seis mãos cheias, segundo os textos médicos.

A energia *bekan* é responsável pela lubrificação e controla os níveis de fluido no corpo e o movimento das articulações. Está ligada também aos processos anabólicos que constroem os órgãos, os ossos e os músculos, participando também da memória e da concentração. O desequilíbrio de *bekan* pode resul-

*Esse* thangka *ilustra como as três energias se combinam para criar diferentes tipos constitucionais.*

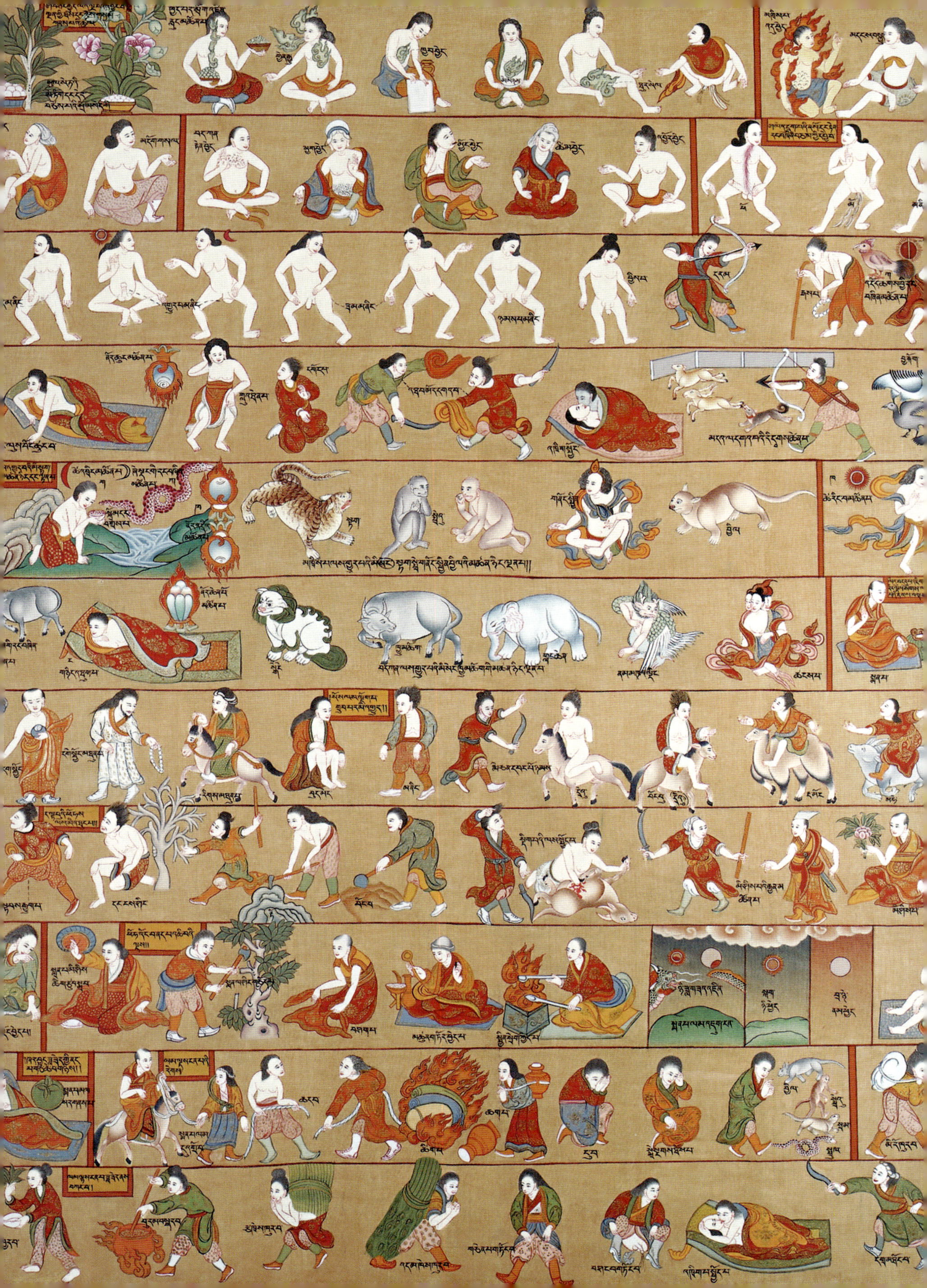

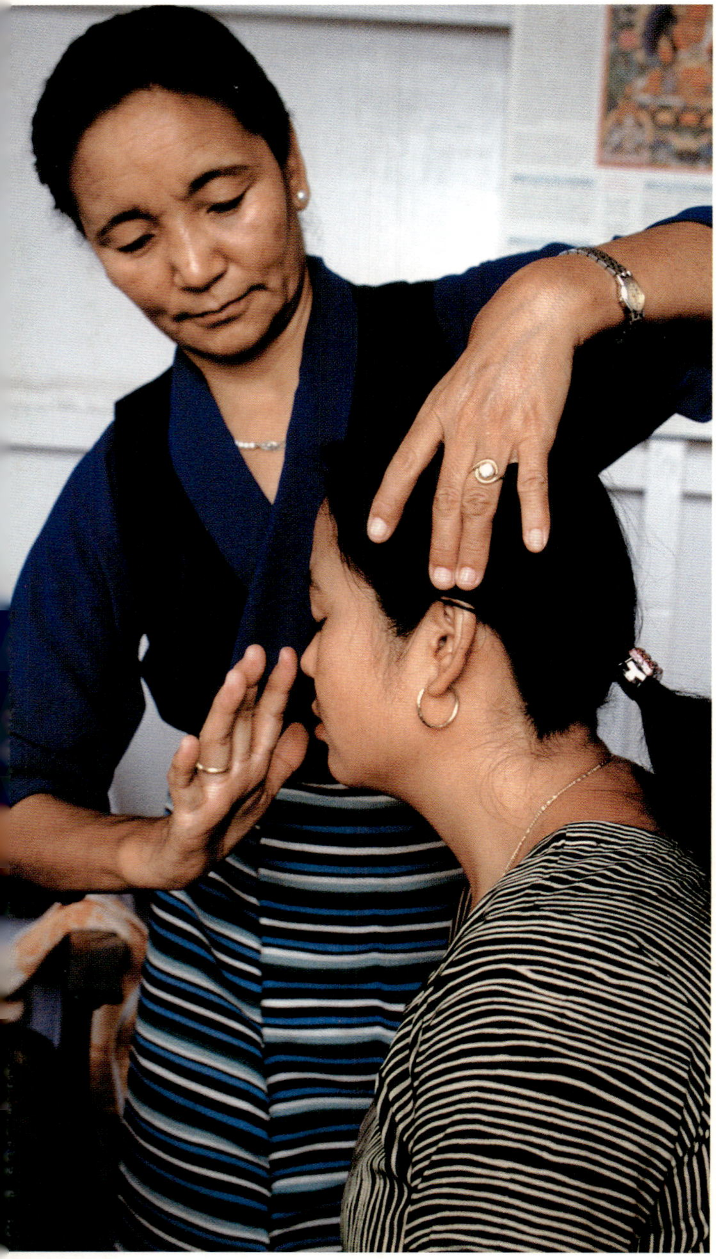

*É preciso fazer uma consulta para estabelecer a exata combinação de energias que determina o seu tipo constitucional.*

tar em males que se apresentam como edema e muco, estando também associado ao diabetes.

## Energia e as estações

Segundo a medicina tibetana, as doenças associadas às três forças energéticas começam numa estação, irrompem em outra e cedem numa terceira. As doenças *lung*, por exemplo, começam na primavera, irrompem no verão e cedem no outono. As doenças *bekan* começam no inverno, irrompem na primavera e cedem no verão. As doenças *tripa* começam no verão, irrompem no outono e cedem no inverno. Para manter a saúde nessas diferentes épocas do ano, é necessário ajustar a alimentação e o comportamento de acordo com as necessidades das estações (ver página 96).

## Os cinco elementos

Tudo no universo é feito dos cinco elementos: terra, água, fogo, ar e espaço. A terra proporciona a forma; a água proporciona a lubrificação; o fogo controla a boa assimilação da comida; o ar contribui para a circulação do sangue e dos fluidos; o espaço ajuda os elementos a coexistir.

## Identifique o seu tipo constitucional

O metabolismo individual de cada pessoa é baseado na herança genética e na combinação específica das três energias *nyepa*. Esta é determinada parcialmente antes da concepção, pelo karma anterior, e parcialmente na concepção, conforme o tipo *nyepa* dos pais. Se, por exemplo, o pai e a mãe são *tripa*, a criança tem mais probabilidade de ser *tripa* também.

Para determinar o seu tipo constitucional, o médico tibetano fará um diagnóstico do pulso e uma análise de urina, além de recolher informações astrológicas e um detalhado histórico médico (incluindo o de seus pais). No entanto, a simples observação da sua forma corporal e de algumas outras características permite que você estabeleça em linhas gerais a que tipo energético pertence (ver página ao lado). Você poderá então fazer mudanças na alimentação e no estilo de vida de acordo com o seu tipo (ver páginas 92-99).

Na medicina tibetana, há um total de sete tipos constitucionais, que podem se basear numa única energia *nyepa* ou numa combinação de energias. As constituições combinadas são consideradas melhores porque, nesse caso, o corpo e a mente estão em equilíbrio.

## Tipos constitucionais básicos

Embora seja preciso consultar um médico tibetano para estabelecer exatamente como as três energias se combinam para criar o seu tipo constitucional, você pode ter uma boa indicação de qual é a sua energia predominante examinando sua forma corporal e outras características físicas. Isso vai lhe permitir fazer algumas modificações simples na alimentação, mesmo que não tenha acesso a um médico treinado.

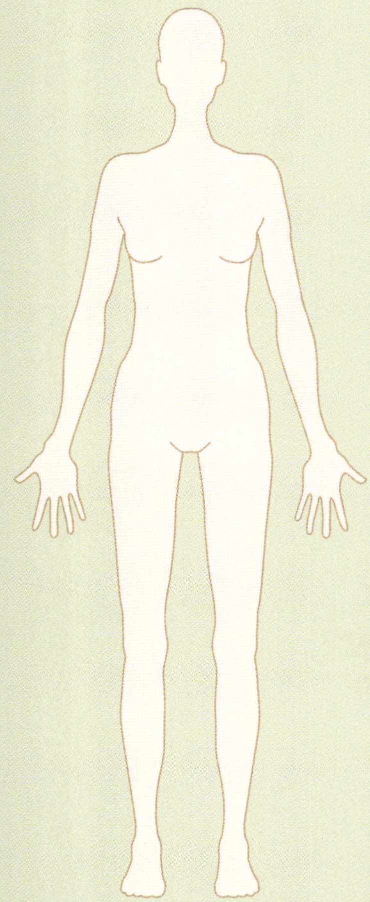

### Tipos *lung*

Você é provavelmente magro e de natureza fria, sendo muito ativo mentalmente, falador e irascível. Tende a sofrer de stress, ansiedade, insônia e depressão. Quando as suas energias corporais estão fora de equilíbrio, a digestão é a primeira área a ser afetada e problemas no sono tendem a surgir.

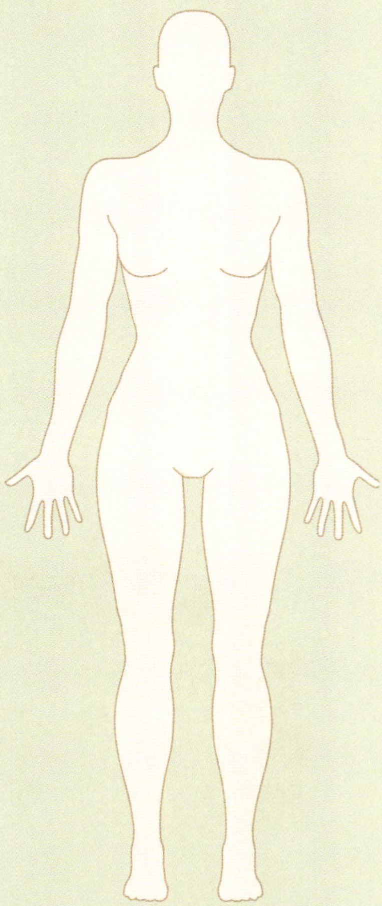

### Tipos *tripa*

Você tem provavelmente formas arredondadas e sente fome e sede com freqüência, tendo um apetite saudável. Você sua com facilidade e pode ter um forte odor corporal. É rápido para compreender e convincente nos seus argumentos. O ciúme e a raiva podem estar sempre à flor da pele. Fisicamente, os seus pontos fracos são o fígado, a vesícula e o intestino delgado. Você tende a sofrer de doenças quentes, que se manifestam principalmente na pele.

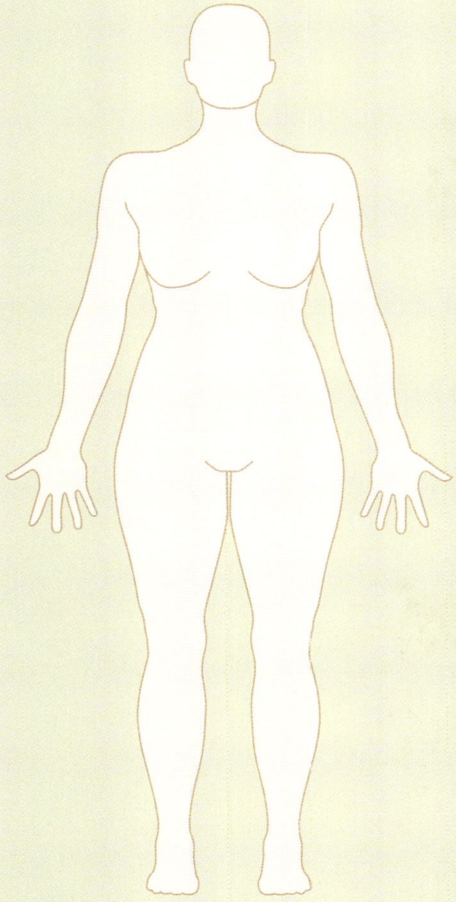

### Tipos *bekan*

Você tem provavelmente uma constituição forte (e pode estar acima do peso), o corpo frio e a pele grossa. Tolera bem a fome e a sede e adora dormir. A sua digestão tende a ser lenta, o que o torna suscetível a doenças que envolvem muco. Você pode ser tímido. Dos três tipos *nyepa*, você é o que melhor mantém a prosperidade.

# Conceitos budistas de doença

*A raiz de toda doença, segundo o Buda, é a crença no eu, denominada* marigpa. *O ensinamento budista afirma que, desde que exista a crença no eu, há o "outro", surgindo assim a "dualidade", que é expressa como subjetividade, um sentimento de separação e uma falta de compaixão.*

Essa maneira ilusória de se relacionar consigo mesmo e com o mundo desequilibra as três energias *nyepa* (ver página 50) e provoca a doença. Felizmente – como ensinam os médicos tibetanos –, a compreensão budista da verdadeira natureza do universo reverte esse processo e leva à saúde perfeita.

## Quem somos nós

Como ensinava o Buda, o senso que temos do nosso "eu" como uma entidade única é incorreta. Somos, na verdade, formados por cinco partes, ou *skandhas*: forma, sentimento, percepção, pensamento e consciência. O eu não é sólido: nós não somos indivíduos sólidos, pois somos feitos de diferentes componentes. Assim, dar atenção a um "eu" ilusório – buscar um eu que não existe – é a causa do sofrimento e a raiz da doença: é o que provoca as 84.000 *kleshas*, ou emoções aflitivas. Estas podem ser condensadas em cinco tipos: desejo, aversão, ignorância, orgulho e ciúme. Dessa mentalidade enganosa surgem os três venenos da mente – apego, ódio e ignorância –, que fazem com que as três energias *nyepa* saiam do equilíbrio. O excesso de energia *lung*, *tripa* ou *bekan* pela ação do veneno mental correspondente (o apego afeta *lung*, a raiva afeta *tripa* e a ignorância afeta *bekan*) resulta em doença.

## Stress e doença

Para a medicina tibetana, a causa predominante das queixas com relação à saúde é o desequilíbrio de *lung*. Isso tende a ser provocado por apego ou cobiça. O apego ao desejo egoísta – e a recusa a aceitar que a própria natureza do universo é a mudança e a impermanência – acaba levando à aflição que, segundo os médicos tibetanos, é um sintoma muito ignorado no Ocidente, que causa stress e sofrimento. Essa visão da saúde tem implicações para as doenças do Ocidente relacionadas ao stress – comprovadamente, oito a cada dez dos medicamentos mais receitados nos Estados Unidos são usados para administrar transtornos associados ao stress, de depressão e ansiedade a pressão alta e problemas digestivos. Os médicos tibetanos dizem que o modelo de vida ocidental – que define o sucesso com base em posses materiais ou em estados fisiológicos como a magreza extrema – provoca distúrbios *lung*. Os estudos sugerem que cobiçar tais coisas não traz satisfação. No Ocidente, somos hoje mais ricos em posses do que há 50 anos, mas nem por isso nos consideramos mais felizes: é o que dizem as pesquisas.

A medicina tibetana é tão eficaz porque aceita como parte fundamental da sua estrutura que todas as doenças são derivadas de *lung* e, portanto, psicossomáticas por natureza. Assim, para os médicos tibetanos, o tratamento começa com uma introdução e uma explicação ao paciente sobre *shunyata* ou consciência do vazio. *Shunyata*, professam eles, é a verdadeira natureza da realidade e o remédio supremo, porque erradica a causa-raiz dos três venenos da mente: buscar um eu que não existe. Erradicar essa tendência alivia todas as formas de doença. Para vencer a doença de maneira fundamental e permanente, é preciso transformar o paciente, da fixação em *marigpa* – a crença no eu – a uma visão de mundo de abertura ou não-eu (*rigpa*).

## Os quatro modificadores da mente

Os "quatro modificadores da mente" (que fazem parte de um conjunto de preceitos budistas tibetanos conhecidos como Preliminares *Lojong*) são usados para gerar uma busca pela liberdade total, que só pode ser obtida por meio do genuíno estudo do *Dharma*. Quando você conhece a realidade e a verdade desses enunciados, nasce na sua mente uma atitude genuína de renúncia diante da prática e você vê a verdadeira realidade destituída de eu:

*"A vida é preciosa*
*A morte vem sem aviso*
*O karma não pode ser evitado*
*O egocentrismo é a raiz de todo sofrimento."*

*No pensamento budista, a saúde física é obtida por meio da compreensão da verdadeira natureza ilusória do mundo.*

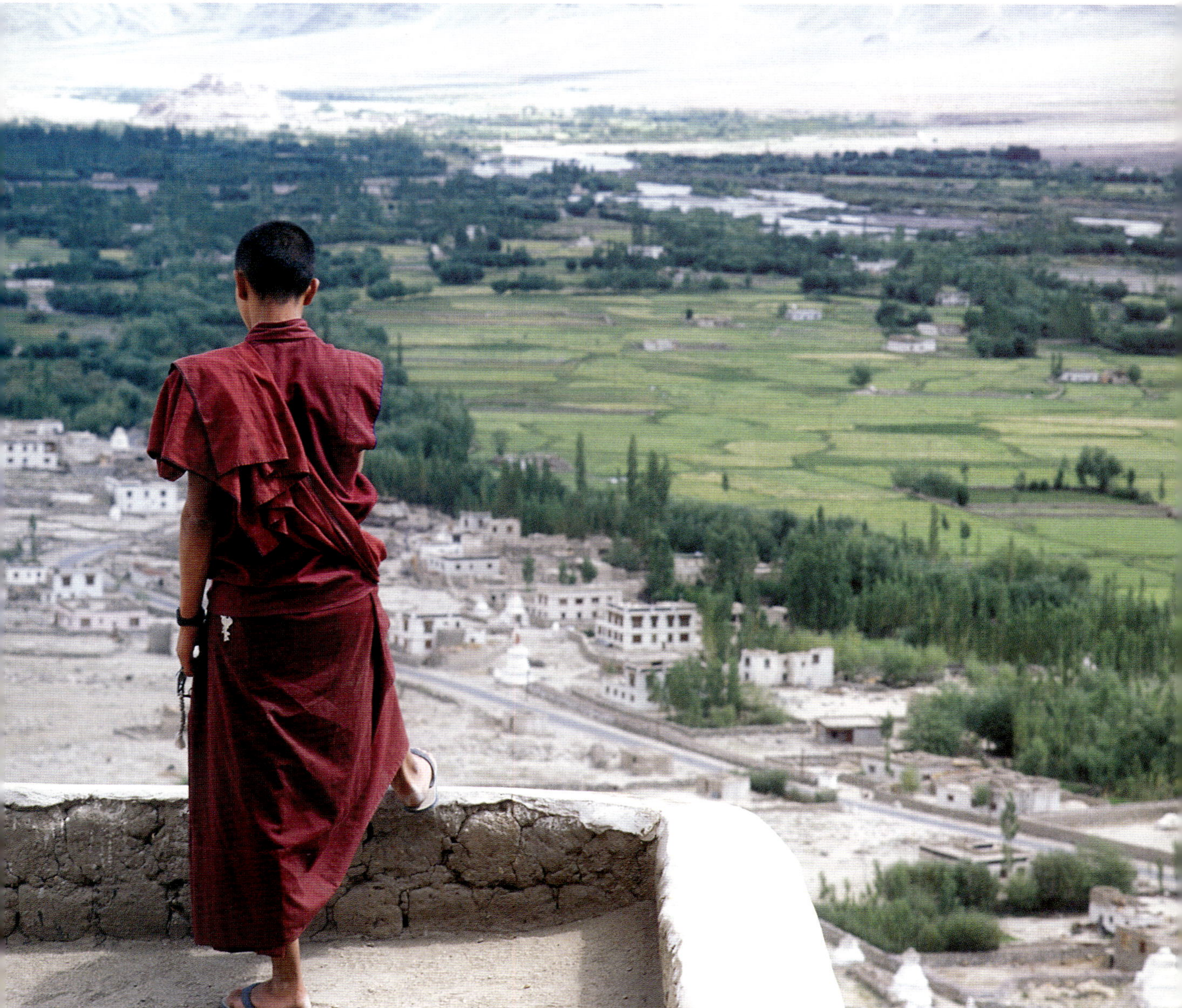

# Chakras: rodas de energia psíquica

*Chakra é uma palavra sânscrita que significa "roda". Conhecido como* khor-lo *em tibetano, esse termo se refere aos centros de energia do corpo, usados há séculos pelos yogues tântricos para atingir a iluminação. A ciência moderna estabeleceu que esses centros de energia correspondem exatamente a gânglios nervosos e que cada um está localizado perto de um sistema glandular produtor de hormônios que determinam o estado do metabolismo, do sono, da reprodução, da imunidade e da saúde mental. O dr. Alexis Carrel, ganhador do Prêmio Nobel, chama o sistema glandular de "roda da vida", que sustenta todas as funções celulares do corpo humano.*

## Como funcionam

Esses poderosos centros de energia são criados onde os canais laterais *roma* e *rkyan ma*, que transportam a força vital *tsog-lung*, se cruzam em torno do canal central *uma* (ver página 48). Os chakras atuam como bombas ou válvulas que regulam o fluxo de energia pelo corpo.

O Budismo Tibetano se concentra em cinco chakras e não em sete, como a tradição hindu. A medicina tibetana usa seis – o chakra extra é o do olho da sabedoria, na testa. Esse chakra é conhecido também como chakra do terceiro olho.

Os yogues tântricos realizam práticas secretas que fazem com que o fogo místico, conhecido como *tummo*, produzido no chakra do umbigo, suba pelo canal central, abrindo os chakras ao passar por eles, até alcançar o chakra no topo da cabeça. Segundo os adeptos tântricos, quando o fogo místico *tummo* atinge a gota branca que habita esse chakra, ocorre o êxtase e a iluminação é atingida. Esse chakra é chamado também de Roda do Êxtase.

Quando totalmente abertos, os chakras atuam como mandalas internas dos Cinco Budas Dhayani (ver página 58). Conta-se que, certa vez, Padmasambhava foi procurar uma yoguine, mas encontrou primeiro a sua aluna e assistente, que abriu o próprio peito para revelar os campos interiores do Buda.

Práticas extremamente aperfeiçoadas envolvendo os chakras, como as Seis Yogas de Naropa (ver página 144), permitem que os adultos entrem nos mundos interiores a que as crianças têm tão fácil acesso. Alguns pensadores acreditam que isso ocorre porque tais práticas estimulam as glândulas timo e pineal, que se atrofiam depois da infância, levando a uma consciência de si mesmo cada vez maior.

*"Os chakras atuam como bombas ou válvulas que regulam o fluxo de energia pelo corpo"*

# O sistema de chakras

Cada chakra é associado a uma sílaba sagrada: *om* (chakra da coroa); *ah* (chakra da garganta); *hung* (chakra do coração); *hrih* (chakra do umbigo); *ma* (chakra sexual). A sílaba do chakra do olho da sabedoria é secreta.

**Chakra da coroa**

O chakra mais alto do corpo fica no topo da cabeça e ativá-lo por meio do *tummo* limpa o corpo do karma negativo. Esse chakra tem a cor branca. Localiza-se na glândula pituitária, que às vezes é chamada de glândula-mestre porque influencia todas as outras glândulas produtoras de hormônios.

**Chakra do olho da sabedoria**

Esse chakra fica na testa, de onde controla os olhos, os nervos, a cabeça e o cérebro do corpo físico, gerando também telepatia, clarividência e precognição. A glândula pineal fica no seu centro, produzindo melatonina, que regula o ciclo do sono. Outra função dessa glândula é liberar dimetiltriptamina (DMT), conhecida como "molécula espiritual". A DMT está sempre presente no corpo, mas é liberada no nascimento, na morte e talvez na iluminação. Acredita-se que esteja ligada às experiências místicas.

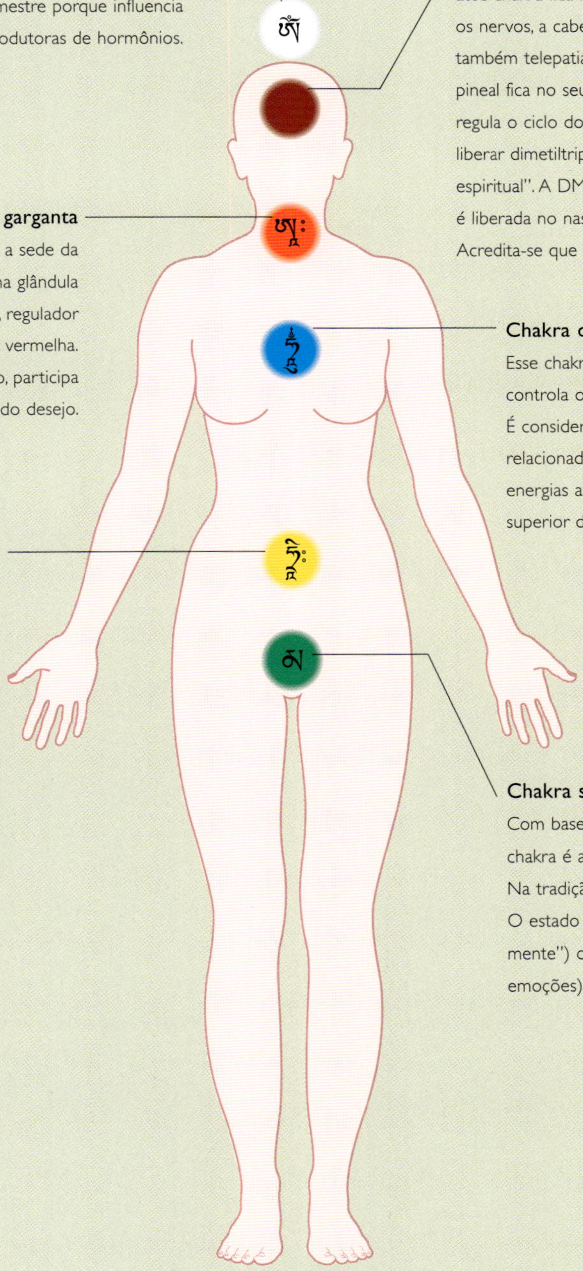

**Chakra da garganta**

Situado na garganta, esse chakra é a sede da glândula tiróide no corpo físico, uma glândula que produz o hormônio tiroxina, regulador do metabolismo. Tem a cor vermelha. Associado à fala e à auto-expressão, participa também da transmutação do desejo.

**Chakra do coração**

Esse chakra se localiza na glândula timo, que controla o sistema imunológico. Sua cor é o azul. É considerado a sede da mente e está relacionado à transmutação da raiva. As suas energias afetam o coração, os pulmões, a parte superior do peito, as costas e os tubos bronquiais.

**Chakra do umbigo**

Situado logo abaixo do umbigo, esse chakra é ligado ao sistema digestivo, incluindo o pâncreas, o fígado e o estômago. Tem a cor amarela. Quando é ativado pelos adeptos tântricos por meio de práticas sagradas, produz o calor místico conhecido como *tummo* que, segundo se acredita, expulsa a crença no eu, trazendo assim a iluminação.

**Chakra sexual**

Com base no quadril e na região genital, esse chakra é a sede da energia vital, *lung*. Na tradição tibetana, é visualizado na cor verde. O estado mental negativo (ou "veneno da mente") do desejo (ou apego a objetos e emoções) tem a sua base no chakra sexual.

# Revelação da natureza divina

*As práticas tântricas religiosas e médicas têm a mesma meta: purificar o corpo sutil dos bloqueios e dos nós de energia negativa que nos afastam da boa saúde e da iluminação. É por isso que não há separação entre medicina e religião na cultura tibetana.*

Os adeptos tântricos podem parecer seres comuns mas, internamente, realizaram os cinco campos búdicos dos chakras e se transformaram em emanações de divindades.

Nos cinco chakras ficam os cinco "venenos da mente" (três principais e dois menores) que, segundo a medicina tibetana, levam diretamente à doença. São eles: orgulho, aversão, raiva, ganância e ciúme. Praticando yoga guru, mantras e yoga *tummo*, do calor interior (ver página 144), os venenos são transmutados em cinco sabedorias, descritas como se segue: como um espelho, equanimidade, *dharmadatu* (o terreno da condição búdica), discernir e tudo realizar. Os venenos se transformam também nos Cinco Budas Dhayani: Vairochana, Aksobhya, Ratnasambhava, Amitabha e Amogasiddhi.

## A prática da medicina

Quarenta e duas divindades pacíficas residem no centro do coração e 58 divindades coléricas residem no centro da cabeça. Para experimentar a prática do Buda da Medicina, visualize-o no chakra da coroa e as Montanhas da Medicina nos outros quatro chakras, como se segue: Malaya no chakra da garganta, mantendo os órgãos vitais; Ponadan, que cura qualquer doença, no chakra do coração; Begche, que neutraliza o calor, no chakra do umbigo; e Gangchen, que também neutraliza o calor, no chakra genital.

Assim, você transforma gradualmente o seu corpo num microcosmo do paraíso do Buda da Medicina (ver página 106).

*Esta ilustração mostra como a essência da mente absoluta se espalha pelo corpo como essências* tigle.

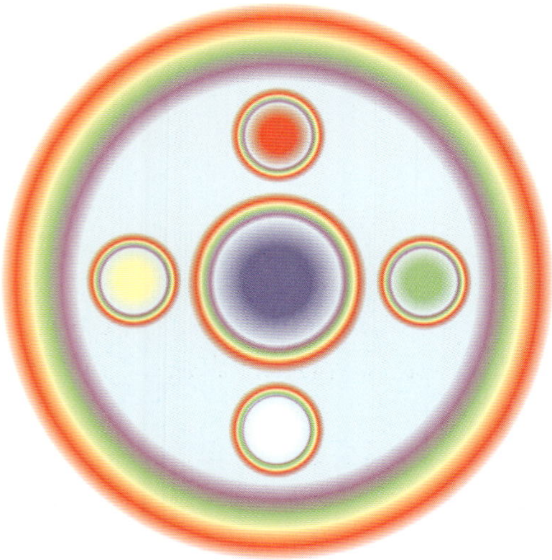

## A gota de vida no coração

A essência da mente absoluta, ou gota *bodhicitta*, está localizada no centro do coração, mas se espalha pelo corpo em essências *tigle*, feitas das essências vitais do corpo, como o sêmen. Essas essências são levadas através dos canais de energia *rtsa* para a base do canal central *uma* onde, no chakra do umbigo, são purificadas e transmutadas pelo fogo místico, ou *tummo* – de venenos mentais negativos que bloqueiam, transformam-se em sabedorias positivas que libertam. À medida que derretem, as essências *tigle* provocam um fluxo ascendente de calor que abre os chakras, revelando as mandalas, ou diagramas simbólicos, dos Cinco Budas Dhayani. Quando

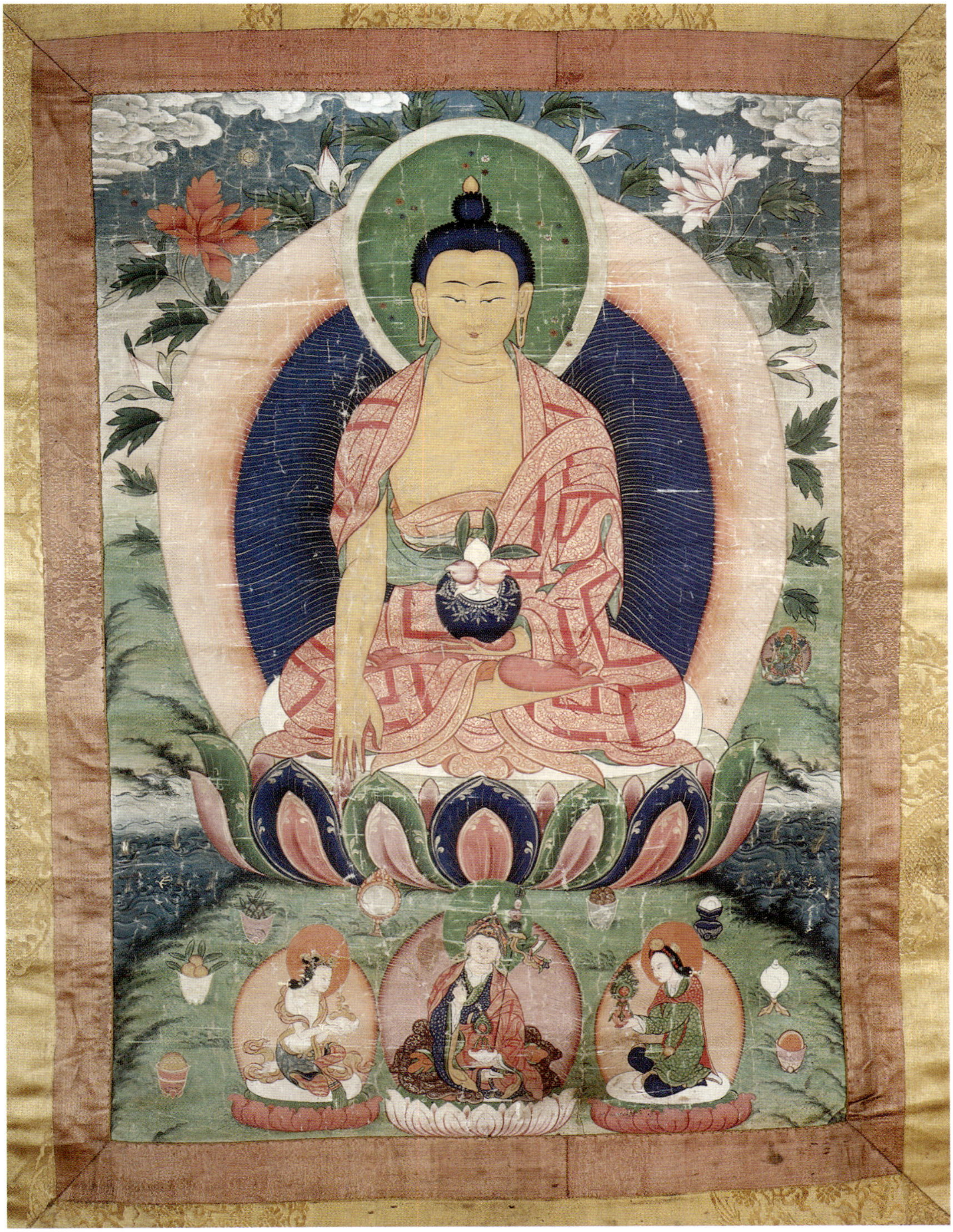

o fluxo atinge o chakra da coroa na cabeça, ocorre o êxtase: a noção de um eu separado – *marigpa* – derrete, dissolvendo a doença e o sofrimento.

A *tigle* ou *mdang-chhog* do coração, de onde derivam todas as essências *tigle*, é feita de cinco luzes que são a nossa natureza búdica inata. Esta não tem que ser desenvolvida por meio da prática: ela é revelada, já que a natureza búdica não pode ser cultivada, mas está sempre presente.

*Durante a prática da meditação de cura, o Buda da Medicina é visualizado no chakra da coroa.*

# O papel do ambiente

*Todos os grandes textos médicos do Oriente descrevem o papel-chave do ambiente na promoção da saúde e do bem-estar. A mandala do Buda da Medicina está no centro da medicina tibetana como metáfora do papel de cura de um ambiente puro e protegido, livre de poluição. Quando a natureza está em harmonia, tudo o que ela produz é remédio e o planeta se torna uma biosfera curadora. Assim, para assegurar a saúde da humanidade, temos que proteger o bem-estar do planeta.*

## Um paraíso de cura

Segundo a medicina tibetana, quando o ambiente está poluído, os cinco elementos que formam o universo e os seres humanos ficam desequilibrados, prejudicando a saúde física, mental e espiritual. Os comentaristas observam que o recente aumento na incidência de doenças como o câncer e a depressão reflete o crescimento da destruição ambiental e da poluição, produzida pela industrialização cada vez maior.

Durante muitos séculos, o Tibete foi um ambiente despoluído, e gerações de médicos colheram plantas no seu platô para criar as suas fórmulas. Muitos médicos tibetanos relatam que hoje é difícil encontrar, para o oeste do Tibete, plantas medicinais não poluídas pela fumaça das indústrias, enquanto outras ervas de cura são cultivadas em excesso para suprir a demanda da China continental. No mundo inteiro, todos os dias centenas de espécies de plantas medicinais se perdem para sempre com a destruição de florestas tropicais e outros hábitats – e com elas os povos indígenas que conhecem os seus usos medicinais. Os animais também estão sendo levados à extinção pela ação da humanidade sobre o ambiente, seja por vazamentos de petróleo ou pela poluição invisível de alguns hábitats, provocada pelo uso contínuo de produtos químicos que "feminizam" animais machos ao imitar os efeitos do estrogênio.

Precisamos estudar urgentemente maneiras de conservar os recursos do mundo, como as plantas que podem deter a chave da medicina das gerações futuras. Uma maneira importante para ajudar a preservar o ambiente (e beneficiar a sua saúde) é escolher alimentos orgânicos. Se essa escolha for repetida por muitas pessoas diariamente, as pequenas ações individuais evitarão, juntas, o uso de toneladas de pesticidas. A medicina tibetana nos exorta a conservar os hábitats e a mostrar compaixão por todos os seres sencientes.

## Água e saúde

O *Gyud Zhi* lista sete tipos de água – chuva, neve derretida, rio, nascente, poço, mar e água da floresta –, mas diz que a mais importante para a saúde é a "água com vida", de uma fonte não poluída exposta aos elementos da natureza. Estudos japoneses de cristais de água demonstram que a água proveniente de córregos na montanha e lugares sagrados tem mais capacidade de formar cristais, enquanto os piores resultados vêm da água de torneira e da água poluída. Segundo os médicos tibetanos, os lençóis de água poluídos por produtos químicos da agricultura e da indústria, e a água de torneira adulterada com flúor e cloro poluem o microcosmo do corpo como fazem com o macrocosmo da Terra.

*A medicina tibetana ensina a importância de proteger o nosso ambiente, em particular as fontes naturais de água.*

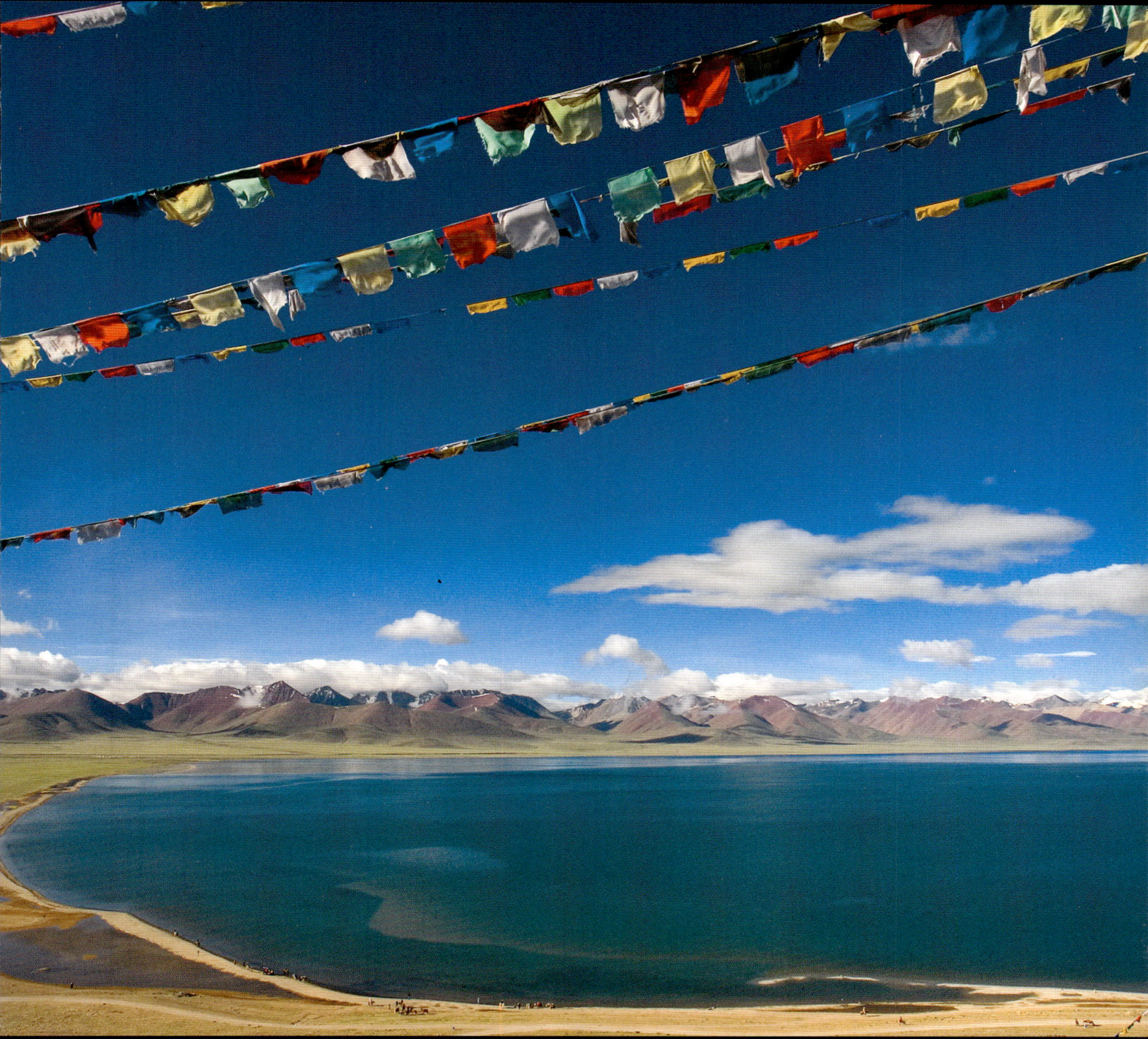

*"O tipo mais importante de água é a 'água com vida', de uma fonte natural não poluída"*

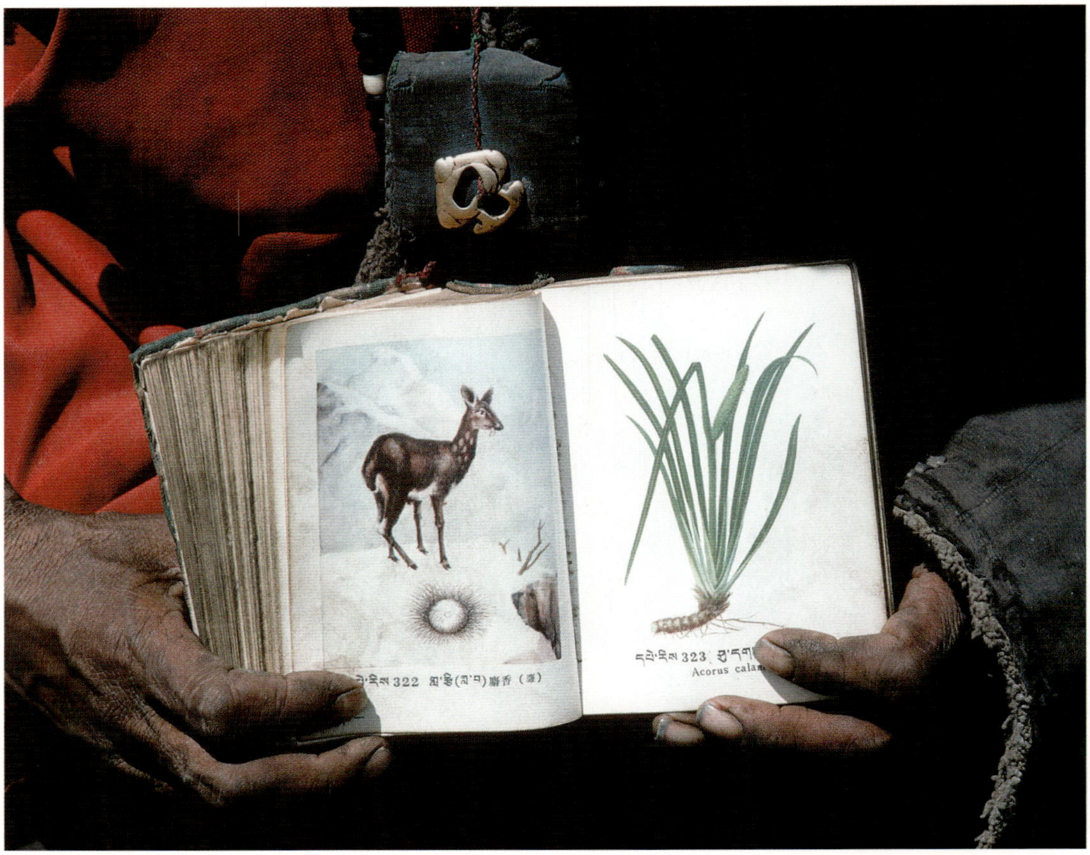

*Os médicos tibetanos recorrem ao mundo natural para obter remédios que há séculos são usados com sucesso no tratamento de doenças humanas.*

## Ar e terra poluídos

Os metais pesados liberados pelos processos industriais, como mercúrio, chumbo e cádmio, se acumulam no ambiente e penetram no nosso corpo por meio de certos alimentos, como o peixe, e da exposição repetida às emissões dos escapamentos dos carros e a fontes domésticas, como pintura velha. Tudo isso contribui para várias doenças bem definidas, incluindo defeitos de nascimento e transtornos do cérebro e de comportamento. Às vezes, os médicos da medicina tibetana recomendam uma terapia de quelação, que remove metais pesados do corpo (ver página 113).

## Doenças *naga*

Os médicos da medicina tibetana monitoram também os efeitos da poluição ambiental sobre um mundo invisível. Segundo a tradição tibetana, *nagas*, espíritos da terra e guardiões de lugares, protegem os praticantes espirituais. Enquanto o Buda meditava, por exemplo, um *naga* o protegia dos elementos com o seu capuz. Embora invisíveis ao olho físico, essas forças elementais são certamente sentidas por quem acredita nelas.

Segundo a medicina tibetana, 360 doenças são causadas por *nagas:* de natureza semelhante à das serpentes, provocam doenças ligadas ao desequilíbrio de energia *bekan*. Quando os seus hábitats ficam poluídos, esses espíritos podem causar doenças, incluindo AIDS e câncer, e provocar desastres ambientais, como terremotos e ondas gigantes. Quando a doença ocorre depois de um período de perfeita saúde, o médico costuma perguntar ao paciente se ele perturbou o ambiente de algum *naga*. O corte de uma árvore ou a remoção de uma pedra pode enfurecê-los e levá-los a provocar doenças. Se for possível reparar o dano, a doença pode curiosamente desaparecer. Mas esses espíritos podem trazer prosperidade, tesouros e dons espirituais, desde que sejam respeitados – assim como o seu ambiente. Às vezes, os tibetanos atribuem a boa sorte às bênçãos dos *nagas* (ver na página 111 como fazer uma oferenda para pacificar os *nagas*).

## Vasos do tesouro

Para ajudar os praticantes do *Dharma*, Padmasambhava deu instruções secretas especiais para a criação de vasos do tesouro (*terbum*). Há dois tipos de vasos do tesouro: vasos da prosperidade e vasos da terra.

Os vasos da prosperidade são feitos com muitas coisas preciosas, como cristais, jóias, mandalas de divindades da prosperidade, mantras e pílulas especiais. Segundo a tradição, ter um desses vasos em casa traz boa sorte, prosperidade (material e espiritual) e boas relações com as pessoas.

Os vasos da terra, quando abençoados e ativados, podem afetar o ambiente num raio de 24 km e o costume é enterrá-los no chão para restaurar a força vital da terra. Preparados com conchas, turquesas, cristais e pirita de ferro, transmitem essência vital para deuses, seres humanos, *nagas*, *dakinis* (divindades femininas) e protetores locais – e para os praticantes do *Dharma* nessa área.

Os vasos da terra servem também para restaurar os cinco elementos do ambiente, dos quais todas as coisas são feitas, e para ajudar a curar os *nagas* do sofrimento causado pela poluição. Os vasos da terra geram saúde, vida longa, colheitas fartas, proteção ambiental e paz.

Os autênticos vasos do tesouro são selados e consagrados numa cerimônia de sete dias com preces feitas por muitos monges e lamas. Os vasos não devem ser tocados diretamente com a mão e devem ficar numa vitrine ou relicário dentro de casa. O selo nunca pode ser quebrado. No passado, os vasos – especialmente os vasos da terra – eram feitos por grandes mestres que tinham o poder de deter a guerra, a fome e a doença. Hoje, os vasos do tesouro podem ser comprados no mosteiro de Tsem Tulku, na Malásia, enquanto os vasos da terra podem ser adquiridos no Centro Budista Tibetano Ewam Choden, na Califórnia.

### Vasos do tesouro

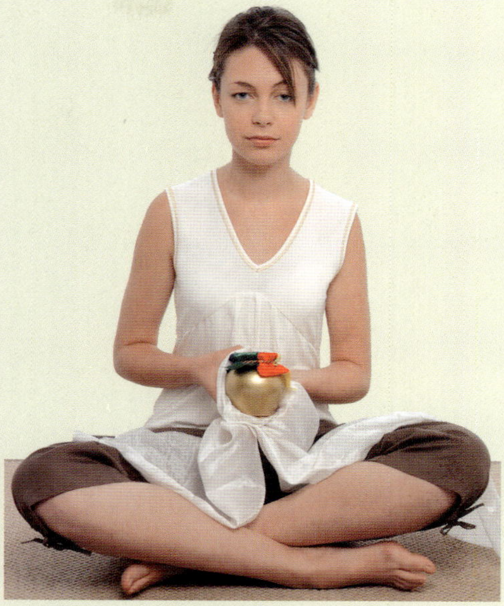

Um vaso do tesouro traz boa sorte para a sua casa e pode também ser usado como foco de meditação. Não o toque diretamente com os dedos: cubra a mão com um pano, como um lenço de seda, antes de pegá-lo.

## A solução tibetana

Os budistas observam que a crise ambiental vivida pelo mundo todo mostra nitidamente que as ações da humanidade – da revolução industrial à guerra – não podem fugir dos princípios kármicos de causa e efeito. A visão do Dalai Lama para o futuro do Tibete poderia ser um modelo para a proteção ambiental e a sustentabilidade do mundo. Em 1987, ele propôs que o Tibete se transformasse num parque de paz para o mundo: um santuário de direitos humanos e não-violência, que ajudaria a corrigir o desequilíbrio ambiental global. Que esse desejo se realize.

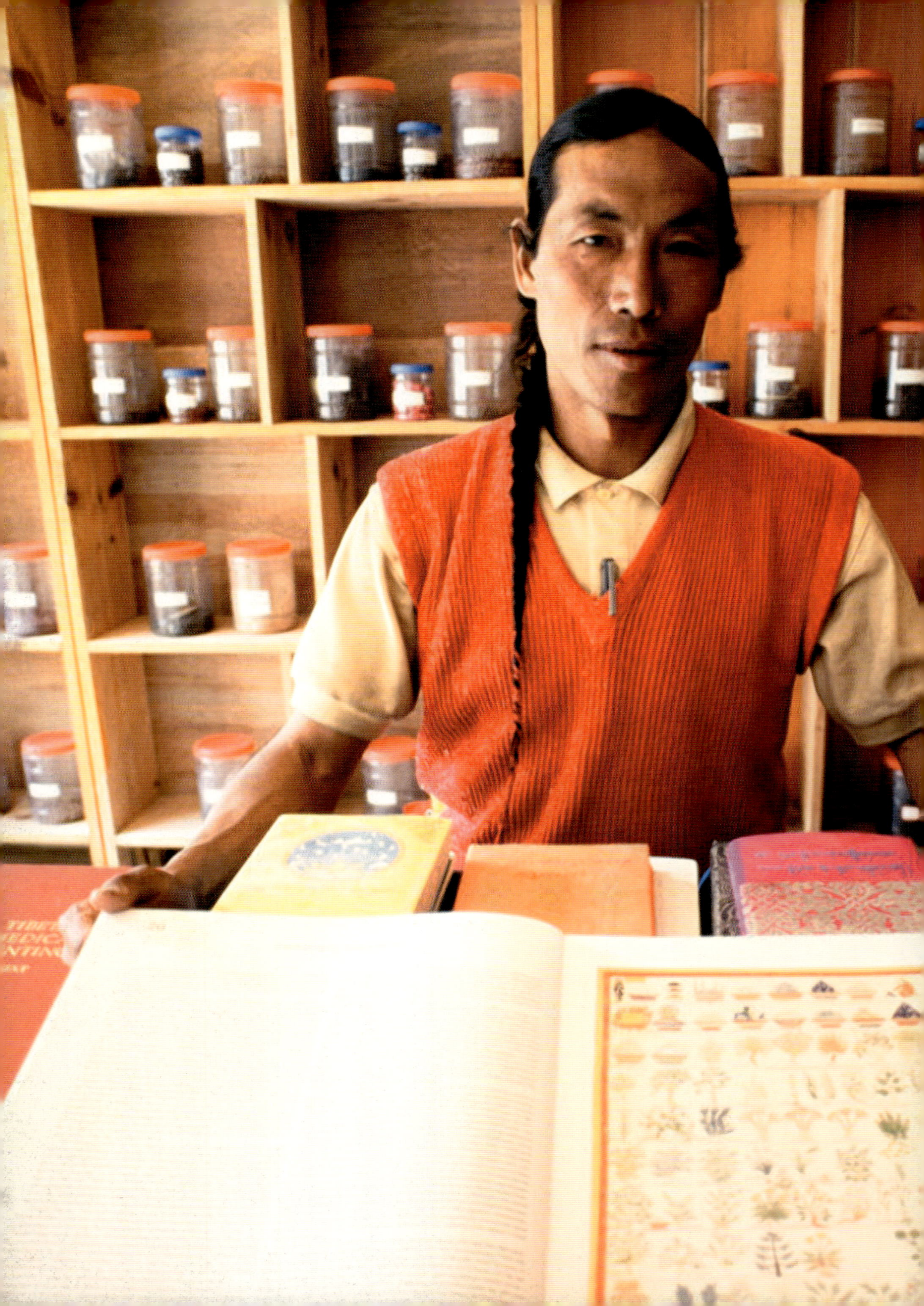

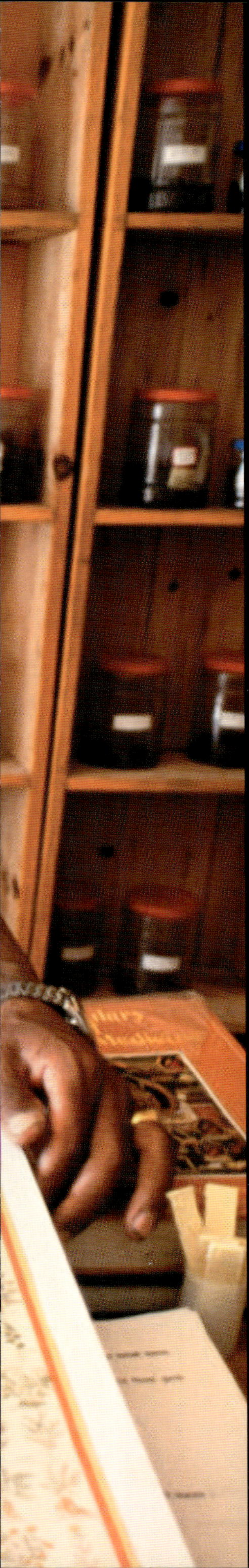

# Ferramentas do médico tibetano

*Lá no telhado do mundo, os doutores da medicina tibetana realizam há séculos o seu complexo aparato de exames diagnósticos. Hoje, os médicos ocidentais estão ansiosos para entender como esses exames, relativamente simples e baratos, podem oferecer diagnósticos tão profundos. Os pesquisadores estão trazendo para a ciência médica formas modernas dos antigos métodos tibetanos de análise de pulso e urina, numa tentativa de replicar os resultados em contextos ocidentais e reduzir os efeitos colaterais da medicação convencional. Outras ferramentas de diagnóstico, como a divinação, são menos tangíveis para o modo de pensar ocidental. Conhecer a medicina tibetana é compreendê-la como um profundo sistema de iluminação.*

# Diagnóstico pelo pulso

*Um dos métodos de diagnóstico mais hábeis e fascinantes usados na medicina tibetana é o diagnóstico pelo pulso. A prática do diagnóstico pelo pulso funciona como uma conversa a três pelo telefone, entre o médico, os órgãos e a constituição energética do corpo. Sentir simplesmente o pulso é rotina na medicina ocidental, mas, na medicina tibetana, os médicos ouvem o que o pulso lhes diz. Aprender o básico do diagnóstico pelo pulso leva um ano, mas o domínio da arte leva pelo menos uma década.*

## Avaliação ocidental

Nos anos 1970, o dr. Richard Selzer, cirurgião da Escola Médica Yale, que se aposentou em 1986, costumava observar o dr. Yeshi Dhonden (ver página 34) fazendo diagnóstico pelo pulso. O dr. Selzer definiu esse Buda da Medicina da atualidade como um aparelho vivo de ressonância magnética. O dr. Dhonden provou que era repetidamente capaz de diagnosticar doenças usando apenas as suas afinadas pontas dos dedos. Em alguns casos, superava o desempenho de exames médicos e equipamentos científicos contemporâneos, ao determinar, por exemplo, para que órgão um tumor tinha começado a se espalhar. Em *Mortal Lessons*, o dr. Selzer descreveu o que tinha visto: "Ele ficou sentindo o pulso da paciente por muito, muito tempo. Foi para longe de nós. Então voltou e, do seu jeito metafórico, deu o diagnóstico exato. Fiquei totalmente perplexo".

## O método de diagnóstico

Na anatomia tântrica, há no corpo três canais principais que transportam força vital: *rkyan ma*, *roma* e *uma* (ver página 48). *Rkyan ma*, onde predomina a energia *bekan*, é influenciado pela lua. *Roma*, onde predomina a energia *tripa*, pelo sol. *Uma*, associado à energia *lung*, é neutro. Assim, o melhor momento para o diagnóstico pelo pulso é de manhã cedo, quando as duas energias influenciadas pelo frio da noite e pelo calor do dia – *bekan* e *tripa* – estão equivalentes.

Quando o paciente é um homem, o médico começa a ler o pulso do coração no punho esquerdo, com os dedos da mão direita. No caso de uma mulher, o médico começa a ler o pulso do coração usando a mão esquerda no punho direito da paciente. Isso porque a ponta do coração feminino tende para a direita do corpo, enquanto a do coração masculino tende para a esquerda. Assim, na medicina tibetana, o lado direito do corpo representa o vazio ou *shunyata*, o princípio feminino; enquanto o lado esquerdo do corpo representa meios hábeis, relacionando-se a *upaya*, o princípio masculino. Os outros locais em que o médico lê o pulso são os mesmos em pacientes homens e mulheres (ver página 68). Seis pulsos são tomados no total, três em cada braço.

O médico procura então traçar um quadro geral da saúde do paciente a partir das informações que colheu com a leitura do pulso. O pulso indica o que está acontecendo nos cinco órgãos internos e nas seis cavidades, nas partes superior e inferior do corpo (estômago, intestino delgado, intestino grosso, vesícula, bexiga e órgãos reprodutores, incluindo os seios), nas três energias *nyepa* (*lung*, *bekan* e *tripa*) e nos cinco elementos dentro do corpo (terra, ar, água, fogo e espaço).

*Tomando o pulso – direito e esquerdo –, o médico consegue formar um quadro complexo dos órgãos internos do paciente.*

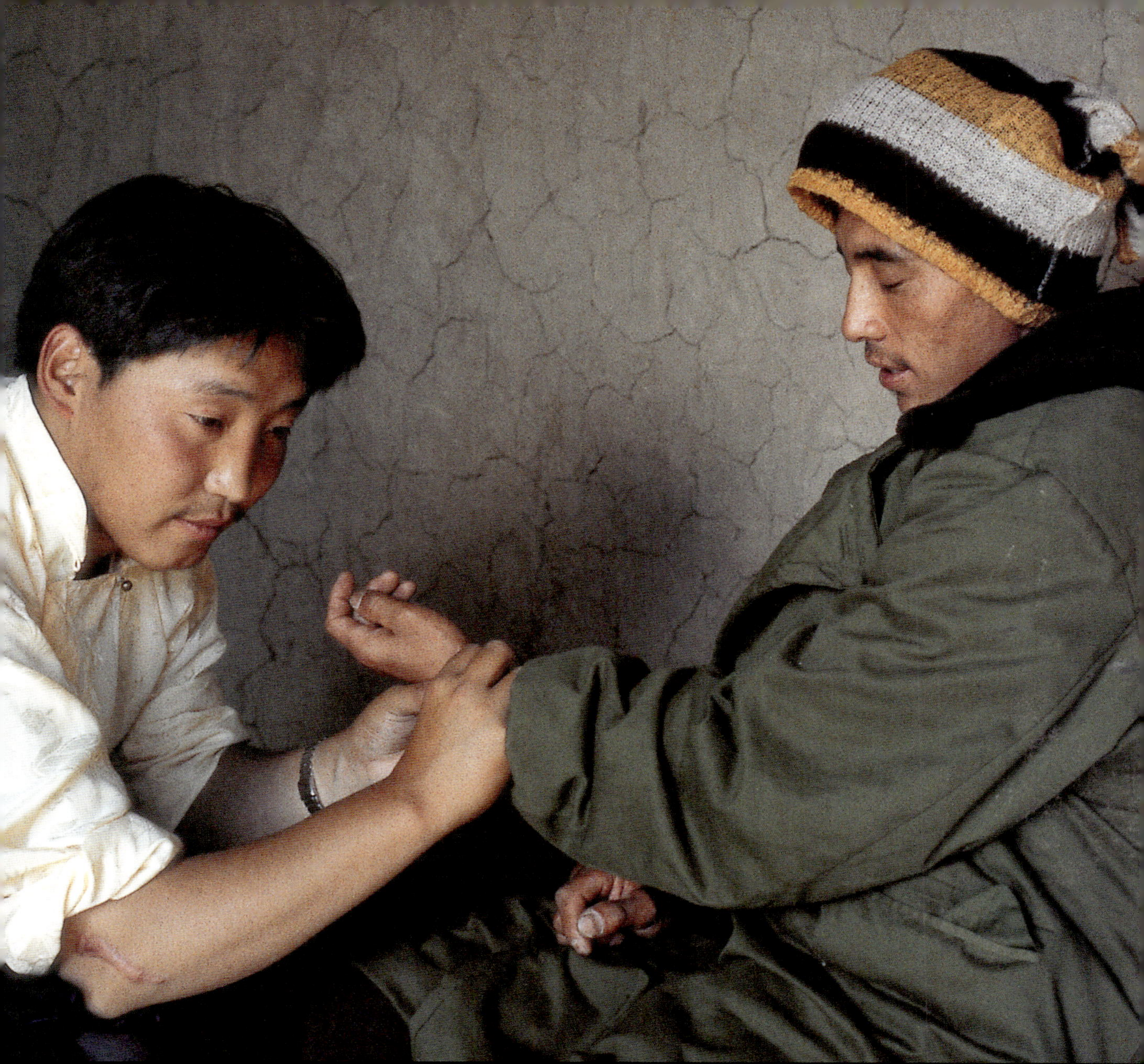

*“Sei que eu, que já tomei milhares de pulsos, nunca senti nenhum”*

*Mortal Lessons*, Richard Selzer

## O que os pulsos revelam

Num homem, o pulso do coração é lido no punho esquerdo e o pulso *lung* no direito; numa mulher, essas posições se invertem. Os outros pulsos são lidos na mesma posição no caso de homens e mulheres.

**Tomando o pulso no punho esquerdo**

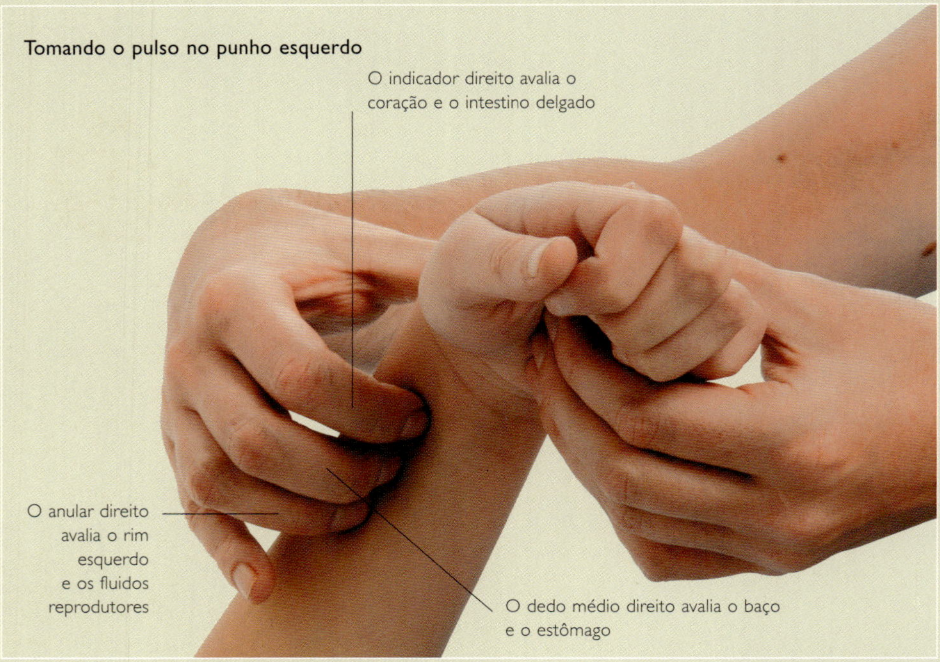


**Tomando o pulso no punho direito**

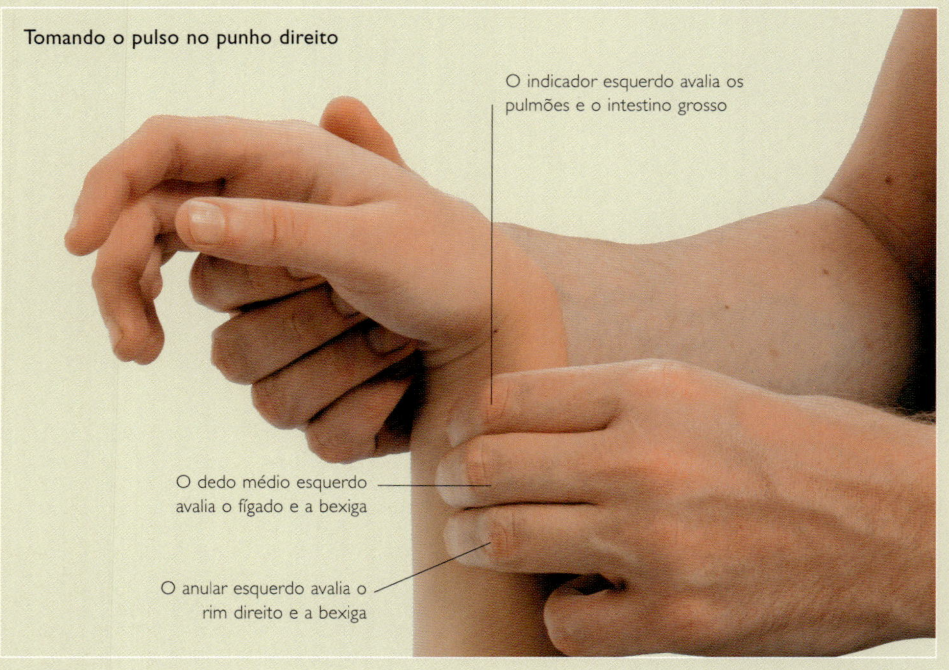

## As qualidades do pulso

O quarto *tantra* do *Gyud Zhi* afirma que há três pulsos constitucionais: masculino, feminino e neutro (conhecido como pulso *bodhisattva*) e cada um deles é definido por qualidades específicas, que são secretas e conhecidas apenas pelos médicos treinados em medicina tibetana. Eles informam ao médico se as três energias vitais estão em equilíbrio, se a doença do paciente é "quente" ou "fria", ou se está sofrendo por possessão de espíritos. Numa pessoa saudável, o coração bate regularmente cinco vezes por minuto. Mais de cinco batimentos por minuto indicam que o paciente tem uma doença "quente"; menos de cinco batimentos por minuto indicam uma doença "fria". Dez batimentos por minuto – ou um único batimento – indicam um problema sério. Tradicionalmente, um batimento irregular é visto como sinal de possessão demoníaca.

## Os três pulsos *nyepa*

Assim como há três energias diferentes no corpo sutil – *lung*, *tripa* e *bekan* –, há três pulsos energéticos. O pulso *lung* tem uma qualidade flutuante e é facilmente sentido. É marcado pela imprevisibilidade – quando o médico exerce pressão sobre o vaso sanguíneo, o pulso desaparece, como uma bola sendo empurrada sob a água; quando a pressão é liberada, o pulso volta. Um pulso *tripa* é facilmente reconhecido, já que bate contra a parede da artéria, indicando pressão e talvez tensão. Um pulso *bekan* dá uma sensação de densidade, como mel ou cola, e tem menos de cinco batimentos por minuto. Cada tipo de pulso indica que a pessoa pertence àquela constituição e que deve comer e viver de acordo com ela.

## Os Sete Pulsos Extraordinários

Alguns doutores da medicina tibetana que dominaram a arte do diagnóstico pelo pulso evoluíram a um tal nível de consciência, treinamento e karma que são abençoados com a capacidade de cura clarividente dos Sete Pulsos Extraordinários: a capacidade de determinar acontecimentos futuros na vida do paciente. Essas previsões dizem respeito à família do paciente, aos seus amigos, inimigos e também a espíritos malignos. Esses médicos conseguem fazer o diagnóstico de um membro da família que não tenha condições de ir ao consultório.

## Diagnóstico pelo pulso na medicina moderna

Em 1960, cientistas da União Soviética começaram um estudo a logo prazo da medicina tibetana, com ênfase na mecânica do diagnóstico pelo pulso. Essa pesquisa levou ao desenvolvimento de uma máquina de leitura de pulso automática, baseada nos princípios da medicina tibetana. Embora seja menos impressionante do que um mestre da cura, esse sistema pode ajudar os praticantes ocidentais a compreender a força vital *tsog-lung* e a sua relevância no tratamento da doença.

*"Assim como há diferentes energias no corpo, há também três pulsos energéticos"*

# Diagnóstico pela urina

*Na urina do paciente, o médico tibetano vê o reflexo de todos os processos metabólicos do corpo. Observando a cor, a textura e o cheiro da urina, o médico consegue detectar qualquer desequilíbrio nas três energias –* lung, bekan e tripa *– que indique doença ou distúrbio dentro do corpo. Trabalhando com a amostra de urina, o médico observa que ervas e remédios se dissolvem ou modificam a natureza da urina. Por meio desse processo de avaliação, ele determina o melhor remédio a ser prescrito para o paciente.*

No seu livro *Tibetan Medicine*, o Venerável Rechung Rinpoche recorre ao *Gyud Zhi* para explicar a teoria da análise da urina:

> *"O alimento é fragmentado pela energia bekan, depois digerido pela energia tripa e a energia lung absorve então os nutrientes. O alimento digerido vai para os intestinos, de onde o sedimento vai para a bexiga e a parte líquida vai para o estômago, de onde é transportada para o fígado e transformada em sangue."*

## O método de diagnóstico

O médico da medicina tibetana avalia a urina colhida ao amanhecer ou logo depois, já que assim a sua cor não será afetada por resíduos do processo digestivo. Tradicionalmente, o médico usa uma vassourinha de bambu para mexer a urina. Segundo a descrição dos textos médicos, a urina de uma pessoa saudável tem a cor da palha dourada, cheira como nata e tem bolhas de tamanho médio. O excesso de uma das energias *nyepa* se revela em mudanças na cor, no cheiro e na textura da urina (ver quadro). Essas mudanças são usadas como indicadores para o diagnóstico e o tratamento.

## Análise de urina *mewa*

Na análise de urina *mewa*, o médico examina de cima a amostra de urina, imaginando uma grade que lembra os nove quadrados da barriga de uma tartaruga.

### O que a urina revela

**Urina *lung***

Essa urina não tem cheiro e quase nenhum vapor e, quando batida, grandes bolhas aparecem. O excesso de *lung* é indicado por uma cor azul pálido.

**Urina *tripa***

Essa urina tem cheiro forte e a sua cor vai do amarelo forte ao laranja. Quando mexida, pequenas bolhas se formam e logo arrebentam. Quando uma amostra de urina *tripa* é deixada parada, aparecem flocos de albumina boiando. Isso é *guja*, que parece flocos de algodão. O nível em que flutuam na urina – embaixo, no meio ou em cima – indica o local de desequilíbrio no corpo.

**Urina *bekan***

Quando *bekan* predomina, a urina é cinzenta, espumante e contém pequenas bolhas azuladas e constantes. Uma coloração de arco-íris indica veneno.

**Sedimento na urina**

Quando o sedimento pode ser pego, indica distúrbios *lung*; quando flutua, doença no coração; quando pousa no fundo, problemas nos rins. Espuma na superfície da urina indica um tumor.

Essa mesma grade é usada para a divinação na astrologia tibetana (ver página 76). Cada uma das nove divisões representa uma influência astrológica sobre o paciente. São elas: deuses, humanos, demônios, área de cremação, casa, ambiente natural, ancestrais, espírito vital do paciente e descendência. Qualquer influência que apareça numa seção da grade projetada precisa ser "inativada" por meio da prática religiosa. Esse tipo de método de diagnóstico é uma das práticas mais difíceis de compreender na medicina tibetana.

## Diagnóstico pela urina na medicina moderna

A medicina tibetana usa as informações contidas na urina do paciente para definir o seu estado de saúde, mas, até recentemente, essa fonte de dados era relativamente ignorada pela medicina ocidental. Hoje, os médicos ocidentais examinam a urina buscando oito fatores – urobilinogênio, proteína, níveis de pH, sangue, glucose, cetonas, bilirrubina e gravidade específica – e certas substâncias que o exame detecta, como o sangue, são consideradas possíveis sinais de doença.

A medicina ocidental começou também a usar os resultados da análise de urina como meio de personalizar a prescrição de medicamentos. Por meio do exame da urina do paciente, os níveis da sua tolerância a certas drogas podem ser estabelecidos, já que os níveis de tolerância a uma droga têm base genética e são influenciados por fatores bioquímicos internos, como bactérias no intestino.

O professor Jeremy Nicholson e os seus colegas do Imperial College, em Londres, desenvolveram um exame de urina que analisa metabólitos excretados (pequenas moléculas produzidas naturalmente pelo corpo). Essa pesquisa revelou que a composição dos metabólitos da urina reflete o perfil genético e bioquímico do paciente. Em termos científicos ocidentais, isso comprova uma coisa que a medicina tibetana conhece há séculos.

Pesquisadores que usam o perfil dos metabólitos na urina para prevenir intoxicação por medicamentos descobriram que, nos novos testes de drogas, o método é mais eficaz do que as práticas mais antigas. Esse conhecimento cria a possibilidade de se desenvolver um teste que determine a constituição do paciente segundo os princípios da medicina tibetana.

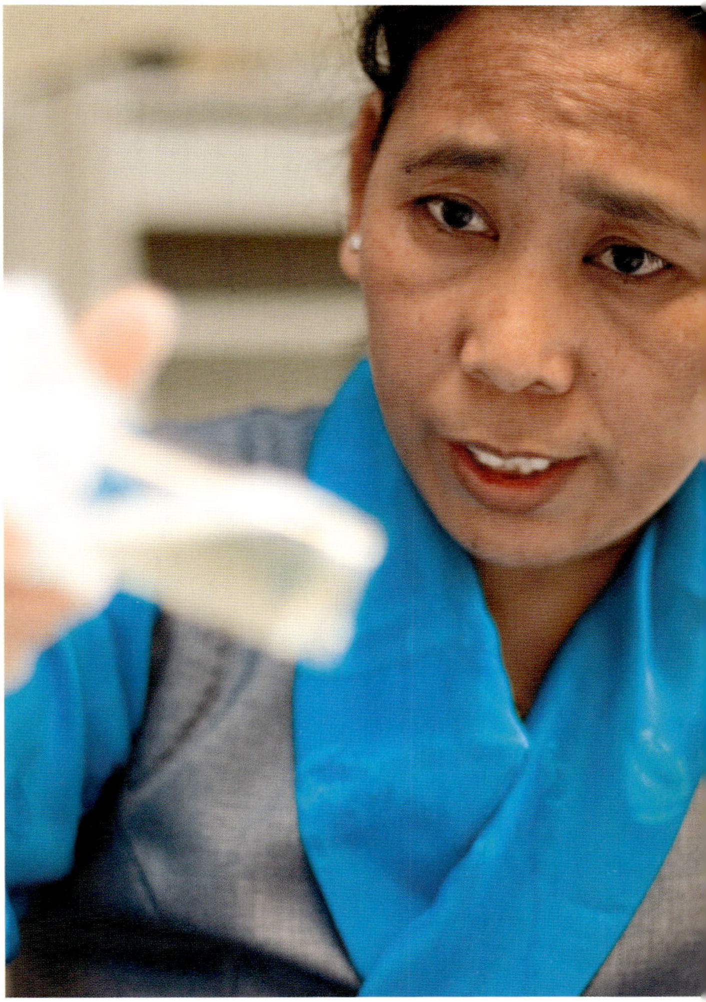

*A cor, a textura e o cheiro da urina refletem o equilíbrio ou desequilíbrio das três energias e o estado de saúde do paciente.*

A medicina tibetana ensina que a excreção de metabólitos na urina pode revelar os estágios iniciais de uma doença. Os exames de urina oferecem informações mais exatas do que os exames de sangue, que só registram a doença quando ela atinge níveis crônicos. Pesquisadores italianos, por exemplo, descobriram que o exame de urina para detectar a presença de enzima telomerase (encontrada em altos níveis em células cancerosas) pode indicar câncer de bexiga com 90 por cento de precisão. Essa técnica não-invasiva tem muito a oferecer ao tratamento do câncer de bexiga.

# Diagnóstico pela língua

*A língua é usada como ferramenta de diagnóstico médico desde a Dinastia Shang, na China de 1.000 AEC. Para muitos médicos e curadores treinados, a língua é a janela para o corpo e as suas funções – e, mesmo sem treino, podemos ter uma percepção reveladora do nosso estado de saúde examinando a nossa língua todas as manhãs. Se ela não estiver com uma aparência saudável, é bom procurar um médico tibetano qualificado para descobrir por quê.*

## O que a língua revela

Até meados do século XIX, o exame da língua era uma ferramenta de diagnóstico ortodoxa para os médicos ocidentais, que acreditavam que partes da língua eram relacionadas a órgãos do corpo, revelando a sua condição. A medicina tibetana também analisa a língua levando em conta as suas zonas e as partes do corpo a elas relacionadas. Examina também o revestimento da língua, que se modifica conforme os processos digestivos, podendo ser usado pelo médico para avaliar a digestão do paciente. Num paciente com predomínio da energia *lung*, a língua é vermelha e seca, com inchaços dos lados. Uma língua *tripa* se caracteriza pelo revestimento amarelado. Uma língua *bekan* é pálida, com revestimento esbranquiçado e pegajoso.

## O método de diagnóstico

A análise da língua não é uma ferramenta de diagnóstico básica na medicina tibetana, mas é amplamente usada para confirmar o que o médico determinou por meio do diagnóstico pelo pulso e pela urina. A medicina tibetana vê a língua como um mapa do interior do corpo. Ao examinar a língua do paciente, o médico procura primeiro sinais que revelem a saúde das três forças vitais – *lung*, *tripa* e *bekan* – e depois indicadores do sistema digestivo e da eficiência na absorção dos minerais presentes nos alimentos. Os médicos podem notar também sinais de stress que aparecem na língua.

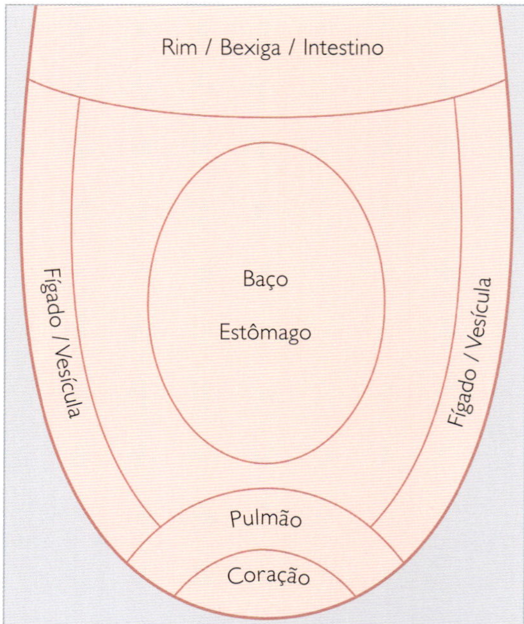


### Zonas da língua

A medicina tibetana vê a língua como um mapa do corpo, com zonas que refletem a saúde de órgãos específicos. A ponta da língua é ligada ao coração e aos pulmões, os dois lados refletem o fígado e a vesícula, a zona central é associada ao baço e ao estômago e a área de trás reflete o estado dos rins, da bexiga e dos intestinos.

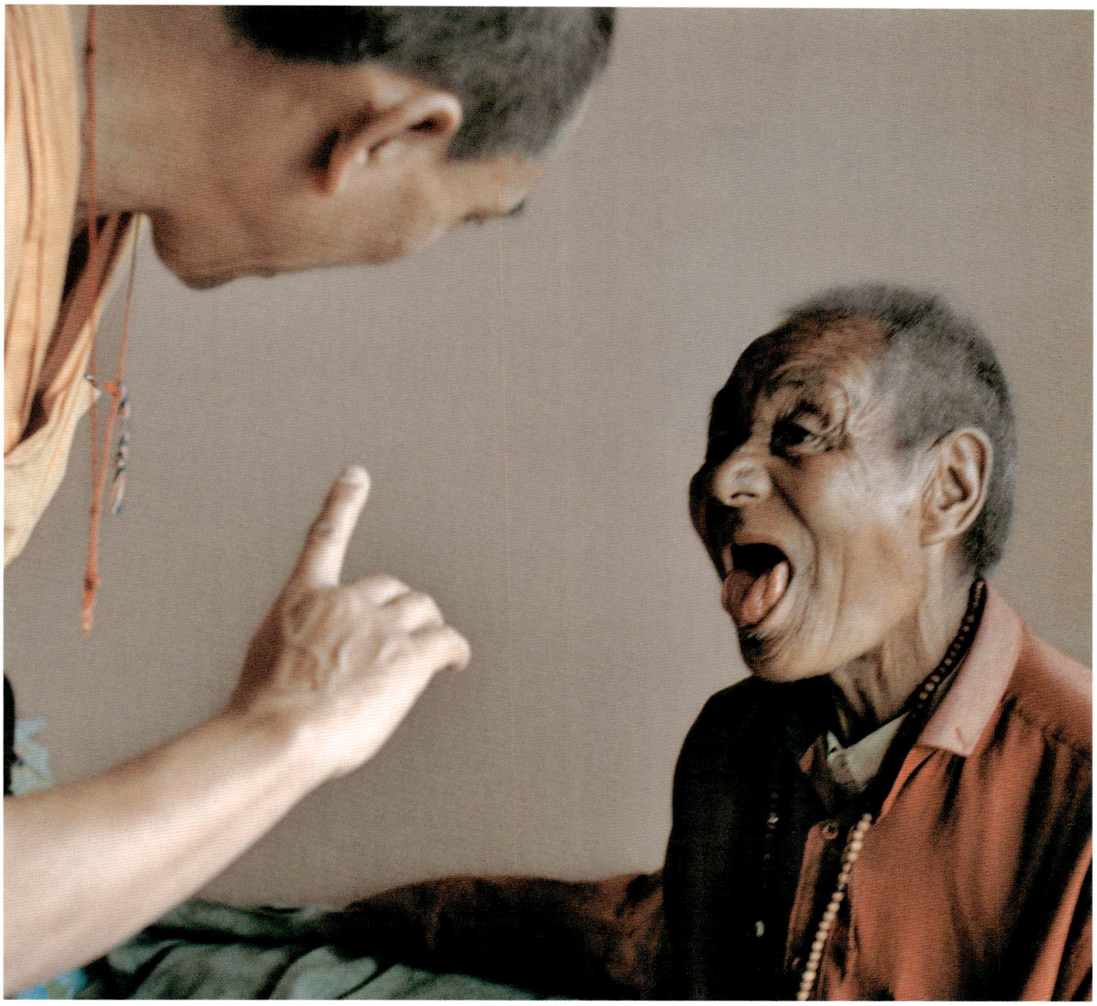

*A aparência da língua indica o bem-estar geral do paciente assim como a condição dos diversos órgãos.*

## O diagnóstico pela língua na medicina moderna

Em 1987, depois de um estudo que registrou o estado da língua de 12.000 pacientes, cientistas relataram no *Chinese Journal of Oncology* que a cor e o revestimento da língua eram significativamente diferentes nos pacientes com câncer e nos indivíduos saudáveis. Um grupo de pesquisadores da Universidade de Pittsburgh está agora experimentando o diagnóstico pela língua como método de detecção precoce de câncer de cólon. A equipe de Pittsburgh está usando imagens computadorizadas da língua dos pacientes na tentativa de determinar perfis de câncer nos primeiros estágios.

*"O diagnóstico pela língua é amplamente usado para confirmar os resultados dos diagnósticos pelo pulso e pela urina"*

# Diagnose astrológica

*Os textos astrológicos tibetanos usados para diagnosticar e tratar doenças datam do século VII EC. O sistema foi desenvolvido pela fusão do* Tantra Kalachakra *(o calendário tântrico) com noções de outros sistemas, incluindo a astrologia chinesa e a hindu. No Tibete, os astrólogos são tão valorizados quanto os médicos, sendo tradicionalmente consultados sobre datas de casamento, nascimento e morte, sobre doenças e sobre épocas mais auspiciosas para certos projetos, como o início de um negócio. São chamados também para desenvolver previsões do tempo e para encontrar lamas reencarnados.*

## As rodas do tempo

A astrologia tibetana incorpora os componentes mais eficazes do *Tantra Kalachakra*, idealizado para permitir que os praticantes do Budismo Tântrico mantenham a sua prática em harmonia com o cosmos. O *Tantra Kalachakra* é um calendário formado a partir das três rodas do tempo: exterior, interior e tempo secreto. A roda exterior se refere ao macrocosmo: os planetas do nosso sistema solar e o cosmos. A roda interior se refere à roda do tempo, aos canais psíquicos e seus movimentos e aos cinco elementos (terra, ar, água, fogo e espaço). A roda secreta representa a iniciação no caminho tântrico do Kalachakra, em que o estudante pratica o mantra secreto, os estágios de geração e conclusão da meditação, o terreno a ser conhecido, o caminho a ser percorrido e a fruição a ser alcançada – e acaba atingindo a iluminação. A divindade Kalachakra é um dos *yidams*, ou divindades da meditação (ver página 163), ligadas à medicina e à astrologia tibetana.

*"A astrologia tibetana não se concentra em tipos de personalidade, mas na vida do começo ao fim"*

## Comparação com a astrologia moderna

Enquanto a astrologia ocidental se concentra numa série de tipos de personalidade, a astrologia tibetana avalia a vida inteira da pessoa. Quando o mapa astrológico de uma pessoa, que é traçado por meio do estudo de forças planetárias e elementais, indica sinais negativos, o astrólogo pode sugerir práticas e mudanças no estilo de vida para evitar que o karma negativo (ver página 43) seja resgatado. O karma negativo é considerado uma fonte importante de saúde ruim.

## O método de diagnóstico

Segundo a medicina tibetana, uma força conhecida como *la* (ver página 11) circula pelo corpo de acordo com a órbita lunar, chegando no chakra da

*No tratamento, os médicos tibetanos consideram os efeitos de acontecimentos astrológicos como o Losar (Ano Novo budista).*

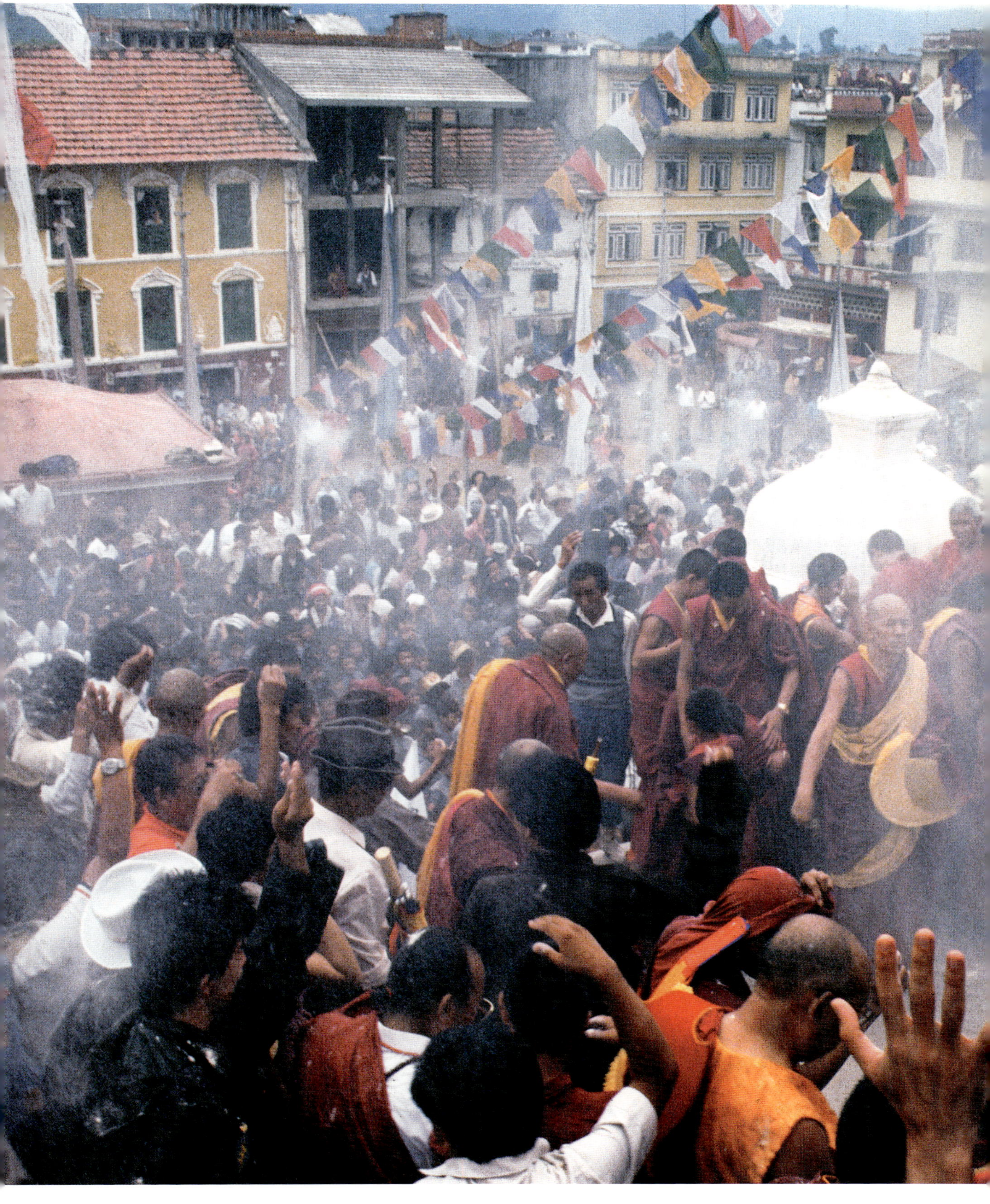

coroa na Lua cheia. A astrologia permite que os médicos tibetanos estabeleçam a exata localização de *la* dentro do corpo, um dado que eles precisam conhecer antes de começar um tratamento, como uma cirurgia.

Durante a consulta com o paciente, o médico usa um calendário derivado do *Tantra Kalachakra*, que consiste de 360 dias divididos em estações. Partes de certas estações afetam a vitalidade dos órgãos e certos dias têm efeitos específicos sobre eles. O médico tibetano precisa levar isso em conta para fazer um diagnóstico correto. O calendário também orienta o médico a respeito da melhor época para iniciar o tratamento e para administrar remédios herbais ou Pílulas Preciosas (ver página 121). O diagnóstico astrológico permite também que o médico trate pacientes que não podem ir ao consultório.

## O mapa astrológico *shipaho*

Especialmente no tratamento de transtornos psiquiátricos (ver página 149), os médicos da medicina tibetana costumam consultar um calendário astrológico para diagnosticar a força dos espíritos e o seu efeito sobre o paciente. O mapa astrológico *shipaho*, uma grade de nove quadrados com números mágicos, também é usado pelos médicos tibetanos para detectar a presença de um *sadak*, ou demônio que é dono de um determinado local.

O mapa *shipaho* é encontrado na maioria das casas tibetanas, em geral sobre a porta principal, tal é o valor que se dá a ele. Acredita-se que traga boa sorte e saúde para todos os que o vêem. Ele tem no centro nove quadrados com números mágicos, usados no diagnóstico médico. A imagem central de uma tartaruga representa Manjushri, a divindade da sabedoria e do conhecimento, cercada por chamas de sabedoria. Os 12 animais do ciclo de vida de 60 anos (ver quadro, página 78) também são retratados. O mantra Kalachakra, usado na prática tântrica, aparece no canto superior esquerdo.

## Prática auspiciosa

Quando os grandes mestres morrem, a sua passagem tem um efeito sobre as energias interdependentes do planeta inteiro. Assim, eles procuram escolher um momento auspicioso. Por exemplo, Kunsang Denchen Lingpa passou ao *parinirvana* no dia 29 de março de 2006 às 12 horas e 30, durante um eclipse solar. Ele tinha sido um *terton*, que recebia transmissões em sonho de Padmasambhava (ver página 30).

### O que o calendário revela

**Eclipses solares**

Nesse período, o mérito da prática se multiplica significativamente. Segundo o lama Zopa, um alto lama que estudou e trabalhou com o Lama Yeshe desde os anos 1940, as ações positivas e negativas são multiplicadas por 100 milhões num eclipse solar. Por isso, os budistas procuram passar esses dias rezando e entoando cânticos.

**Eclipses lunares**

Segundo se diz, as ações são multiplicadas por sete milhões durante um eclipse lunar, que é também um momento para rezar e entoar cânticos.

**Dias de milagres**

Esses primeiros 15 dias do calendário tibetano são importantes para a prática religiosa, já que nessa época todos os méritos são multiplicados por 100.000.

**Losar ou Ano Novo tibetano**

Em geral, o Losar ocorre por volta de fevereiro e é uma época de muita celebração. Nesse início do novo ano, há também dias muito importantes de prática religiosa chamados Chotrul Duchen, que terminam umas duas semanas depois do Losar. Nesses dias, o mérito é multiplicado e, assim, a prática religiosa é observada.

**Dias de espíritos**

Os espíritos ficam mais ativos em determinados dias do ano, quando podem causar um efeito nocivo sobre a saúde das pessoas.

*O chakra inferior dessa divinação* thangka *contém um quadrado mágico e os animais da astrologia tibetana.*

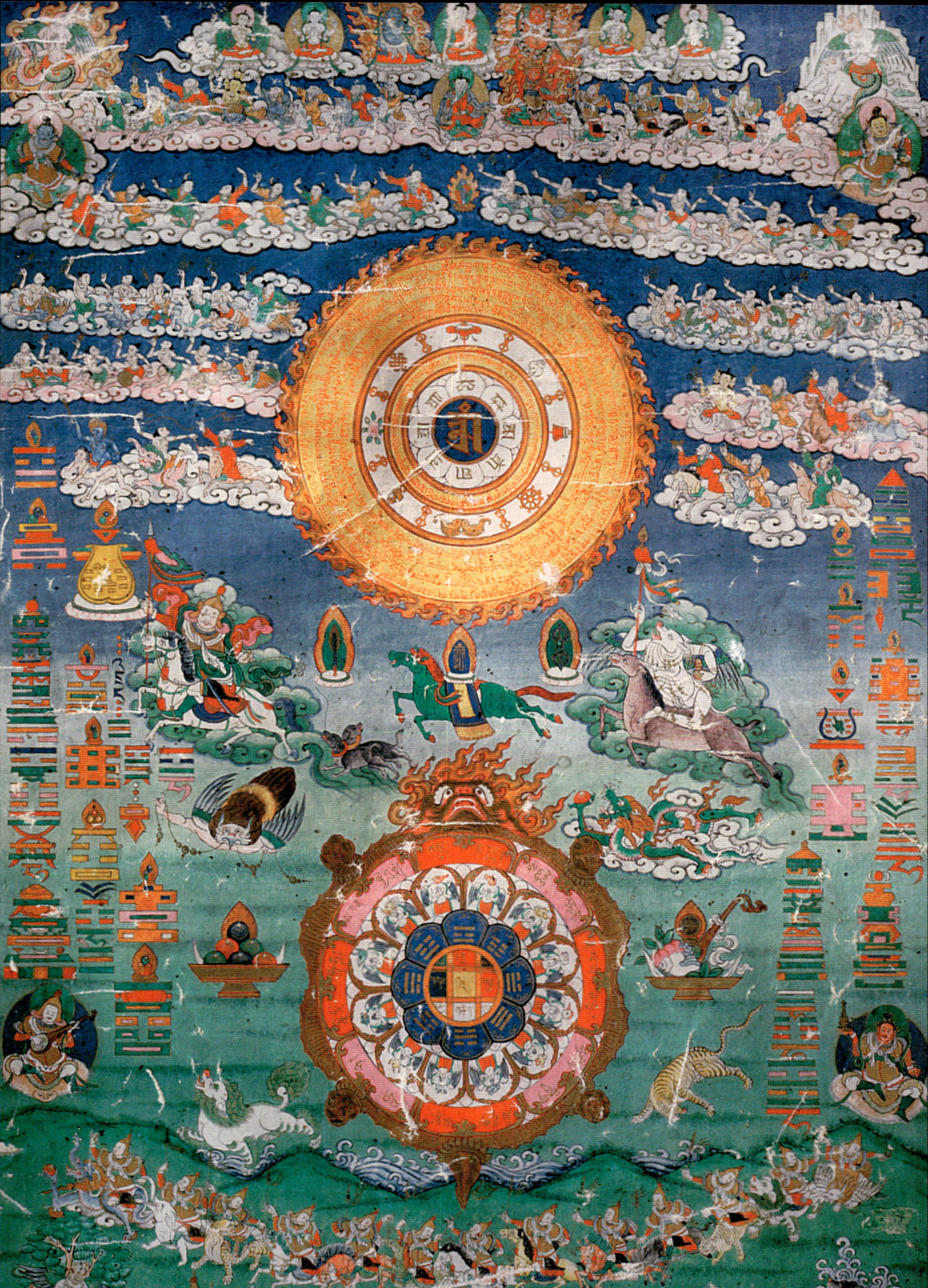

| Anos de nascimento e signos astrológicos associados | | | | | | | |
|---|---|---|---|---|---|---|---|
| Cachorro | 1922 | 1934 | 1946 | 1958 | 1970 | 1982 | 1994 |
| Porco | 1923 | 1935 | 1947 | 1959 | 1971 | 1983 | 1995 |
| Rato | 1924 | 1936 | 1948 | 1960 | 1972 | 1984 | 1996 |
| Boi | 1925 | 1937 | 1949 | 1961 | 1973 | 1985 | 1997 |
| Tigre | 1926 | 1938 | 1950 | 1962 | 1974 | 1986 | 1998 |
| Lebre | 1927 | 1939 | 1951 | 1963 | 1975 | 1987 | 1999 |
| Dragão | 1928 | 1940 | 1952 | 1964 | 1976 | 1988 | 2000 |
| Cobra | 1929 | 1941 | 1953 | 1965 | 1977 | 1989 | 2001 |
| Cavalo | 1930 | 1942 | 1954 | 1966 | 1978 | 1990 | 2002 |
| Carneiro | 1931 | 1943 | 1955 | 1967 | 1979 | 1991 | 2003 |
| Macaco | 1932 | 1944 | 1956 | 1968 | 1980 | 1992 | 2004 |
| Pássaro | 1933 | 1945 | 1957 | 1969 | 1981 | 1993 | 2005 |

## Signos do zodíaco

A astrologia tibetana é composta de 12 signos animais. O signo astrológico de uma pessoa é determinado pelo seu ano de nascimento (ver quadro). Cada signo animal representa um elemento, assim como certos traços de personalidade, como dinamismo ou preguiça. Sabendo disso, os médicos tibetanos podem conduzir o paciente para a saúde.

## Divinação *Mo*

A prática da divinação se desenvolveu a partir da incorporação da tradição Bon do Tibete (a tradição espiritual que existia antes do advento do Budismo Tântrico) ao sistema Vajrayana do Budismo. Baseia-se numa idéia desenvolvida no *Sutra Prajnaparamita*: "forma é vazio, vazio é forma", que implica a conexão entre todas as coisas. Como todas as coisas são interdependentes, os praticantes podem usar a divinação para obter um quadro neutro de como as coisas são.

Por meio de uma leitura divinatória, pode-se determinar o desenrolar feliz (ou não) de acontecimentos importantes, como casamento, negócios, construção da casa ou doença, assim como ocorrências cotidianas, como o início de uma viagem ou a chegada de um viajante. Quando a leitura divinatória não é auspiciosa, práticas espirituais como a liturgia do Buda da Medicina (ver páginas 164-169) podem estimular as forças positivas latentes no cosmos para que tragam um resultado positivo. No entanto, essas práticas não podem negar a inevitabilidade de que, em algum momento, todos nós vamos morrer.

Antes de fazer uma divinação, o lama ou médico invoca o seu *yidam* ou divindade pessoal usando um mantra que pode, ao longo da vida do lama, ser recitado mais de um milhão de vezes. O lama faz então uma pergunta e joga um dado com números ou letras e interpreta o resultado usando textos sagrados. Alguns lamas da cura são tão clarividentes que não precisam de ferramentas divinatórias. Tal é a maturidade da sua prática e da sua sabedoria que dão orientações com base em acontecimentos futuros que conseguem divisar.

*"A divinação não pode negar a inevitabilidade de que, em algum momento, todos nós vamos morrer"*

## Faça uma divinação em casa

Uma das maneiras mais fáceis de fazer uma divinação em casa é com um rosário, ou contas de oração, como é mostrado abaixo. A resposta à sua pergunta está no número de contas que sobram quando você chega ao centro do cordão: serão uma, duas ou três contas.

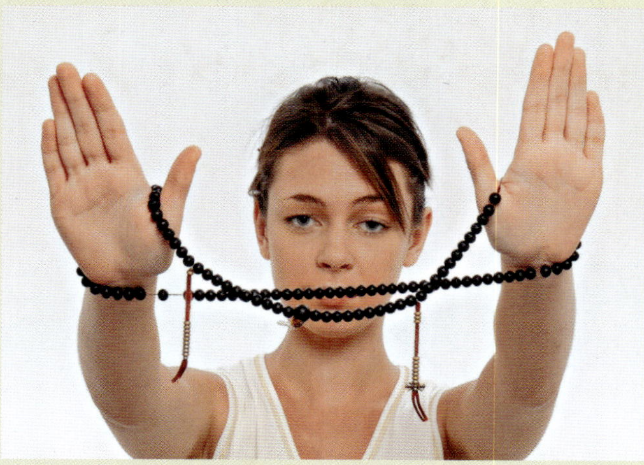

1 Antes de começar a divinação, reze para a sua divindade (ver página 163) e depois faça a pergunta para a qual quer resposta. Segure as contas com as duas mãos, com o cordão estendido horizontalmente sobre as palmas das mãos. Leve então as mãos para a frente, com o cordão pendurado nos polegares. Repita três vezes, fazendo a pergunta.

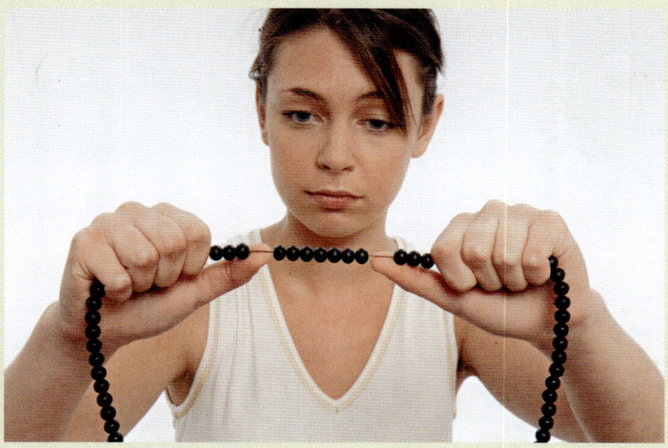

2 Segurando o rosário com as duas mãos, deixe-o pender. Usando os dedos de ambas as mãos, afaste três contas por vez do centro do cordão, de um lado ou do outro.

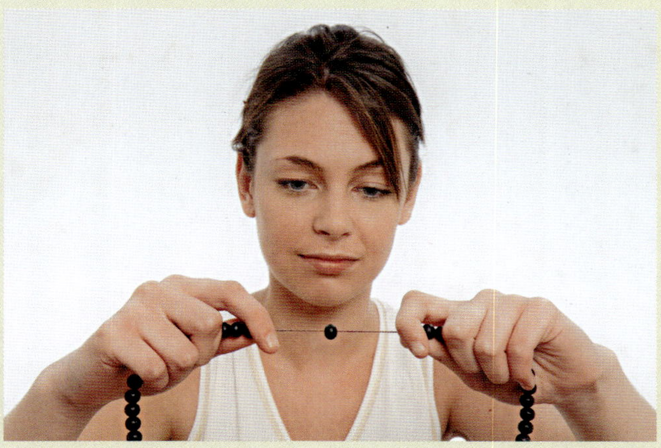

3 O número de contas restantes indica a resposta para a sua pergunta. Uma conta é um falcão (sucesso), duas um corvo (derrota) e três um leão da neve (resultado neutro). Repita o exercício duas vezes para obter três resultados. Três falcões indicam um desenrolar excelente.

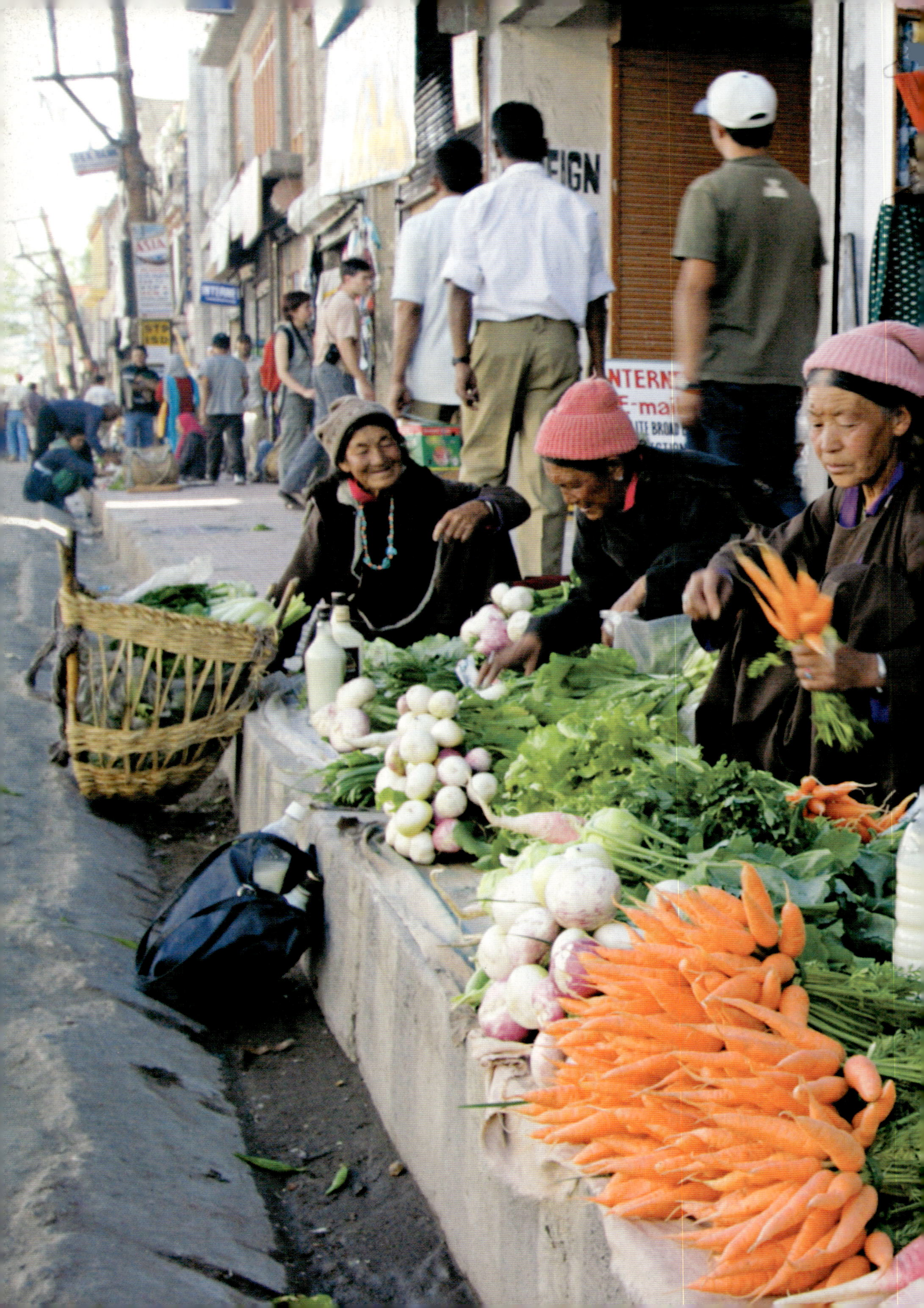

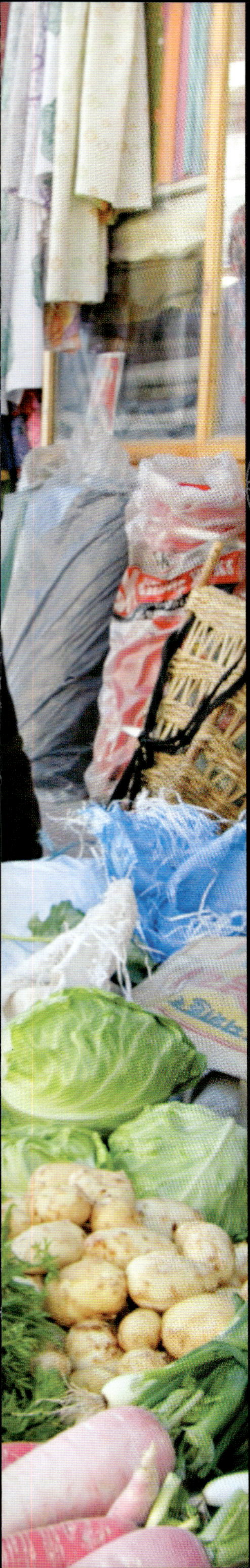

# O papel da alimentação na medicina tibetana

*Em toda a Ásia, existe a convicção de que o melhor médico é aquele que cura o paciente usando apenas o alimento. E em todo o mundo há um consenso, dentro e fora da comunidade científica, de que uma alimentação bem balanceada garante uma boa saúde. A medicina tibetana sempre reconheceu o papel da alimentação no cuidado com a saúde, acreditando que ela é uma das quatro causas da doença e, portanto, indispensável para a sua prevenção e um tratamento poderoso. Além disso, há uma noção na medicina tibetana de que a boa qualidade do alimento reflete o estado do ambiente: os dois são mais favoráveis à saúde quando são puros e não-poluídos.*

# Alimentação nos *tantras* médicos

*Os quatro* tantras *médicos do* Gyud Zhi *contêm muito pouca informação sobre como a alimentação afeta a saúde e a longevidade no sentido ocidental. O texto se concentra nas maneiras pelas quais o alimento afeta as três energias vitais no corpo –* lung, tripa *e* bekan *(ver página 50) – e explica como os cinco elementos no alimento (terra, ar, água, fogo e espaço) originam os cinco elementos dentro do corpo.*

## O processo digestivo

Os *tantras* médicos vêem a digestão em termos de um processo energético. *Tripa* fornece calor para o alimento no estômago antes da fleuma fragmentá-lo. O alimento então se separa em duas partes: nutrientes e resíduos. O elemento nutriente sai do estômago através de nove canais nutrientes até chegar ao fígado, onde é transformado nos sete componentes corporais que o corpo precisa para funcionar bem: essência nutricional (saliva), sangue, gordura, ossos, medula, carne e fluido regenerador (usado para propósitos espirituais e para garantir a vitalidade). A medicina tibetana ensina que, enquanto os alimentos em geral levam um total de seis dias para se transformar em fluido vital, os afrodisíacos (ervas e alimentos como mel, manteiga, canela e alcaçuz) levam apenas uma hora, sendo por isso altamente valorizados no Tibete.

## Qualidades e combinações

Cada alimento tem uma entre quatro qualidades (seco, úmido, pesado ou leve), que tem efeitos específicos sobre o corpo. Os alimentos devem ser ingeridos na combinação correta para evitar a criação de toxinas. Os ovos, por exemplo, não podem ser consumidos com peixe. Leite e laranjas não devem ser consumidos juntos, assim como leite e carne, já que o leite faria a carne apodrecer no intestino. Melões devem ser comidos sozinhos, já que digerem rapidamente no corpo. Frutas doces, como a banana, não devem ser consumidas com frutas azedas, como o abacaxi. No entanto, cereais e abóbora funcionam bem juntos. Leguminosas como a lentilha têm que ser consumidas com grãos para garantir a produção de proteína.

## Calor digestivo

A medicina tibetana considera o *phet*, ou calor no estômago, como essencial para a digestão e assimilação de nutrientes. Assim, o médico da medicina tibetana aconselha os pacientes a evitar bebidas frias, especialmente as que contêm gelo, porque apagam o fogo digestivo. Para restaurar o fogo digestivo, é preciso tomar chá de gengibre durante umas quatro semanas.

## Alimentação e constituição

Os médicos da medicina tibetana aconselham o paciente a seguir a alimentação que seja mais adequada ao seu tipo constitucional individual (ver página 92). Isso garante uma mistura equilibrada das três forças vitais dentro do corpo e, com isso, uma saúde ótima. Mesmo que não tenha acesso a um médico tibetano, é relativamente fácil estabelecer se você é, *grosso modo,* um tipo *lung*, *tripa* ou *bekan*, com base na observação da sua compleição e caráter (ver página 53). Com isso, poderá ajustar a alimentação para manter em equilíbrio as forças energéticas dentro de você.

## Regras ao comer

A medicina tibetana requer que você evite comer demais, pois isso sobrecarrega o corpo. Ao comer, o ideal é encher metade do estômago com comida,

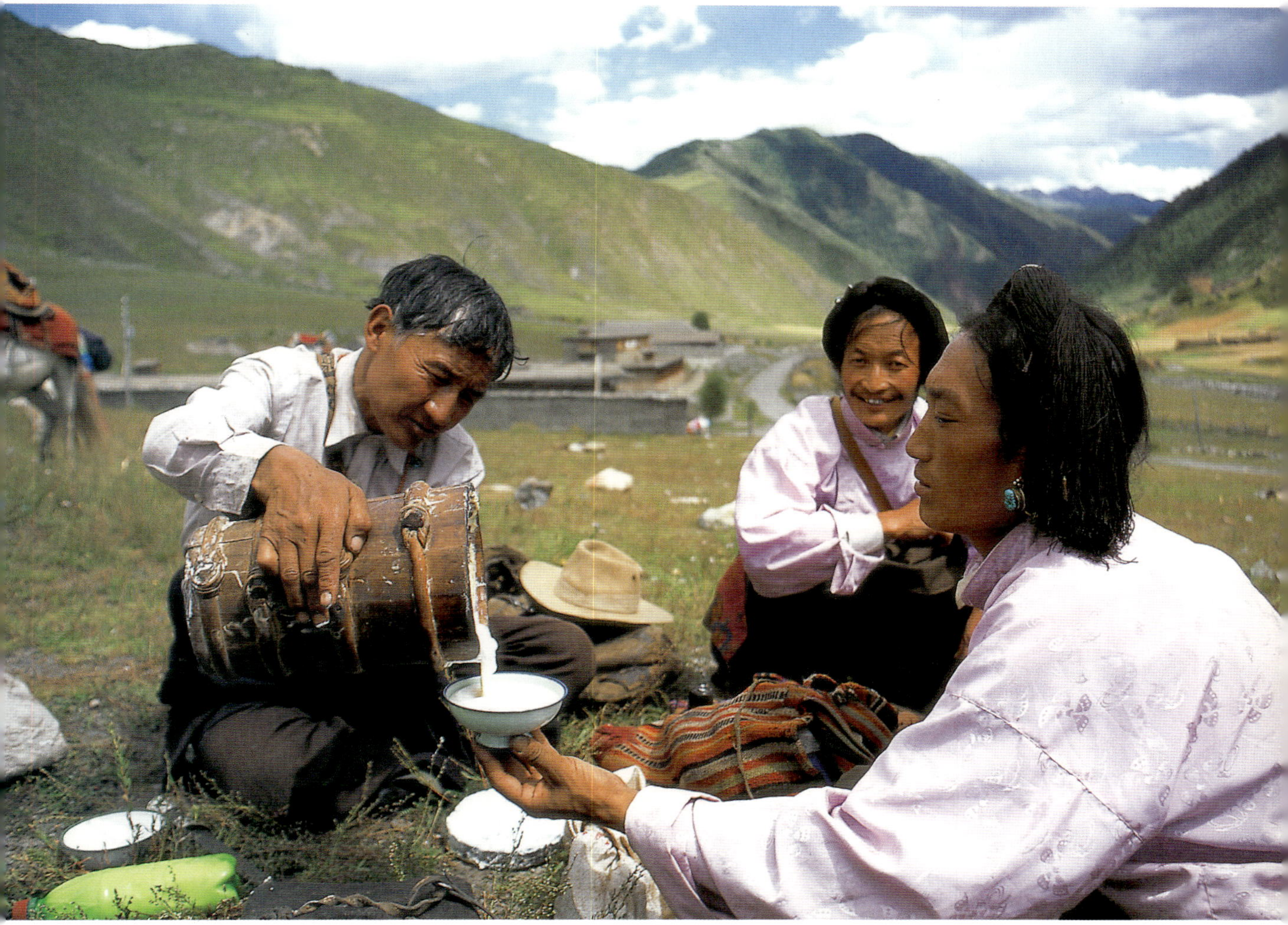

um quarto com fluido e reservar um quarto como espaço para digerir. Uma evacuação diária é considerada vital para o processo digestivo. O seu médico pode sugerir que você beba um pouco de água morna logo de manhã e espere por uma evacuação dentro de 20 minutos. Se sofre de constipação, talvez seja orientado a tomar uma colher de sobremesa de *psyllium* em pó com água todos os dias ou considerar uma irrigação do cólon (ver página 112).

## As desvantagens de fazer regime

Fazer regime (especialmente jejuns) não é uma prática da medicina tibetana. Considera-se que o jejum provoca um aumento da energia *lung* no corpo, levando a perturbações físicas e mentais. A melhor maneira de perder peso permanentemente é adotar uma alimentação balanceada que inclua muitas hortaliças e frutas frescas. Tradicionalmente, os médicos tibetanos aconselham o consumo de mel todas as manhãs, dissolvido em água quente ou morna, para quem quer perder peso, e no leite para quem deseja ganhar peso.

*Mencionado no* Gyud Zhi*, o leite consumido no Tibete é fornecido por* dri*, ou fêmeas do iaque.*

O jejum deve ser evitado também porque o alimento tem propriedades medicinais. É o que reconhece o médico chinês Sun Ssu-mo, que escreveu em *Prescriptions Worth a Thousand Gold*:

> *"Um médico realmente bom primeiro descobre a causa da doença e, feito isso, procura primeiro curá-la com alimento. Só se o alimento falhar é que ele prescreve remédio."*

# Alimentação tibetana adaptada

*A alimentação básica dos tibetanos era tradicionalmente – e até certo ponto ainda é – leite,* tsampa *(cevada tostada), carne (especialmente de iaques e carneiros) e manteiga, como a usada no mal-afamado chá de manteiga salgada do Tibete. Esses alimentos podem ser prontamente obtidos no ambiente hostil do Tibete, onde a altitude, o terreno implacável e os invernos severos não permitem o cultivo de muitos vegetais. A cevada é resistente à seca e ao frio, razão pela qual é tão valorizada pelo povo tibetano. Juntamente com a carne, permitiu a sobrevivência na humanidade no clima severo daquela terra.*

## Preservação da cultura tibetana

Os tibetanos dizem que a boa culinária deixou o Tibete quando o Dalai Lama partiu para o exílio em 1959, levando consigo muitas famílias nobres assim com os seus cozinheiros e receitas, que estavam entre os melhores do país. Os restaurantes tibetanos em todo o mundo têm um papel importante na preservação da cultura do Tibete. A culinária inovadora e condimentada inclui gengibre com molho de menta, usado como tempero de mesa, *momos*, bolinhos recheados de carne, e sopa de macarrão cozido com alho e cebola. A sopa *thenthuck* com bolinhos de massa é um prato típico da comunidade no exílio.

## Alimentação tradicional adaptada

Hoje, muitos tibetanos que vivem no Tibete comem arroz como parte da alimentação diária, enquanto a batata, o nabo e o repolho são cada vez mais comuns nas mesas tibetanas. Hoje é fácil comprar verduras e legumes nas bancas do mercado de Lhasa, que vendem até melões. Esse país trancado no continente, que em outros tempos evitava o mundo lá fora, hoje tem dificuldade para suprir a demanda de peixe na sua capital.

Nos últimos anos, a diáspora tibetana no exílio, vivendo na Índia e no resto do mundo, descobriu que a sua alimentação tradicional, rica em gordura e açúcar, que garantia a sobrevivência em grandes altitudes, em climas mais amenos está provocando problemas de saúde, especialmente diabetes, pressão alta e doenças cardíacas. O desafio é adaptar a alimentação tradicional a estilos de vida modernos.

### Alimento puro

Durante milhares de anos, o alimento foi puro no Tibete, graças à água e ao solo livres de modernos agroquímicos. Hoje, o que chega mais perto desse ideal é o alimento orgânico, produzido sem o uso de pesticidas, herbicidas e fertilizantes artificiais ou de organismos geneticamente modificados – e inspecionado regularmente para que se mantenha dentro de padrões estabelecidos. Uma alimentação orgânica beneficia não apenas o ambiente, a vida selvagem e o gado, mas também a saúde dos que cultivam e consomem esse alimento. Uma publicação de 2001 com estudos do mundo inteiro revelou que os vegetais orgânicos têm níveis significativamente maiores de vitamina C, magnésio, ferro, fósforo e antioxidantes do que seus equivalentes cultivados de maneira convencional. Espinafre, alface, couve e batatas organicamente cultivados revelaram níveis particularmente alto de minerais.

## Os princípios da boa alimentação

Embora uma interpretação literal da alimentação tradicional tibetana possa não ser adequada ao estilo de vida moderno, podemos ainda usar os princípios de alimentação apresentados nos textos médicos tibetanos, principalmente as idéias relativas ao consumo de alimentos puros e de acordo com as necessidades da nossa constituição (ver página 92) e da estação (ver página 98).

Os *tantras* dividem o alimento em cinco grupos: grãos, óleos, carne, líquidos e frutas e hortaliças. As páginas a seguir exploram escolhas saudáveis dentro desses grupos, tendo em mente a grande variedade de produtos que temos hoje à nossa disposição. Saber como esses alimentos afetam o corpo ajuda a melhorar a saúde e a abolir a doença. De qualquer modo, a escolha mais saudável que podemos fazer é evitar refeições que já vêm prontas e preparar os nossos pratos desde o começo e com mais amor, usando ingredientes frescos e orgânicos.

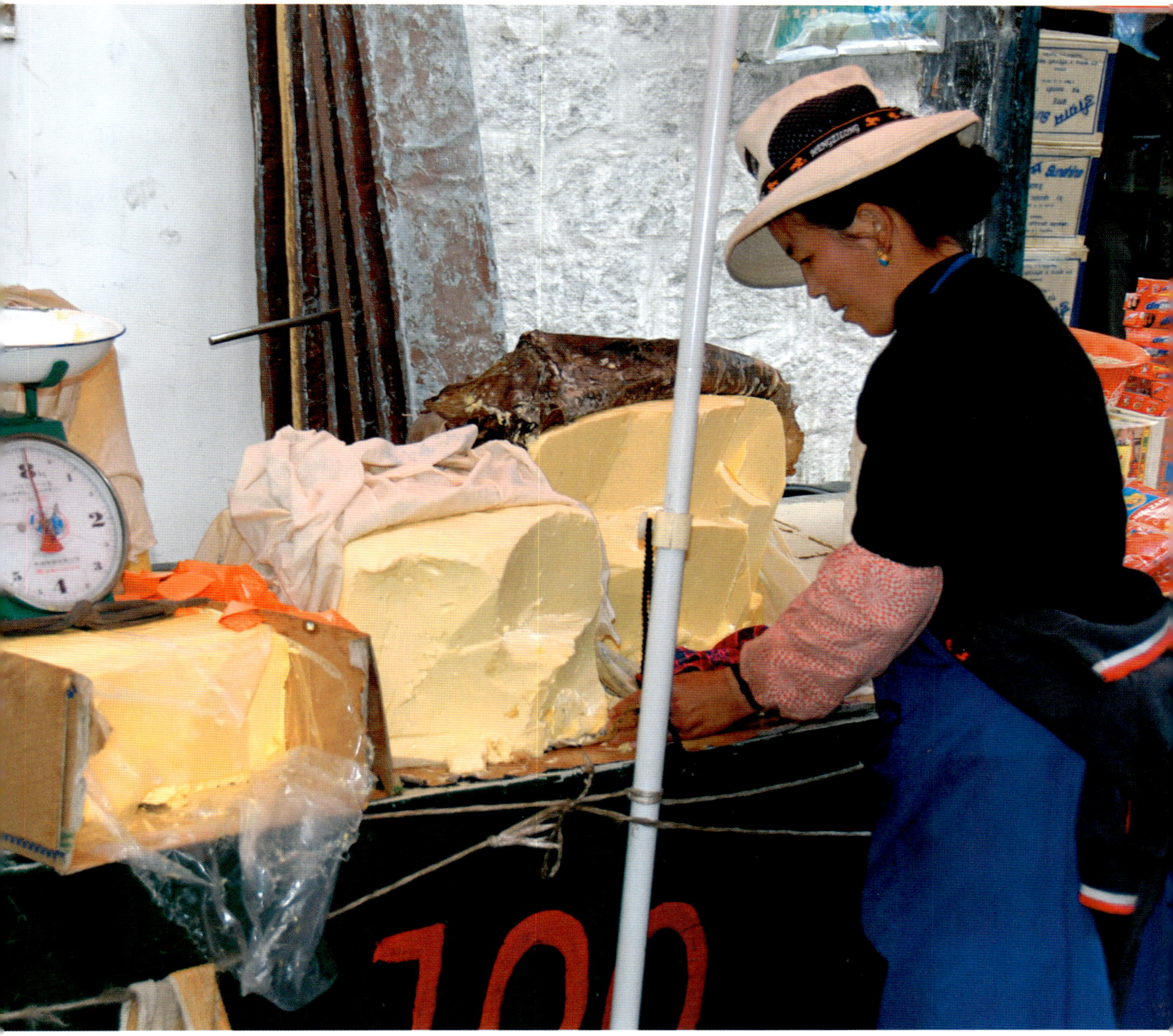

*No passado, a manteiga feita de leite de* dri *era uma fonte vital de energia para enfrentar o desafio das grandes altitudes do Tibete.*

## Alimentos tibetanos do grupo I: grãos

Os grãos (ou sementes) são de dois tipos: com vagem, como as ervilhas e outras leguminosas, e cereais como o trigo, que em geral são gramíneas.

### Cevada

Os tibetanos valorizam a cevada e as suas propriedades fortalecedoras. O grão foi, e ainda é, o alimento básico do Tibete. Rico em selênio, fósforo, cobre e manganês, é também uma boa fonte de niacina (vitamina B3) e fibra insolúvel, ambas eficazes na redução dos altos níveis de colesterol. A cevada pode ser introduzida na alimentação ocidental por meio de sopas e ensopados. Deixe de molho durante a noite antes de usar.

### Arroz

A medicina tibetana acredita que o arroz equilibra as três forças vitais, aumentando a vitalidade e curando distúrbios digestivos. O arroz integral, que não é tão processado quanto o arroz branco, é uma escolha muito mais nutritiva. Se o arroz integral for demais para o seu paladar, escolha o parboilizado, que retém melhor as vitaminas depois de cozido.

### Aveia

Esse grão tem uma longa história entre os herbalistas como tônico para o sistema nervoso. A aveia é rica em fibra, proteína e cálcio. Já se demonstrou que o consumo de meia xícara por dia reduz o colesterol e fortalece as células brancas do sangue, favorecendo a função imunológica. Um estudo publicado no *American Journal of Public Health* revela que o consumo regular de aveia reduz o risco de diabetes tipo 2. Use aveia nos cereais matinais ou com vitaminas de frutas, ou sirva mingau de aveia de manhã.

### Quinua

A ONU classificou a quinua como um superalimento por seu alto conteúdo protéico (12-18 por cento). Ao contrário da proteína encontrada na maioria dos grãos, a proteína da quinua oferece uma variedade maior de aminoácidos essenciais. Conhecida como "mingau da energia" pela alta quantidade de energia que transmite ao corpo, a quinua é também uma boa fonte de magnésio e ferro. Além disso, não contém glúten, sendo indicada para quem não tolera trigo e outros grãos que contêm glúten. Use em saladas.

*O arroz é especialmente eficaz para restaurar o equilíbrio entre as três energias,* lung, tripa *e* bekan.

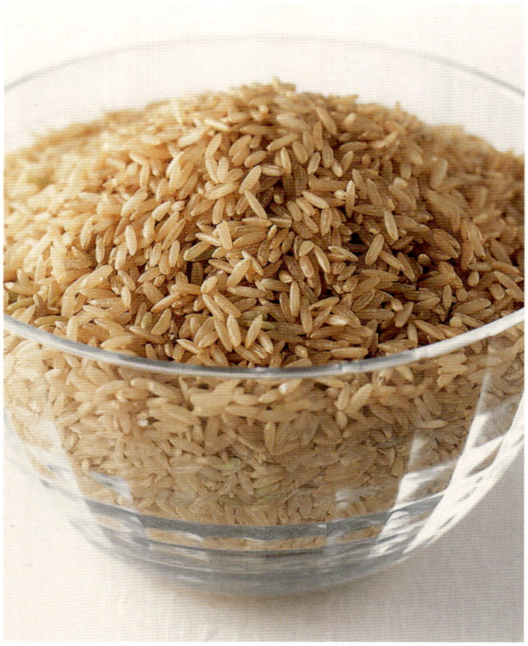

*A aveia é um grão nutritivo, trazendo fibra, proteína e cálcio à alimentação.*

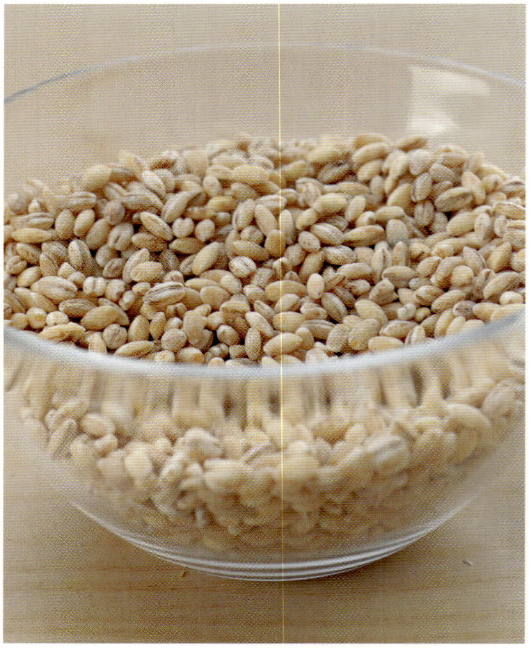

### Gérmen de trigo

Essa é a parte da semente do trigo que fornece os nutrientes para a germinação da nova planta. Como resultado, há mais nutrientes por porção no gérmen de trigo do que em qualquer outro grão ou vegetal. Rico em ácidos graxos e proteínas, o gérmen de trigo é também um renomado energético. Cem gramas de gérmen de trigo fornecem mais proteína do que 100 gramas de carne. Ele é rico também em ferro e potássio. Ponha um pouco sobre o cereal todas as manhãs.

## Alimentos tibetanos do grupo 2: óleos

Todos os óleos têm um gosto doce e restauram a vitalidade do corpo. São particularmente benéficos para os idosos e para os jovens. Os tibetanos valorizam tanto a manteiga que tomam uma xícara de manteiga derretida todas as noites, considerando-a uma verdadeira panacéia. Os ácidos graxos essenciais são "essenciais" porque o corpo não pode produzi-los, sendo o óleo uma das suas melhores fontes. Para funcionar bem, o cérebro (que é dois terços ácidos graxos) exige ácidos graxos essenciais ômega-6 (usados pelo corpo para produzir prostaglandinas) e ômega-3 (usado no desenvolvimento do cérebro nas crianças e para proteger contra doenças cardíacas e câncer nos adultos) em proporção igual. Como no Ocidente comemos muitos alimentos processados, tendemos a consumir de 10 a 20 vezes mais gorduras ômega-6 do que ômega-3. Os cientistas estabeleceram uma ligação direta entre o alto consumo de gorduras ômega-6 combinado ao baixo consumo de gorduras ômega-3 e certas doenças, especialmente doenças inflamatórias e transtornos mentais como a depressão. Para corrigir esse desequilíbrio, procure usar azeite de oliva, que é uma excelente fonte de ácidos graxos monoinsaturados ômega-9 (que ajudam a prevenir doenças coronarianas) ou nozes e óleo de soja, que são ricos em gorduras ômega-3.

### Óleo de gergelim

Esse óleo é amplamente usado pelos tibetanos na culinária e para massagem, especialmente em massagens ayurvédicas e tratamentos com óleo aquecido. Ele é cerca de 47 por cento ácido oléico monoinsaturado e 39 por cento ácido linoléico

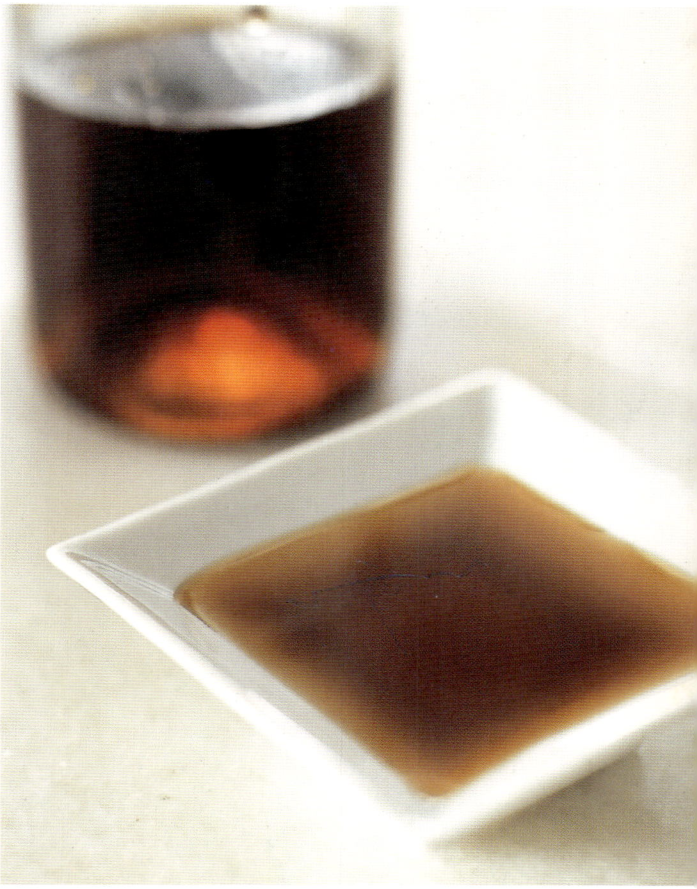

*O óleo de gergelim tem valor nutricional e terapêutico. Usado como óleo de massagem, contrabalança o excesso de energia* lung.

(outro nome para ômega-3). Um relatório de 2005 da Agency for Healthcare Research and Quality, em Rockville, Maryland, mostrou que o seu uso ajudou a deter o crescimento do melanoma maligno. Os ocidentais devem consumir óleo de gergelim porque ele ajuda a combater o stress. É também um bom óleo de massagem porque pacifica a energia *lung*. Se possível, escolha óleo de gergelim orgânico.

### Óleo de linhaça

Mais de 50 por cento desse óleo são ácidos graxos ômega-3. Uma colher de sobremesa todas as manhãs é suficiente para suplementar a sua alimentação. O óleo de linhaça, ou semente do linho, precisa ser consumido ainda fresco e guardado sob refrigeração. Use nas saladas, numa proporção de uma parte de óleo de linhaça para dez partes de azeite de oliva.

## Budismo e vegetarianismo

No passado, comer carne era uma necessidade no inóspito ambiente tibetano. Os budistas tibetanos preferem comer animais grandes em vez de pequenos porque assim menos animais têm que morrer. Antes de comer, eles sopram um mantra sobre a carne cozida, desejando um melhor renascimento ao animal. Hoje em dia, no entanto, o vegetarianismo é cada vez mais comum em círculos budistas e os mestres budistas atuais aconselham as pessoas a consumir comida vegetariana sempre que possível. Estudos revelam que, entre os vegetarianos, há menos casos de câncer, doença cardíaca e diabetes.

## Alimentos tibetanos do grupo 3: carne

Segundo os *tantras* médicos, a carne deixa um gosto adocicado depois da digestão. A carne fresca é refrescante, enquanto a carne seca combate doenças associadas à energia *lung*. Acredita-se que a carne das aves de rapina disperse tumores.

Se você mora no Ocidente, é melhor comer carne orgânica de animais criados sem pesticidas e antibióticos e tratados com mais humanidade. O gado produz uma grande quantidade de metano, um gás-estufa que contribui para o aquecimento global. Assim, é uma boa idéia procurar reduzir o consumo de carne vermelha, que também aumenta o risco de câncer, como já se sabe.

## Alimentos tibetanos do grupo 4: líquidos

Os líquidos são essenciais para a saúde e a água em particular é necessária em todos os processos biológicos do corpo. Muitos ocidentais não bebem uma quantidade suficiente de água e são desidratados. Os líquidos como o leite fresco são uma fonte de vitaminas essenciais e de alguns minerais.

### Leite

O leite mencionado no *Gyud Zhi* é leite fresco de *dri* (fêmea do iaque). Os tibetanos criaram esses animais bovinos durante séculos porque, ao contrário das culturas, permitiam o tradicional estilo de vida nômade.

A maior parte do leite consumido no Ocidente é de gado tratado com antibióticos e hormônios e, além disso, é pasteurizado (o que desnatura os seus nutrientes por meio do aquecimento) e homogeneizado (um processo que pode tornar mais difícil a sua digestão). Algumas pessoas preferem consumir leite não industrializado ou leite de vacas criadas organicamente. Um estudo de 2006 mostrou que o leite orgânico é 68 por cento mais rico em ácidos graxos ômega-3 do que o leite de vacas leiteiras comuns.

Algumas pessoas acham que o leite de cabra é de mais fácil digestão. O iogurte natural sem açúcar também é benéfico, já que a cultura ativa de bactérias, *lactobacillus*, ajuda a fortificar o sistema imunológico. O colostro – o primeiro leite fornecido ao bezerro – é tão rico em componentes imunológicos ativos que é conhecido como "antibiótico da natureza" e você pode comprá-lo em forma de tabletes. Estudos na área da ciência do esporte mostram que o colostro bovino promove o crescimento muscular e é eficaz contra a síndrome do intestino irritável, incontinência intestinal e síndrome da fadiga crônica.

*Um copo de vinho às refeições todos os dias protege contra doenças do coração e fornece o antioxidante resveratrol.*

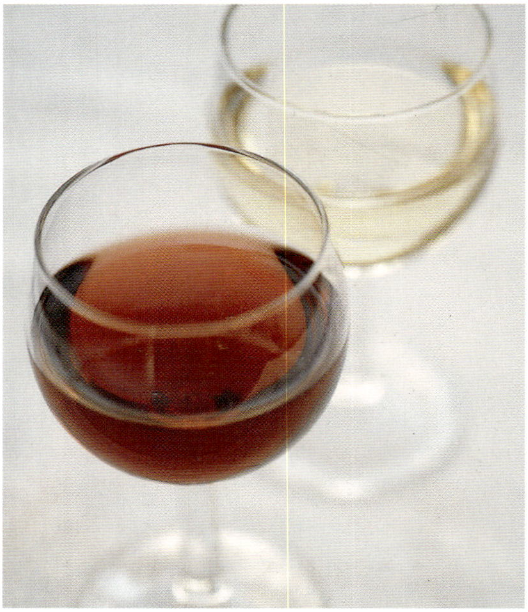

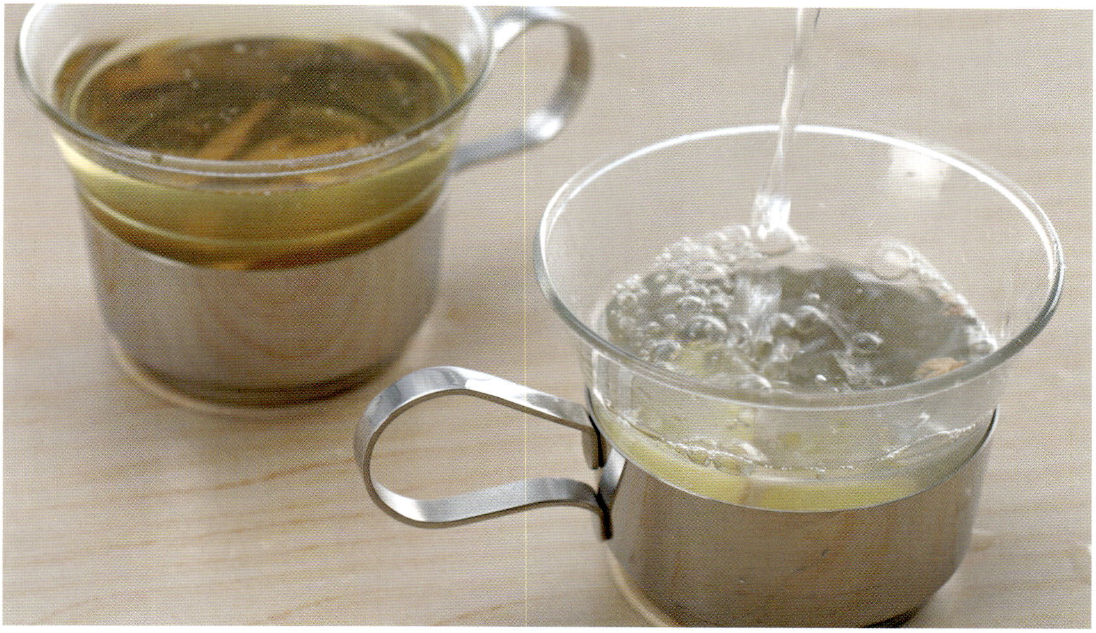

*O chá de gengibre restaura o fogo do sistema digestivo e é especialmente benéfico para tipos* bekan *preguiçosos.*

### Suco de broto de trigo

Esse suco verde vivo é um alimento completo que contém enzimas, vitaminas, 17 aminoácidos, 92 minerais e clorofila. Contém 18 vezes mais ferro do que uma quantidade equivalente de espinafre e mais vitamina A do que a cenoura. Em forma de suco, 454 g de broto de trigo equivale, em valor nutricional, a 10 kg de hortaliças. O broto de trigo oferece proteção contra carcinógenos da alimentação e é eficaz para eliminar cicatrizes no pulmão, desintoxicar o corpo, limpar o sangue e neutralizar ácidos corrosivos. Além disso, as suas enzimas parecem dissolver tumores. Experimente tomar uma dose de 25 ml diariamente ou semanalmente.

### Vinho

No Tibete, *chang*, um tipo de cerveja feita de cevada fermentada, é a bebida mais consumida nas datas religiosas e oferecida às divindades. No Oriente, o vinho branco tomado com moderação é um bom substituto. A tradição do uso medicinal do vinho remonta a Hipócrates (460-377 AEC), o médico grego muitas vezes considerado o "pai da medicina" e a Paracelso (1493-1541), o pai da farmacologia moderna, que exaltou as propriedades benéficas do vinho. Muitos vinhedos ficam perto dos mosteiros que cultivavam uvas para fazer vinho para uso medicinal e sacramental.

O vinho pode ser uma rica fonte de minerais facilmente digeríveis, polifenóis antioxidantes (cinco vezes mais potente do que a vitamina E) e componentes relaxantes e anticoagulantes. Estudos revelam que apreciadores responsáveis de vinho têm menos probabilidade de desenvolver doenças cardíacas e neurodegenerativas do que abstinentes totais. O vinho parece também melhorar a osteoporose e a degeneração macular, assim como problemas digestivos, da indigestão à constipação. O precioso antioxidante que há no vinho – resveratrol – parece até ativar a regeneração do DNA. Tomar um copo de vinho com a refeição é a melhor maneira de incluí-lo na sua alimentação diária.

### Chá

Tradicionalmente, os tibetanos tomam chá de manteiga salgada, uma bebida energética adequada para grandes altitudes. Para quem tem um estilo de vida ocidental, os chás de ervas são uma ótima alternativa para as bebidas com cafeína e um modo conveniente de ingerir ervas medicinais. Cubra o fundo da xícara com uma erva como camomila, alcaçuz ou cardamomo, despeje água fervente e deixe em infusão antes de beber.

## Alimentos tibetanos do grupo 5: frutas e hortaliças

Essa categoria inclui hortaliças e frutas e apenas alguns dos exemplos mais valiosos são descritos abaixo. Em geral, precisamos comer o máximo possível de verduras para contrabalançar os problemas de saúde, como câncer, doenças cardíacas e diabetes, que são associados à típica alimentação ocidental, rica em gorduras animais e alimentos processados. Os vegetais verdes contêm muitos fitoquímicos que combatem o câncer. Para dar apenas um exemplo, o brócolis contém sulforafano, que ativa um grupo de enzimas que literalmente absorve os carcinógenos das células.

### Frutas

Como outros alimentos da medicina tibetana, as frutas são descritas de acordo com o gosto e a potência: as bananas têm gosto doce mas são pesadas e oleosas no seu efeito sobre a constituição. As laranjas são ácidas e doces e têm um efeito leve e refrescante.

É melhor comer frutas de manhã, já que elas têm um efeito desintoxicante sobre o corpo. Priorize as frutas com bitartaratos, como grapefruit amarelo, limão e lima que, ao contrário da crença popular, têm um efeito alcalinizante quando ingeridas, ajudando a manter ótimos níveis de pH no sangue. Para desintoxicar o fígado, beba suco de grapefruit amarelo. Para uma completa desintoxicação do corpo, coma uvas vermelhas. Abacaxi fresco é particularmente benéfico para a manutenção do corpo, já que contém a enzima antiinflamatória bromelaína. (Alguns naturopatas sugerem a ingestão de bromelaína antes e depois de uma cirurgia para acelerar a cicatrização.) Essa enzima ajuda também quem sofre de asma porque reduz a inflamação que pode precipitar os ataques.

No inverno, para garantir um consumo suficiente de vitamina C proveniente dos alimentos, coma frutas vermelhas, mesmo que congeladas, que contêm altos níveis de antioxidantes. No Ocidente, a laranja e outras frutas cítricas também são fontes excelentes de vitamina C e outros antioxidantes.

### Goji tibetano

Essas frutinhas contêm níveis significativos de antioxidantes, 500 vezes mais vitamina C do que a laranja e grande quantidade de selênio e germânio, minerais que protegem contra o câncer. As frutas goji podem ser compradas nos supermercados. Alternativamente, visite a página na Internet do Tanaduk Botanical Research Institute, uma organização que cultiva e preserva as plantas medicinais tibetanas. Use frutas goji fritas em óleo quente (método usado na cozinha chinesa), picadas sobre o cereal matinal ou nas saladas. Elas servem também para fazer suco ou geléia.

### Abacate

Facilmente digerível, rico em gorduras monoinsaturadas e contendo vitaminas A, B e E, além de 17 minerais, o abacate é um alimento completo. Contém menos açúcar do que a banana mas mais potássio, o que ajuda a prevenir a hipertensão (níveis mais altos de potássio são associados a menor pressão sanguínea). Segundo um estudo

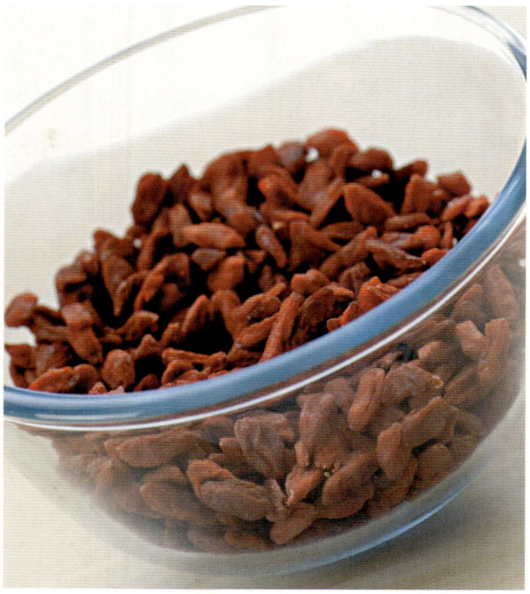

*A fruta goji tibetana contém 500 vezes mais vitamina C do que a laranja, assim como altos níveis de selênio e germânio.*

publicado no *Journal of Nutritional Biochemistry*, o extrato de abacate pode inibir o crescimento de células do câncer de próstata. Ponha algumas fatias na salada ou passe no pão em vez de manteiga.

### Tomate

Rico em licopeno que, como já se sabe, reduz o risco de câncer de próstata, o tomate contém também ácido cumárico e ácido clorogênico, que podem bloquear o efeito de nitrosaminas carcinogênicas. O tomate é também uma boa fonte de vitamina A, vitamina C e potássio. Um estudo feito pela Harvard Medical School com 48.000 homens revelou que, entre os que comiam mais porções de tomate por semana, o risco de câncer de próstata era 35 por cento menor. Procure incluir na alimentação tomate cozido e concentrado, que tem 400 por cento mais licopeno do que o tomate cru.

### Brotos de sementes e feijões

As sementes e os feijões contêm todas as vitaminas, proteínas e gorduras necessárias para garantir a germinação. Quando brotam, podem ser considerados um "alimento vivo". O processo bioquímico de brotar transforma as proteínas em aminoácidos simples facilmente absorvíveis, aumenta os níveis de vitamina C, ácido fólico e vitamina B6 e reduz os minerais a uma forma que o corpo pode usar. Os brotos de brócolis têm 50 vezes mais antioxidante sulforafano do que o brócolis maduro. Um estudo da University of Ulster descobriu que o consumo diário de 100 g de brotos, durante duas semanas, protegeu as células sanguíneas de danos ao DNA. Os brotos podem ser também de grão-de-bico, linhaça, amendoim, alfafa, brócolis, sementes de girassol e trigo-mouro.

### Soja

Uma das principais fontes alimentares dos hormônios vegetais isoflavonas é a soja. Estruturalmente, as isoflavonas são semelhantes ao estrogênio humano, mas muito menos ativas nos receptores de estrogênio do corpo. Assim, podem reduzir altos níveis de estrogênio ao expulsar o estrogênio natural, que é mais forte, dos receptores de estrogênio. Impedem também que os receptores de estrogênio absorvam pesticidas, que imitam o estrogênio no corpo e foram associadas ao câncer. Os estudos atribuem a ausência de sintomas da menopausa no Japão e a baixa incidência de câncer de mama entre as chinesas aos altos níveis de fitoestrogênios resultantes do alto consumo de soja. O leite de soja é também um bom substituto do leite animal para quem tem intolerância à lactose.

> *"Que o seu alimento seja o seu remédio e que o seu remédio seja o seu alimento"*
>
> Hipócrates

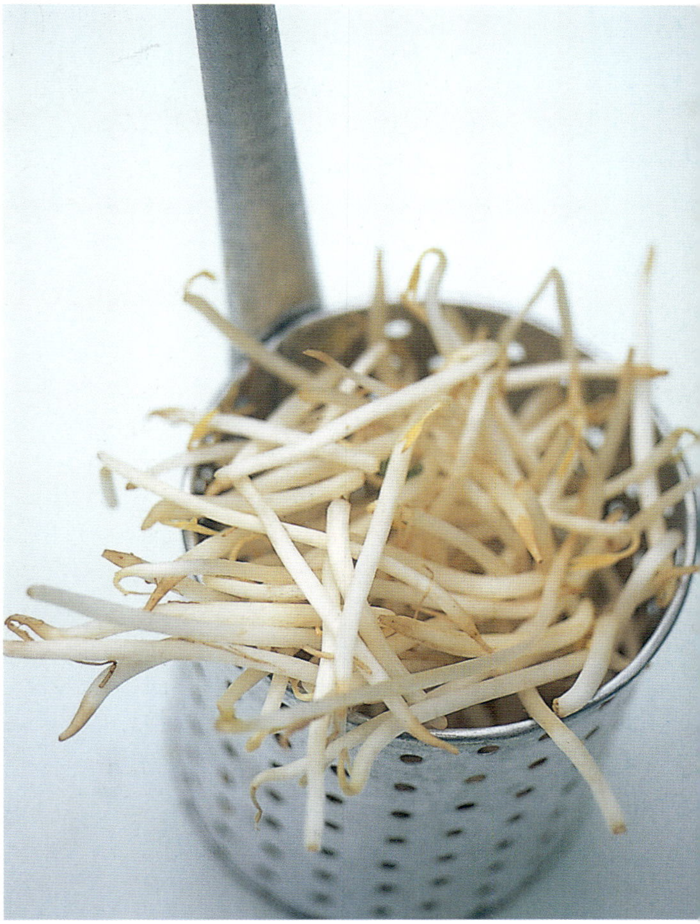

*Usados na culinária asiática, os brotos de feijão são um "alimento vivo", cheio de vitaminas e antioxidantes.*

# Viva com a sua constituição

*Depois que um médico tibetano determinar se o seu tipo constitucional ou* nyepa *é predominantemente* lung, tripa *ou* bekan *(ver página 53), procure seguir uma alimentação que mantenha em equilíbrio essas três energias vitais internas. Comer de acordo com o seu tipo é uma parte importante da medicina tibetana e um meio de promover a boa saúde.*

## Comer de acordo com o seu tipo *nyepa*

A medicina tibetana aborda a alimentação levando em conta os efeitos de alimentos que esquentam e resfriam. Ao escolher e preparar o alimento, o objetivo é evitar perturbar a harmonia das três energias. Lembre-se de que os regimes são desprezados pela medicina tibetana, especialmente para os tipos *lung*, já que exacerbam a sua constituição.

### Tipos *lung*

A palavra *lung* diz respeito a "vento" e ao sistema nervoso. Os tipos *lung* devem ter uma alimentação rica em proteína e fazer três refeições ao dia. O café da manhã é importante porque dá base aos que têm excesso de energia *lung*. Uma bebida protéica o deixa preparado para o dia. Não deixe para fazer a refeição principal muito tarde porque pode sentir fraqueza e, depois, dificuldade para dormir. Comer tarde também causa um impacto sobre o fígado e você terá dificuldade para levantar no dia seguinte.

Alimentos doces, ácidos e salgados (como pudim com mel, molho chutney e presunto) são bons para os tipos *lung* porque aumentam o calor interno do corpo, o que é benéfico para quem tem muita energia *lung*. Para manter as energias em equilíbrio, coma mingau e cereais pela manhã e, nas outras refeições, prefira sopas de carne com noz-moscada, ensopados com feijão e pratos com ingredientes oleosos como o abacate ou outros vegetais ligeiramente tostados no óleo. Acrescente óleo de gergelim às sopas e ensopados.

Os alimentos que os tipos *lung* consomem devem ser cozidos ou aquecidos primeiro. Frutas como a maçã ou o ruibarbo cozidas com canela são um bom

### Suplementos à alimentação

No *Gyud Zhi*, uma alimentação nutritiva é uma das práticas fundamentais para a boa saúde. Infelizmente, o esgotamento do solo pelo excesso de cultivo provoca uma redução no conteúdo nutricional dos alimentos. Por isso, muita gente suplementa a alimentação com vitaminas e minerais. Tenha cuidado para tomar apenas suplementos que o corpo possa assimilar e não apenas substâncias químicas sintéticas isoladas, que o corpo não vai absorver. O *Gyud Zhi* recomenda minerais exsudados de rochas conhecidas como *brag zhun*. No Ocidente, a melhor maneira de garantir o seu bem-estar e o do ambiente é consumir alimentos orgânicos (ver página 84).

*Inclua noz-moscada na alimentação se você for do tipo* lung *ou se estiver com excesso de energia* lung.

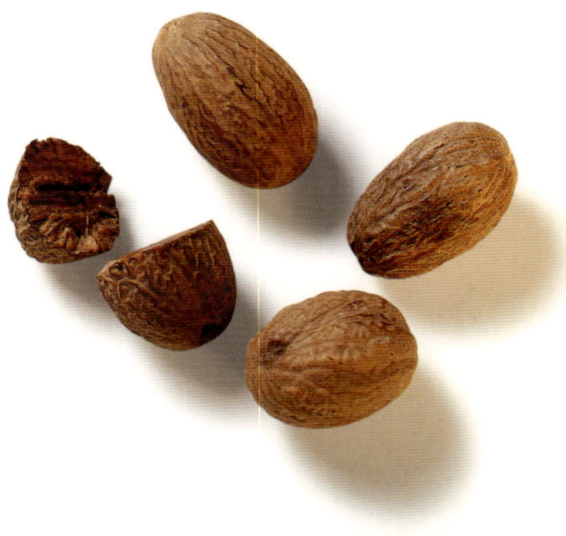

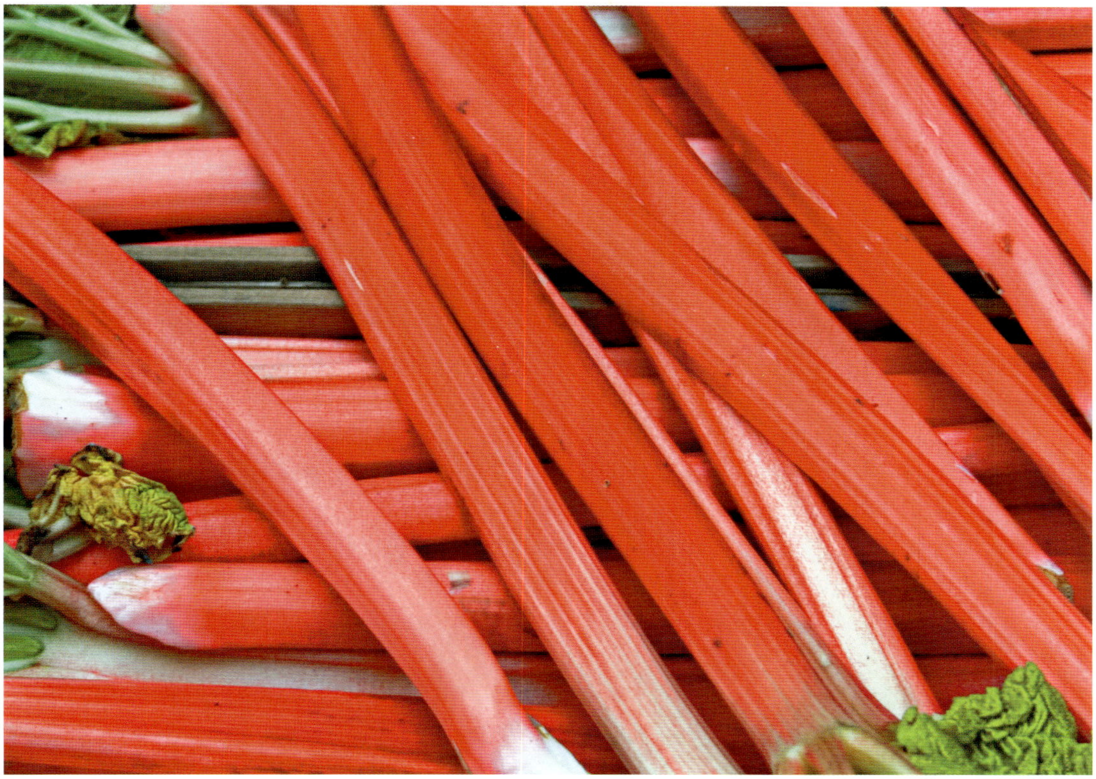

prato, mas é melhor evitar frutas cruas, sobremesas frias, sorvetes, bebidas com cafeína, batatas, pratos prontos e salada em quantidade.

Quando a energia *lung* estiver desequilibrada ou em excesso, inclua o máximo possível de noz-moscada na alimentação e prefira alimentos oleosos e umectantes, como sopas grossas com óleo de gergelim ou azeite de oliva ou refogados de carne feitos com manteiga.

### Tipos *tripa*

A palavra *tripa* significa calor e diz respeito à temperatura corporal e ao metabolismo. Os tipos *tripa* devem comer alimentos doces, adstringentes e amargos. Alimentos adstringentes, como o alho, fazem com que os canais se contraiam, ajudando cada energia a ficar no seu lugar dentro do corpo, enquanto os alimentos amargos, como limão e algumas ervas, estimulam o estômago a produzir ácidos digestivos. É melhor evitar alimentos que produzam calor interno, como carne de carneiro e pratos condimentados, principalmente com curry. Os vegetais devem ser consumidos crus sempre que possível, assim como tofu frio, saladas e brotos, que são muito

*Se você é do tipo* lung*, frutas cozidas, como o ruibarbo, são preferíveis às frutas cruas.*

*Tofu frio é excelente para o tipo* tripa*, que deve incluir alimentos refrescantes na alimentação.*

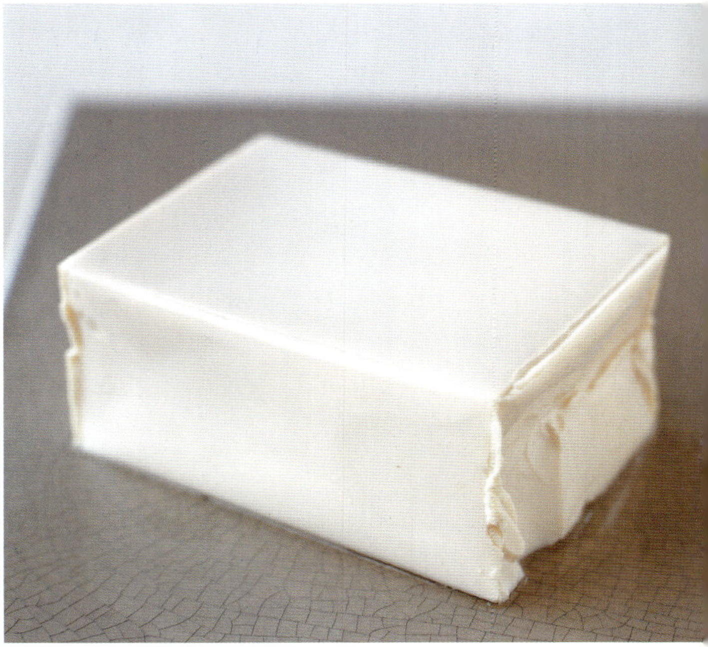

ricos em nutrientes. Sucos frescos são excelentes para o tipo *tripa*. O excesso de calor *tripa* aparece muitas vezes em forma de gazes ou acidez no estômago. Quando isso acontece, você pode esfriar o corpo com alimentos como sucos frescos e leite fermentado. A flatulência pode também ser causada por stress, o que leva a um desequilíbrio das bactérias do intestino. Tomar suplementos probióticos ou leite fermentado é um excelente remédio nesse caso.

Os tipos *tripa* podem incluir algum tempero na comida, especialmente o coentro, que tem um efeito refrescante sobre o corpo. Evite os temperos quentes como a pimenta vermelha, que podem agravar a constituição *tripa*. O café da manhã pode ser grapefruit amarelo ou suco de limão e iogurte com mel; no almoço, feijão e arroz temperado com açafrão ou salmão com salada de folhas mistas e tempero de limão; no jantar, frango ou peixe com vegetais folhosos e arroz.

*O alho ajuda a contrair os canais de energia, o que é benéfico para os tipos* tripa *e* bekan.

## Tipos *bekan*

*Bekan* diz respeito a fluidos corporais e lubrificação. Os tipos *bekan* são sensíveis ao frio e devem comer alimentos que aquecem e estimulam, ajudando-os a ficar ativos (eles adoram descansar!) Devem também comer alimentos fáceis de digerir, sendo que o almoço é a refeição mais importante. Exercício suave depois das refeições ajuda a digestão e o fluxo das energias internas. O café da manhã deve incluir panquecas com mel e uma bebida quente de gengibre ou chá *chai*. No almoço, um *milkshake* protéico ou um iogurte grego. O alho, um alimento adstringente, faz com que os canais de energia se contraiam, o que é benéfico para os tipos *bekan*, pois os mantém aquecidos. A pimenta vermelha também pode ser acrescentada à comida. No jantar, alguma coisa como cuscuz, quinua ou arroz com grão-de-bico, ou carneiro com curry vai satisfazer o apetite.

*Acrescentar pimenta vermelha durante o preparo dos alimentos é um jeito simples de torná-los mais caloríferos, de modo a beneficiar os tipos constitucionais* bekan.

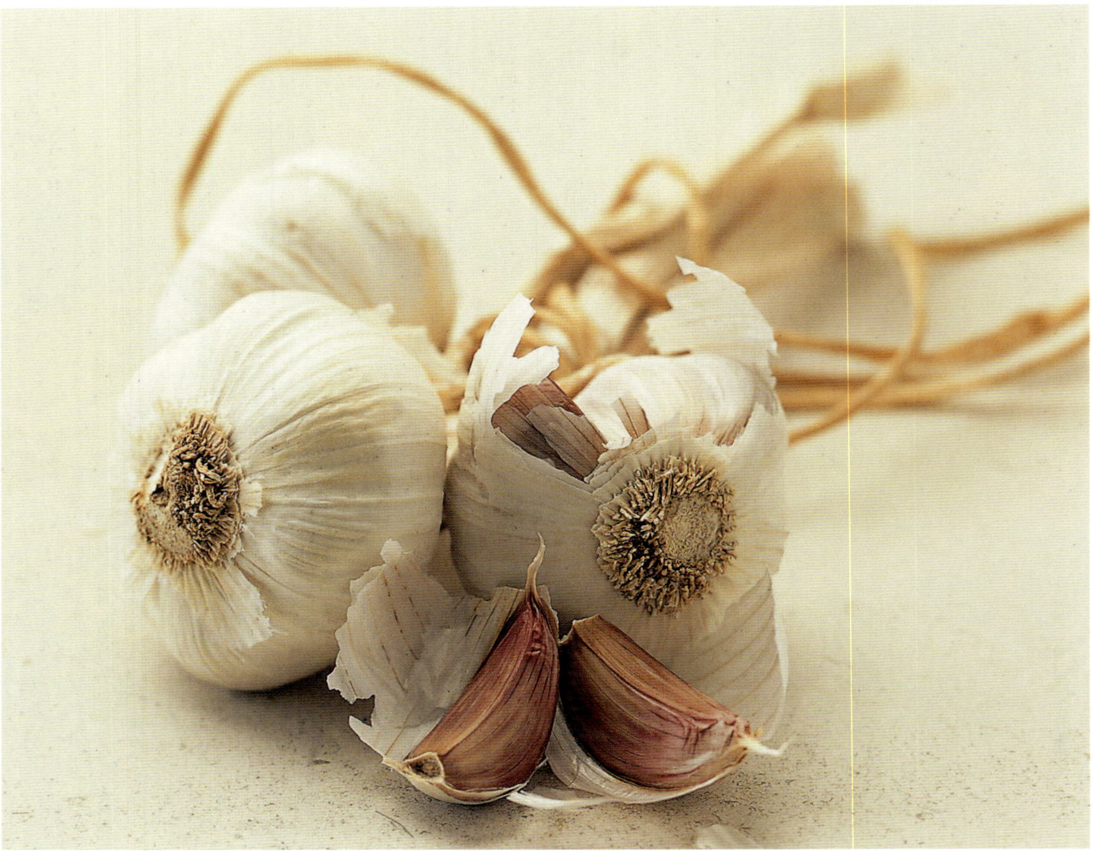

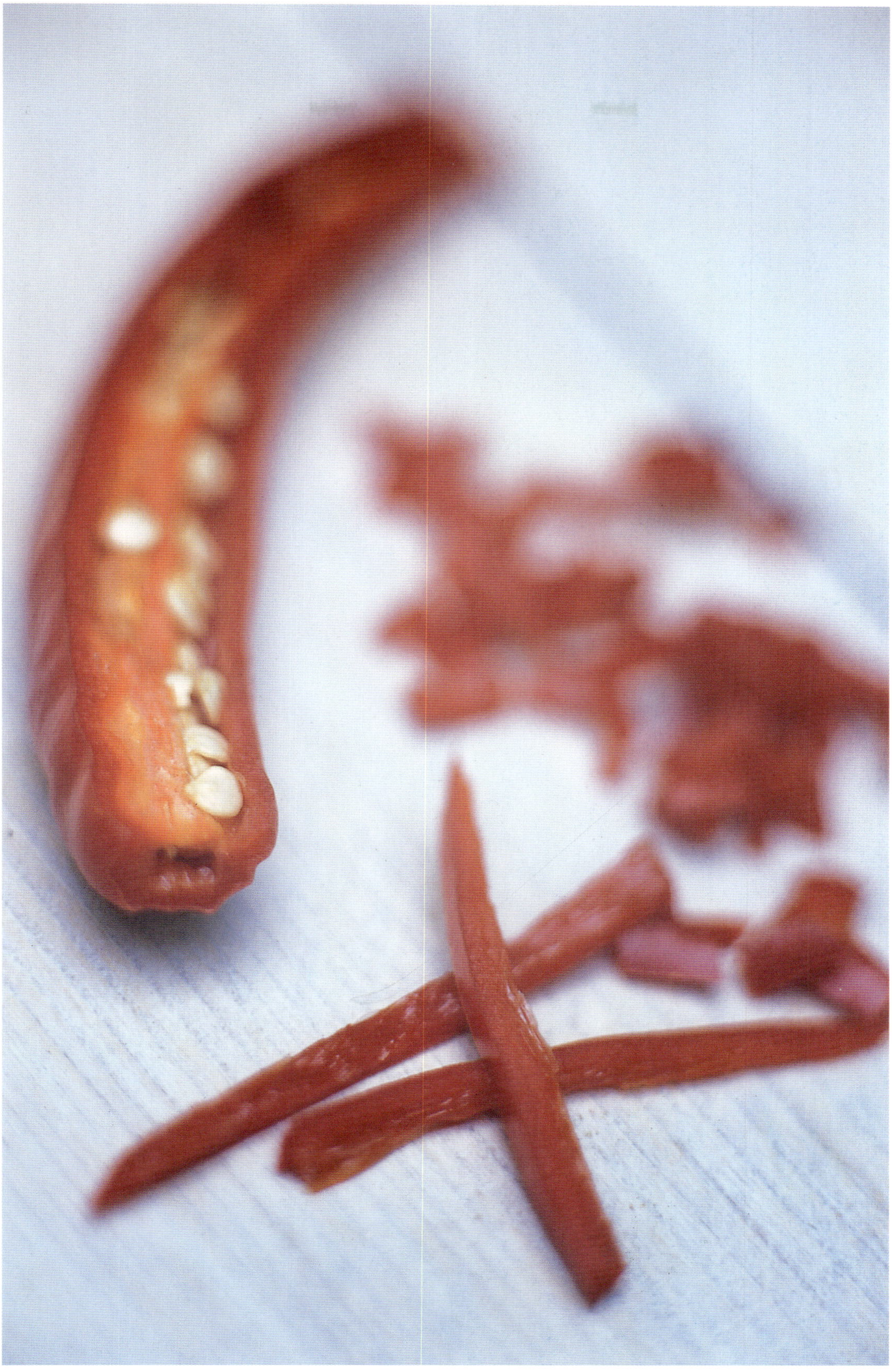

# Vivendo com as estações

*As estações são o relógio da natureza, marcando a morte e o renascimento do mundo natural a cada 12 meses. Assim fora como dentro: o seu corpo, com as suas células e órgãos, também está num constante estado de renovação, como o ciclo de morte e renascimento da natureza. Assim como as marés dos nossos oceanos são influenciadas pela força gravitacional da lua, também o é a energia interna que os tibetanos chamam de* la, *que circula pelo corpo e atinge o chakra da coroa a cada lua cheia.*

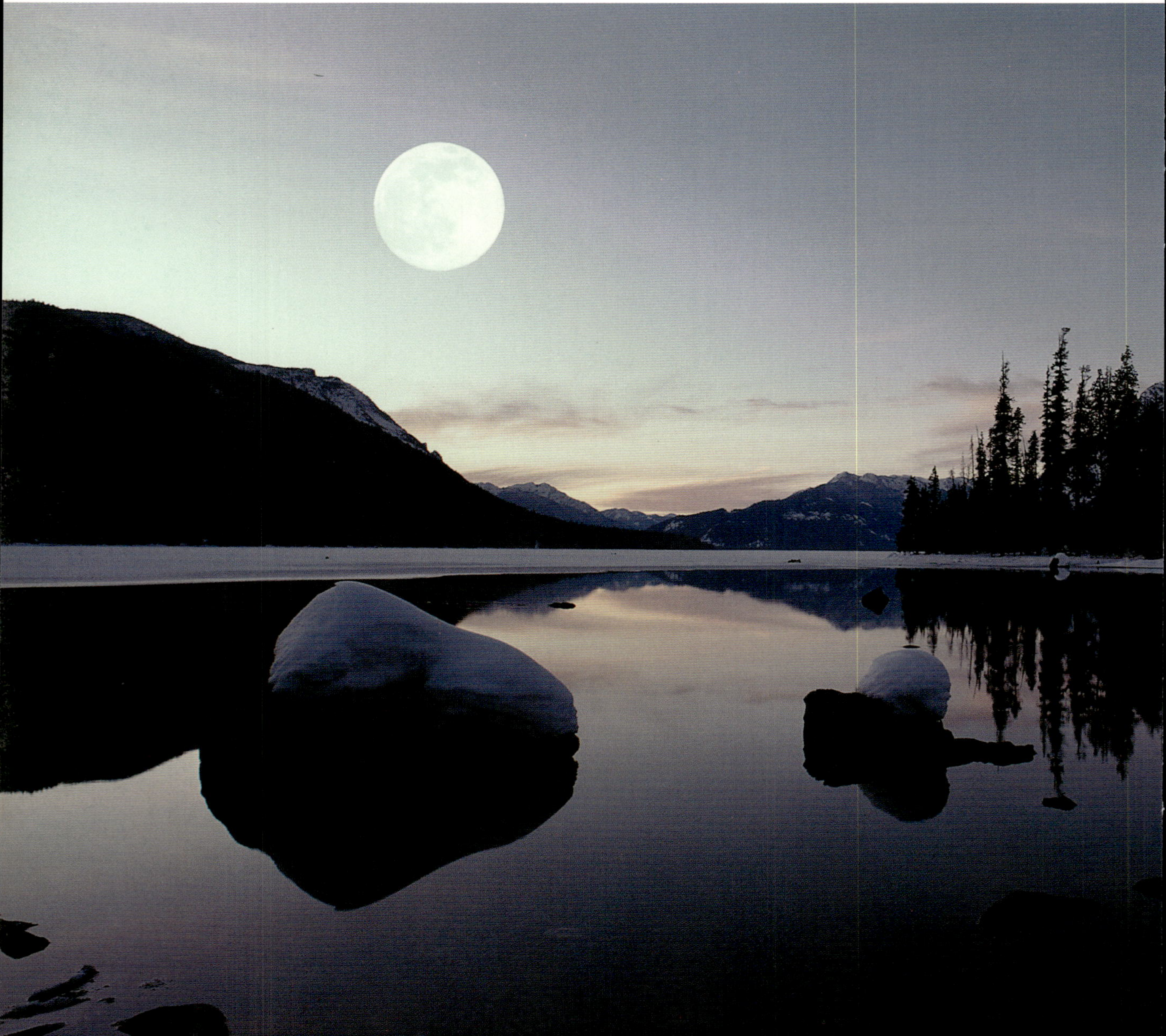

## As energias do planeta

O movimento das estações faz com que os animais da natureza hibernem e se acasalem, e que nasçam as flores. As energias do mundo natural e os seus cinco elementos – terra, água, fogo, ar e espaço – também nos fazem dormir à noite, nos fazem crescer e fazem com que o nosso metabolismo aumente ou diminua. Na ciência ocidental, essas mudanças cíclicas são chamadas de "biorritmo".

Praticar a arte da cura em harmonia com as energias do planeta é fundamental para a medicina tibetana, cuja aplicação implica a compreensão dessas forças e das estações. A força vital universal, que se manifesta no corpo como a consciência divina *tsog-lung*, produz os sete componentes corporais: essência nutricional, sangue, carne, gordura, ossos, medula e fluido regenerador. Esses processos ocorrem dentro de uma matriz universal dos cinco elementos e no contexto sazonal específico. Segundo os *tantras* médicos, a doença pode se manifestar, aumentar e ceder devido às energias das estações.

## Energia solar e os solstícios

À medida que a energia solar se torna mais forte no nosso planeta, os picos gelados das montanhas começam a derreter, assim como as calotas de gelo dos pólos. Da mesma maneira, a fleuma do corpo começa a derreter a partir do inverno e na primavera proliferam os problemas fleumáticos. A medicina tibetana recomenda o uso de uma mistura de farinha de lentilha e sabão em pó para substituir o sabonete e remover o excesso de fleuma do corpo. Para dispersar a fleuma no começo da primavera, você deve começar a praticar exercícios de yoga ou – se for praticante do *Dharma* do Buda – começar a praticar prostrações para os Budas e as divindades (página 138).

Durante o verão, quando o elemento fogo está no auge, as atividades que aquecem, como a sauna, devem ser evitadas. A meditação é importante nessa época. Se puder, medite ao ar livre nas tardes de verão. Vinte minutos meditando sob o céu azul, com o sol às costas, farão com que você libere o stress do dia na vastidão do céu e relaxe a mente.

*A lua influencia a passagem da força vital* la *pelos chakras do corpo, sendo que as duas seguem o mesmo ciclo de 28 dias.*

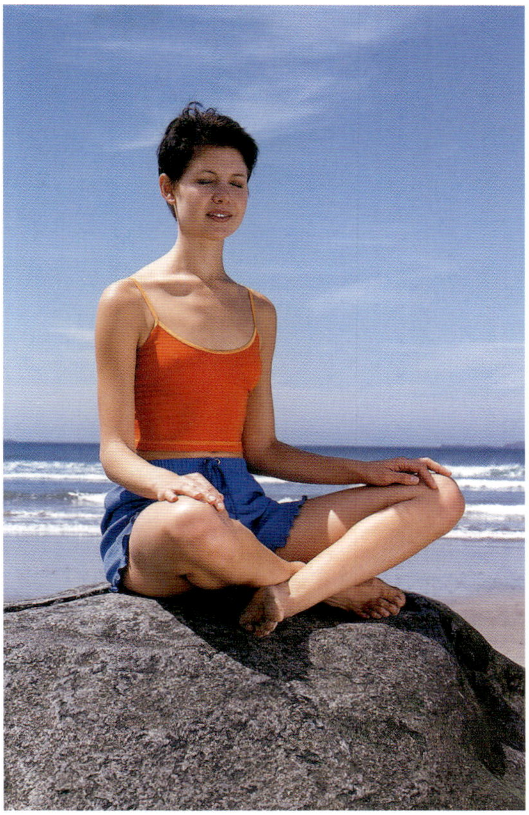

*No verão, procure meditar ao ar livre sempre que possível, deixando que os seus problemas desapareçam no céu azul.*

A medicina tibetana e a prática do Budismo Tântrico dão especial atenção aos solstícios da primavera e do verão. À medida que o céu avança para o norte no solstício da primavera, a energia do fogo começa a crescer, aquecendo o planeta e dando mais força às pessoas. No solstício de inverno, a energia do fogo atinge o pico e, nesse ponto, o sol começa novamente a declinar. As energias lunares, que são mais frias, se tornam então predominantes.

Os tipos *bekan* em particular precisam começar a entrar em forma no começo da primavera para manter o metabolismo ativo. Do equinócio da primavera até o equinócio do inverno, todos os tipos devem aproveitar ao máximo o aumento de energia. A medicina tibetana recomenda que, nessa época, a atividade sexual excessiva seja reduzida. Para alguns, é até melhor se abster de sexo por certos períodos.

Os homens são aconselhados a ter cuidado com a ejaculação, já que desperdiçar sêmen significa desperdiçar essência vital. (Nessa época, o consumo de alimentos como as ostras ajuda a repor o zinco perdido na ejaculação.)

O calor do verão exacerba a energia *tripa* presente nos tipos *tripa*. Então, para eles, é uma boa idéia nadar regularmente durante os meses quentes, para acalmar o desequilíbrio dessa energia.

A medicina tibetana ensina que, a partir do equinócio do outono, todos os tipos constitucionais podem fazer quanto sexo quiserem. O sexo é considerado especialmente benéfico para pessoas em que a energia *lung* predomina, já que alivia o stress que elas tendem a acumular.

A repressão das funções corporais não é recomendada nos *tantras* médicos. Eles dizem, por exemplo, que você deve comer quando sente fome e que pode criar pedras nos rins se deixar de urinar. E que não deve prender a respiração por períodos prolongados, já que o esforço de prender a respiração regularmente pode provocar doenças cardíacas.

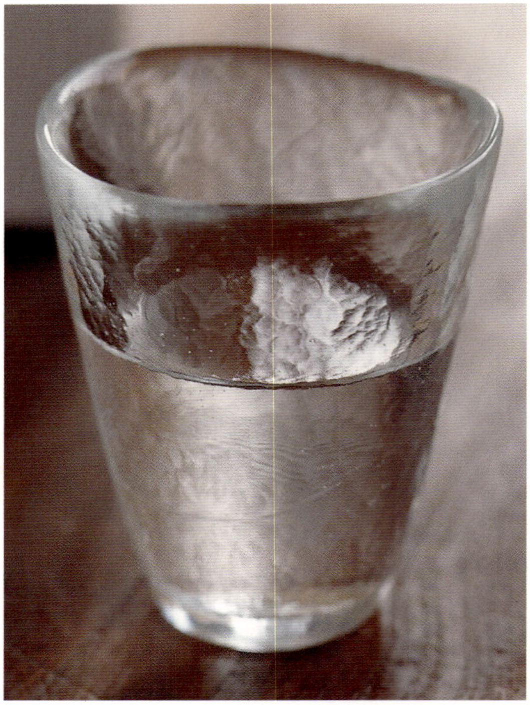

*Durante os meses de verão, beba muita água de uma fonte pura para evitar a desidratação.*

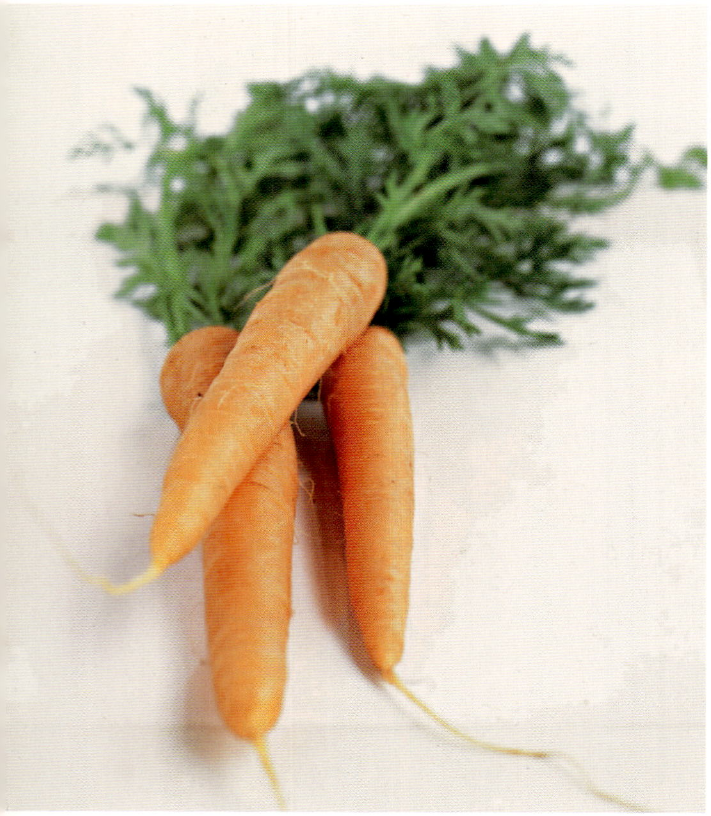

## A alimentação e as estações

Na primavera, é preciso consumir alimentos amargos, condimentados e ácidos para evitar as doenças associadas à fleuma. Limão, gengibre e maçã cozida são bons exemplos desses alimentos. Água fervida com mel também é uma boa escolha. Quem é naturalmente fleumático pode tomar um emético no começo da primavera para liberar a fleuma acumulada.

No verão, todos os tipos constitucionais devem evitar alimentos caloríferos, como condimentos apimentados e ensopados de carneiro com temperos fortes. Prefira as saladas durante essa estação, com proteína em forma de queijo de leite de cabra orgânico ou tofu cru. Beba vinho branco gelado ou cerveja, mas com moderação e muito gelo. O mais importante é beber muita água para evitar a desidratação.

No outono, todos os tipos constitucionais têm que comer mais alimentos que promovam calor

*No outono, coma raízes como a cenoura, que são ao mesmo tempo alimentos que geram calor e próprios da estação.*

interno. Por exemplo, escolha maçã em vez de limão e, em vez de salada, coma raízes e legumes, como cenoura, pastinaca, berinjela e abóbora, grelhados ou em forma de sopa.

Na passagem do outono para o inverno, o seu apetite aumenta e você pode comer à vontade alimentos que aquecem. Evite alimentos que promovam resfriamento interno, como saladas, tofu cru e bebidas frias.

## Proteção contra a doença

A doença invade os lugares sujos e, assim, manter a casa limpa e o ar renovado, arejando a casa todos os dias, oferece proteção. Se não quiser abrir as janelas durante os meses mais frios, queime incenso tibetano de cura. Você pode comprá-lo pela Internet.

Durante a primavera e o verão, borrife óleos essenciais misturados com água pela casa. O capim-limão é um excelente desodorizante e o gerânio favorece o equilíbrio e a harmonia. Algumas gotas de cada um desses óleos em água fresca é o suficiente. O óleo de melaleuca é um poderoso anti-séptico: era usado, por exemplo, pelas forças armadas australianas durante a Segunda Guerra Mundial. O poder das plantas e dos extratos de plantas não deve nunca ser subestimado.

*"O poder das plantas e dos extratos de plantas não deve nunca ser subestimado"*

*Queimar incenso de cura durante o outono e o inverno limpa o ar e protege a sua casa de doenças.*

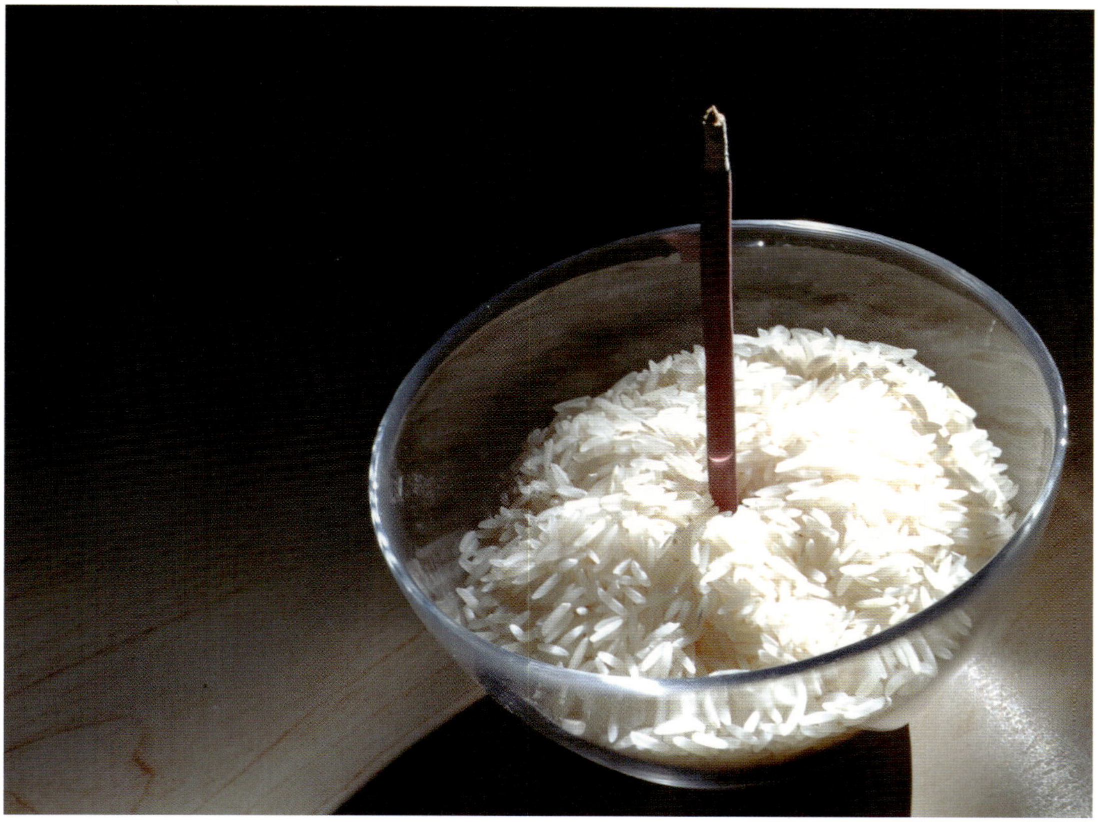

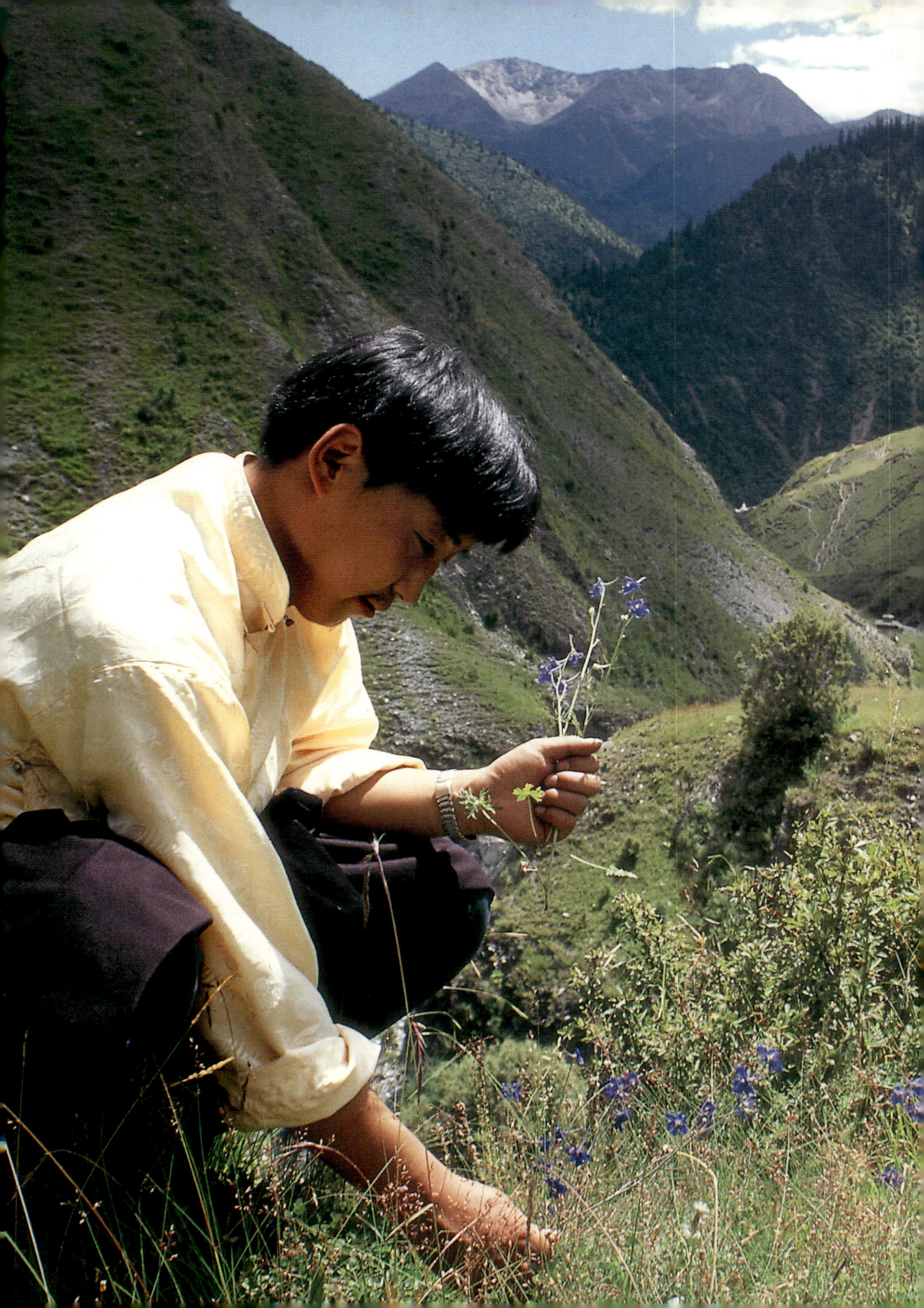

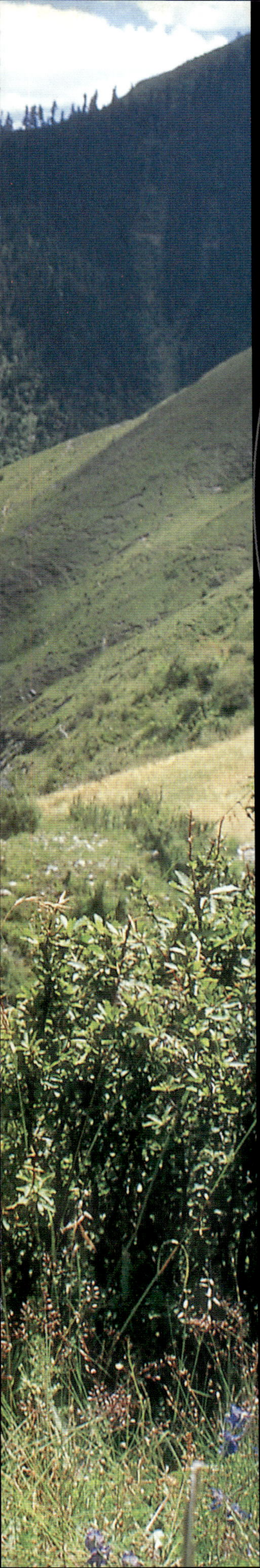

# Remédios terapêuticos

*A meta da medicina tibetana é atingir a homeostase, ou harmonia mental e física do organismo como um todo, e não o alívio temporário de sintomas. Quando as mudanças na alimentação e no estilo de vida não atingem esse resultado, os médicos tibetanos recorrem às fórmulas herbais que, tradicionalmente, são eles mesmos que colhem e manufaturam. Para tanto, conhecem os efeitos de mais de 1.000 ervas em muitas combinações. A opção seguinte de tratamento são as terapias manuais, como a moxabustão e a aplicação de ventosas, que estimulam pontos de energia no corpo. Outra opção aberta aos médicos é prescrever as pílulas criadas por mestres espirituais de acordo com fórmulas secretas e por meio de um profundo processo alquímico.*

# A medicina herbal tibetana

*Depois das mudanças na alimentação e no comportamento, as fórmulas herbais são os principais remédios a que os médicos da medicina tibetana recorrem para restaurar o equilíbrio das três energias vitais dentro do corpo. Os médicos tibetanos são hábeis farmacêuticos, que nunca prescrevem uma única erva. As plantas medicinais são sempre prescritas em sinergia e algumas das fórmulas são muito complexas: cada pílula pode conter de sete a 100 ingredientes. Assim, ao longo dos séculos, foi construída uma extensa matéria médica, ou compilação de remédios terapêuticos, por meio da prática da medicina herbal.*

## A matéria médica

A atual matéria médica do Tibete é derivada do livro *Jingzhu Bencao* [As Ervas Pérola], publicado em 1835 por Dumar Danzhenpengcuo. O texto se divide em duas seções: a primeira é um *sutra* de louvor e a outra uma classificação da matéria-prima que pode ser usada para criar remédios de cura. Segundo os *tantras* médicos, tudo na terra tem poder para ser um remédio. *Jingzhu Bencao* lista 2.294 materiais, dos quais 840 são minerais, 1.006 são de origem vegetal e 448 de origem animal. Hoje, os materiais de origem animal não são mais usados, e mais de 300 espécies de plantas medicinais do Tibete foram extintas depois da invasão chinesa.

## Fórmulas herbais

Embora sejam descritas individualmente, as ervas nunca são usadas isoladamente nos remédios tibetanos, mas em combinações sinergísticas criadas para regular os efeitos dos ingredientes ativos sobre o corpo. Como já se observou, os efeitos colaterais, comuns na medicina farmacêutica do Ocidente, não ocorrem na medicina tibetana, provavelmente graças à complexidade das fórmulas herbais.

## Cura divinamente revelada

Acredita-se que todas as plantas de cura do mundo foram plantadas pela divindade feminina da medicina, conhecida como Yitrogma. Antes do advento das modernas técnicas de pesquisa, xamãs e herbalistas do mundo inteiro contavam com duas leis gerais para determinar que plantas podiam ser usadas como remédio. A primeira é chamada "doutrina dos contrários", em que se busca o equilíbrio opondo uma qualidade ao seu oposto (como o uso de ervas refrescantes para combater a febre).

A segunda filosofia é a "doutrina das assinaturas". Segundo ela, "o semelhante cura o semelhante": a forma de uma planta indica as partes do corpo com que ela tem afinidade (por exemplo, a ficária ou celidônia menor é conhecida como erva-da-hemorróida porque tem a forma da hemorróida e é eficaz no seu tratamento). Além disso, esses curadores observavam animais doentes para ver o que comiam para se curar. Muitas propriedades de cura atribuídas a certas plantas por meio dessas doutrinas foram agora comprovadas cientificamente.

Como o Tibete era em grande parte um país xamanista antes do advento do Budismo no século VII, parte da matéria médica pode ter sido descoberta por xamãs durante transes místicos, provocados talvez pelo uso de substâncias alucinógenas.

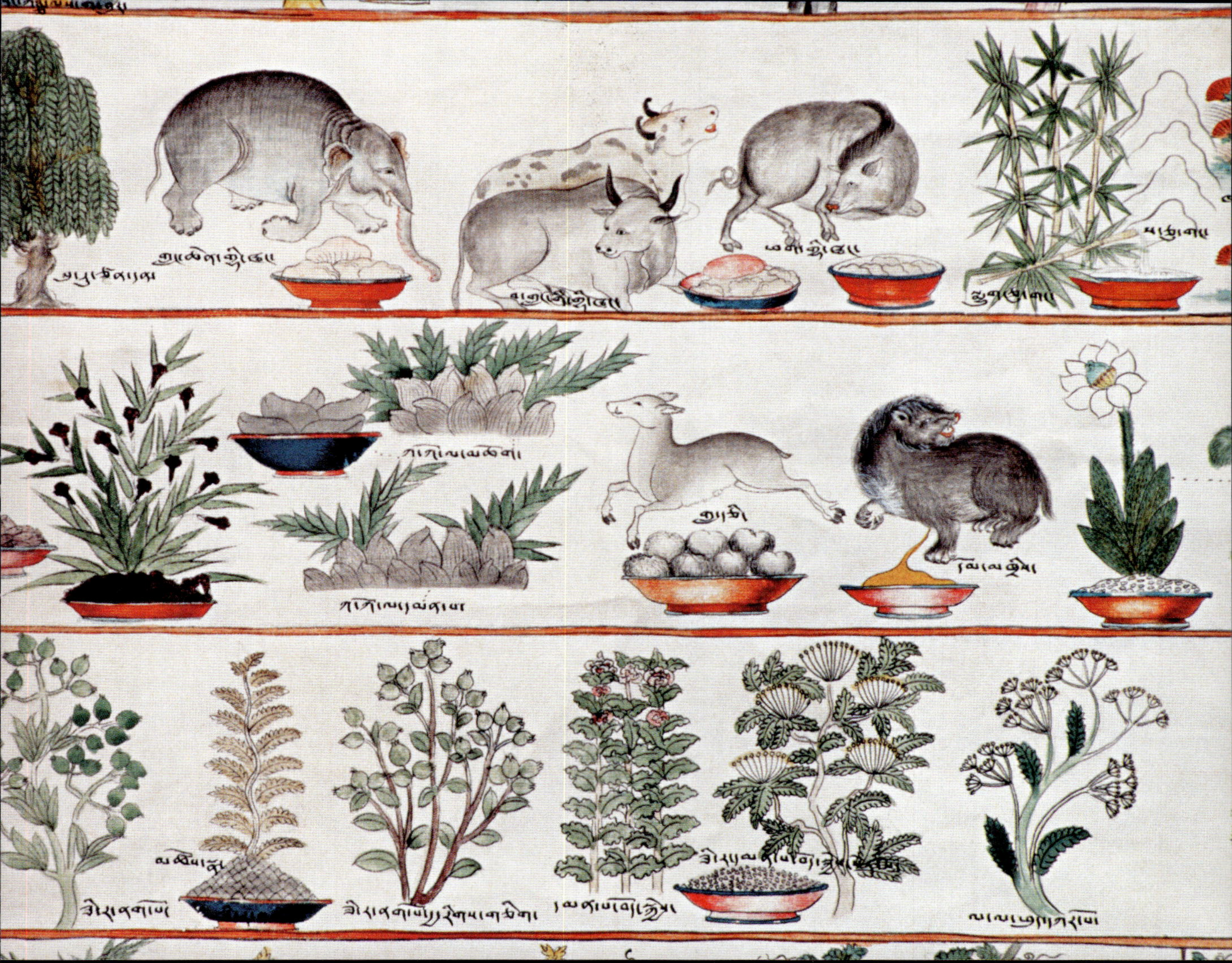

*Essas ilustrações de remédios naturais acompanham antigos textos médicos preservados no Hospital de Medicina Tibetana*

Durante esses transes, os espíritos da floresta mostravam ao xamã as ervas a serem usadas no tratamento da doença.

Os médicos tibetanos, que são considerados emanações do Buda da Medicina, sonham às vezes com os pacientes antes de conhecê-los. Os anjos da cura do Buda da Medicina ajudam o médico a chegar a um diagnóstico e mostram a ele as ervas que podem efetuar uma cura duradoura. Acredita-se que, às vezes, é assim que o médico elabora as suas fórmulas herbais.

*Os habitantes do Tibete vêem o mundo natural como o seu armário de remédios. Nesta ilustração, uma cura para dor de dente está sendo preparada.*

## Conhecimento secreto

Muitos livros sobre medicina herbal tibetana ainda não foram traduzidos da sua língua original. A tradução fica difícil porque algumas das palavras usadas são sinônimos secretos. O termo "mirabólano", por exemplo, tem 32 sinônimos em tibetano e 42 em sânscrito.

A composição das fórmulas herbais é tão bem guardada que um médico tibetano da linhagem dos curadores tântricos só ensina o preparo dos remédios aos discípulos mais próximos. Muitas fórmulas são escritas em forma criptografada para proteger o seu conteúdo dos charlatões e só podem ser decifradas de acordo com a transmissão oral de um genuíno mestre da cura.

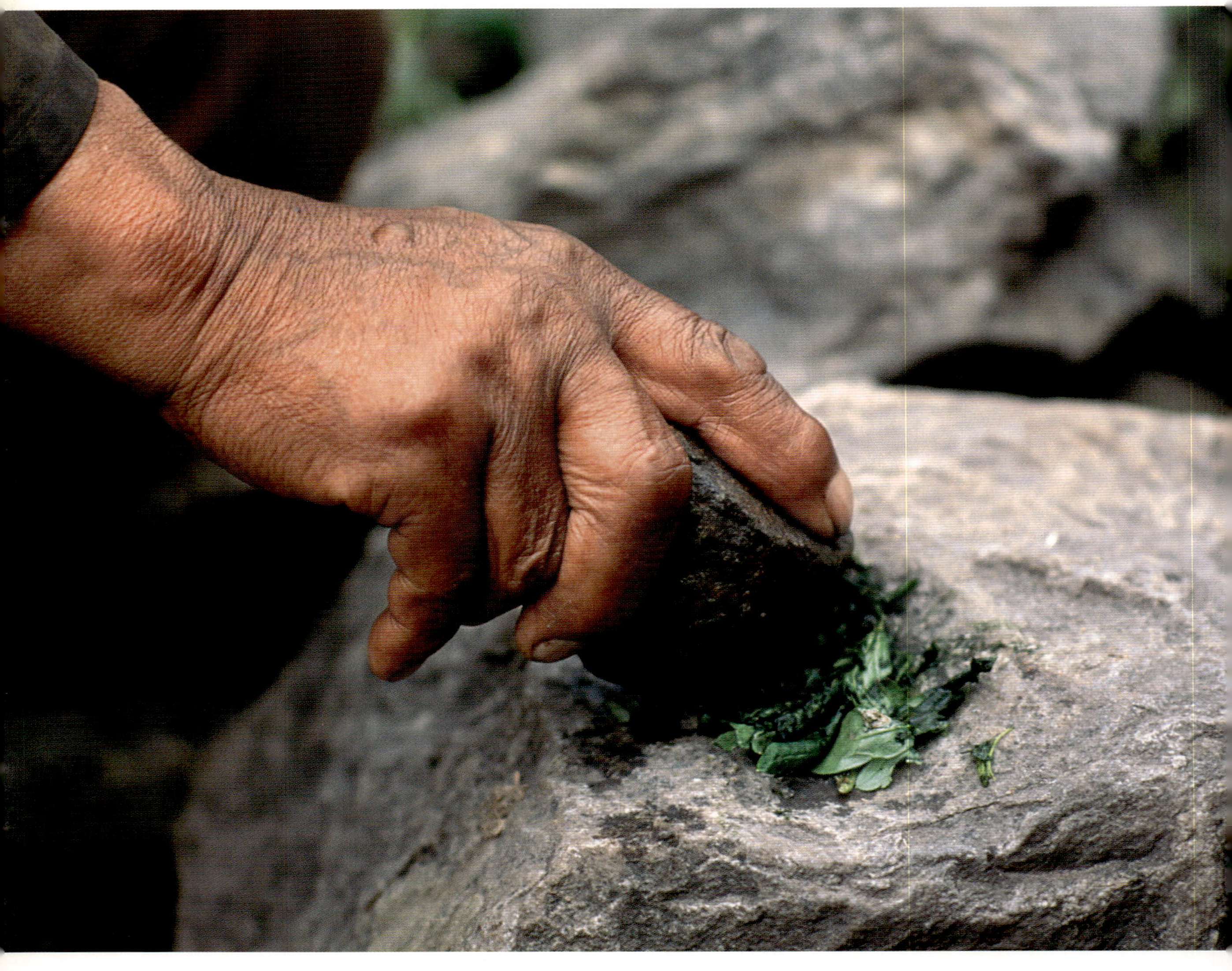

## Treinamento herbal

O treinamento para se tornar um mestre farmacêutico da medicina tibetana leva pelo menos sete anos. O aluno tem que aprender as propriedades de cada uma das ervas da farmacopéia, onde e como colhê-las. O farmacêutico é também treinado nos "gostos" medicinais das ervas e seus efeitos dentro do corpo. Todos os médicos tibetanos têm que estudar farmácia herbal e aprender a fazer eles mesmos os remédios. São instruídos em três aspectos da formulação de pílulas herbais: equilíbrio, intensificação e proteção contra os efeitos colaterais.

## Gosto, poderes e efeitos

Os farmacêuticos produzem os remédios tibetanos de acordo com o gosto, o poder e o efeito, uma combinação de considerações exclusiva da medicina tibetana, que talvez explique a ausência de efeitos colaterais. Os gostos são seis: doce, ácido, amargo, salgado, picante e adstringente. Há também três gostos pós-digestivos – doce, ácido e amargo –, e cada um deles equilibra duas das três forças vitais, *lung*, *tripa* e *bekan*.

Os oito poderes têm diferentes efeitos sobre as energias internas do corpo. São eles: pesado, liso, frio, macio, leve, áspero, picante e agudo.

Os 17 efeitos são determinados com base na noção de que uma doença fria é curada por um efeito quente, um problema úmido é curado por um efeito seco e assim por diante. Os efeitos são assim categorizados: frio, quente, tépido, fresco, grosso, ralo, úmido, áspero, leve, pesado, constante, impulsor, embotado, agudo, tenro, seco e macio. Ao considerar tudo isso na formulação de um remédio, o médico tibetano trabalha em harmonia com a natureza e os seus cinco elementos, à medida que se manifestam dentro e fora do corpo.

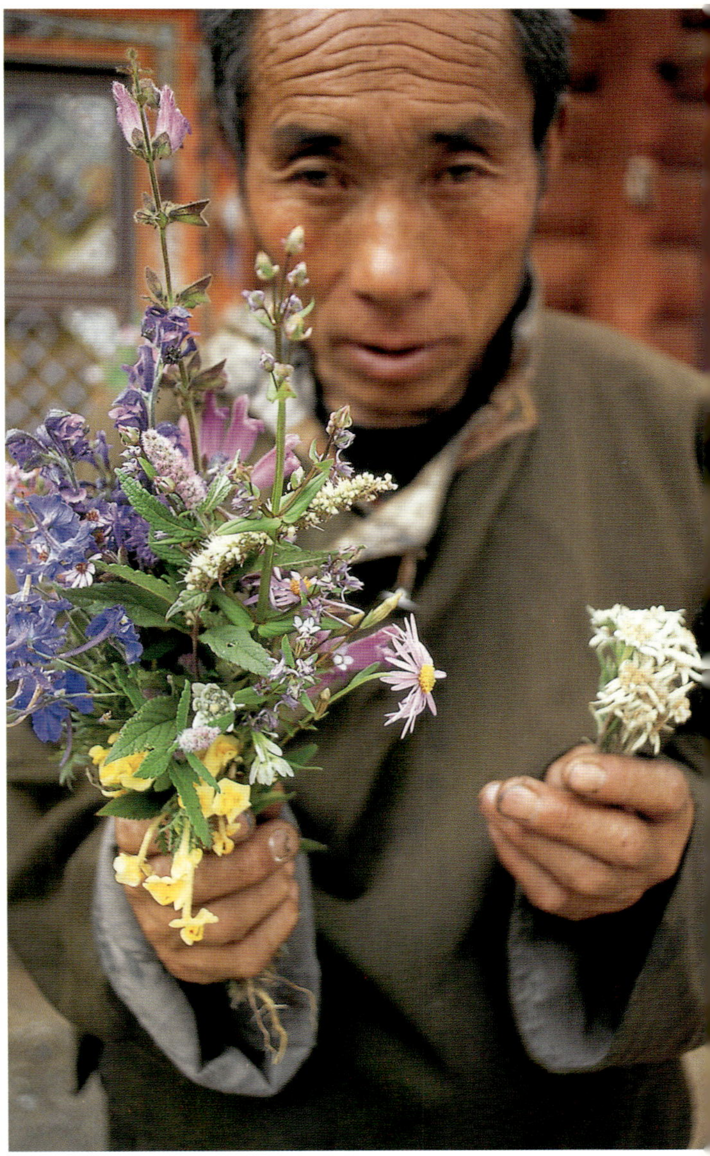

*Essas plantas medicinais, conhecidas como* kasha *em tibetano, podem ser usadas para curar doenças nos pés e na boca de animais.*

## Pacificação e eliminação

Segundo o *Gyud Zhi*, o poder da medicina herbal tibetana tem dois aspectos: pacificar e eliminar. Os remédios que pacificam dominam o excesso de uma determinada energia vital, estimulando-a a voltar ao seu local correto no corpo. Incluem o remédio tibetano conhecido como Agar, que estimula a energia *lung* a se equilibrar e voltar ao seu local apropriado.

Os remédios que eliminam são prescritos para expulsar do corpo quantidades excessivas de força vital e para limpar os canais místicos pelos quais elas fluem. Esse tipo de remédio e tratamento inclui supositórios, enemas, eméticos e técnicas de limpeza nasal.

# A farmacopéia tibetana

*Entre os itens da farmacopéia tibetana estão as ervas e minerais que o Buda da Medicina segura na sua mandala, chamada de paraíso da cura. Trata-se de uma maravilhosa representação pictórica da farmacopéia médica tibetana. Os grupos de ervas são representados como quatro "montanhas", associadas aos quatro pontos cardeais da bússola.*

## Montanha ao leste – medicina suprema

*Terminalia chebula*, a árvore da saúde, conhecida como mirabólano ou arura na medicina tibetana, é a planta que o Buda da Medicina segura na mão esquerda, num gesto de cura para todos os que o vêem. Todas as partes da árvore mirabólano podem ser usadas na cura. Caso singular no mundo natural, a árvore abrange os seis gostos, os sete poderes e os 17 efeitos da medicina herbal tibetana (ver página 105).

As frutas da árvore são consideradas ainda mais especiais, pois promovem a longevidade e a sabedoria. Funcionam como tônico para o sistema nervoso, calmante para o coração e regulador digestivo. Segundo a tradição, há um tipo de mirabólano feito de ouro mas, para vê-lo, seria necessário viajar para o domínio do Buda.

No livro *Tibetan Buddhist Medicine and Psychiatry*, Terry Clifford descreve o poder da árvore mirabólano:

> *"A raiz é boa para doenças nos ossos, o tronco para a carne, os galhos para transtornos nervosos e para os tendões, a casca para a pele, as folhas para doenças dos 'órgãos ocos', a flor para os órgãos sensoriais e os frutos para o coração e os órgãos sólidos."*

## Montanha coberta de neve ao norte – ervas para doenças quentes

Sândalo, cânfora e alcaçuz estão entre as ervas usadas para esfriar doenças quentes (ver página 69) e sofrem a influência do poder da lua. A inflamação, segundo a medicina tibetana, gera calor e se espalha no corpo, fazendo com que os tecidos fiquem repetidamente inflamados e se desintegrem mais depressa do que podem ser restaurados. A ciência ocidental ensina que as doenças em sua maioria são uma reação inflamatória ao stress e uma tentativa de reparação por parte da bioquímica do corpo. Segundo os tibetanos, todas as doenças são causadas pelo stress, que agrava a energia *lung*.

## Montanha do trovão ao sul – ervas para doenças frias

Canela, gengibre, romã e pimenta preta são as principais ervas da Montanha do Trovão ao Sul. São usadas em geral no tratamento de doenças frias (ver página 69), já que são influenciadas pelo poder do sol.

## Seis remédios excelentes da Montanha Malaia a oeste – remédios *dzang*

As seis ervas associadas à Montanha Malaia a oeste são: noz-moscada, cravo, bambu, açafrão, cubeba e cardamomo.

### Noz-moscada (*dzati*)

Os frutos e o óleo dessa planta são usados para combater todos os tipos de distúrbios *lung*. A noz-moscada tem um efeito direto sobre o canal vital *srog rtsa* (ver página 48), a sede da consciência. O seu princípio ativo é a miristicina, conhecida por

*Essa mandala do Buda da Medicina mostra o mirabólano, o cravo, a pimenta e outros ingredientes da medicina tibetana.*

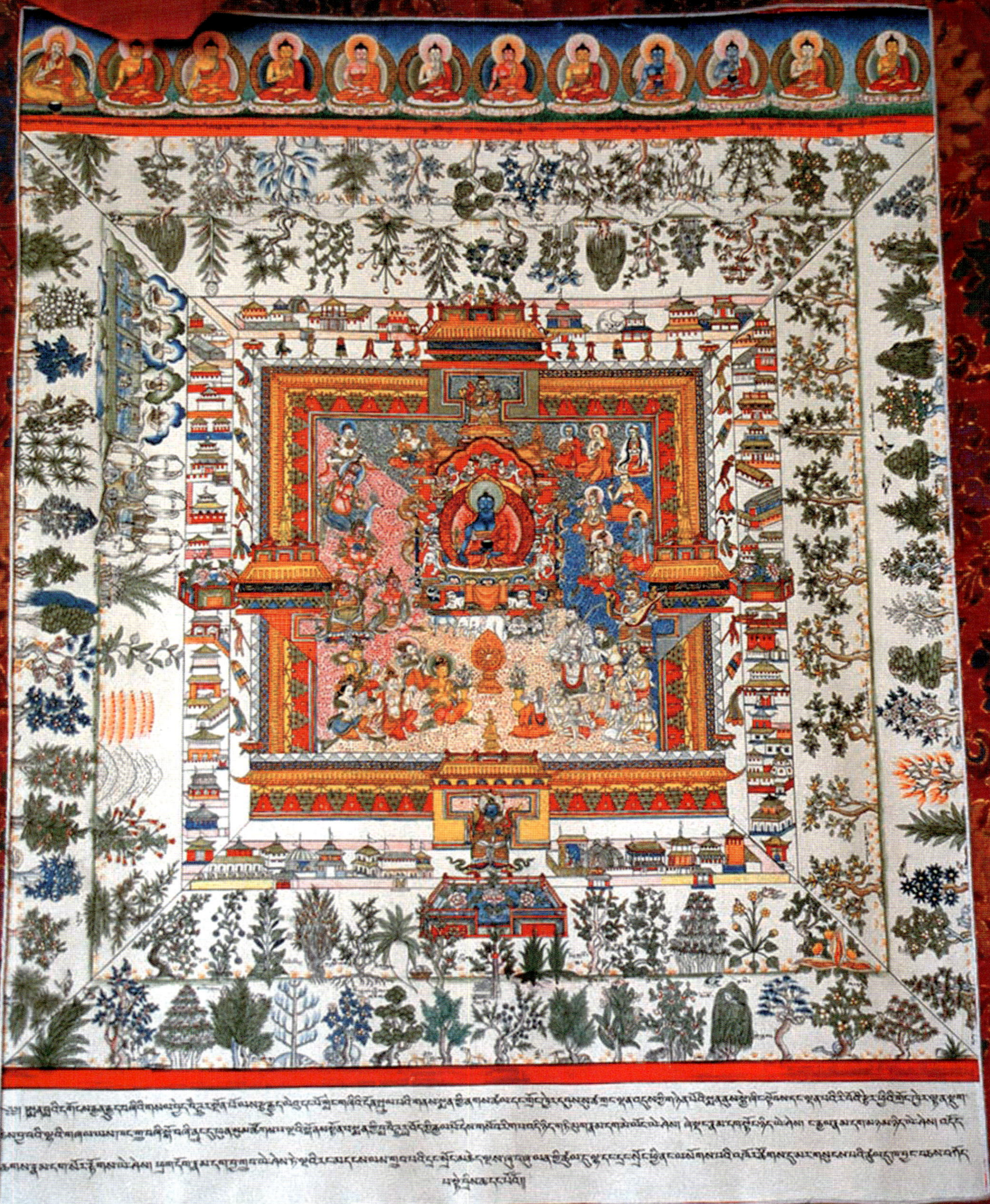

## Padma 28

Um suplemento de ervas do Tibete, clinicamente testado, é agora fabricado na Suécia com o nome de Padma 28. A fórmula ganhou fama internacional por tratar com sucesso certos problemas, como claudicação intermitente (uma doença circulatória que causa cãibras), doenças cardíacas e problemas imunológicos. Tradicionalmente, é usada para curar doenças quentes causadas por inflamação. Acredita-se que a fórmula seja também um potente adaptógeno, restaurando a coerência saudável dos sistemas corporais e estimulando a imunidade. As 19 plantas que a compõem, misturadas com cânfora e sulfato de cálcio são ricas em antioxidantes. Vários estudos demonstraram que Padma 28 é útil na luta contra o câncer, protege as células de oxidantes e impede os efeitos da inflamação. Já se mostrou benéfica em casos de artrite, esclerose múltipla e diabetes, além de favorecer a recuperação no esporte.

ser um poderoso antiinflamatório, por prevenir danos ao intestino pela *E. coli* e por inibir o câncer causado por envenenamento químico. Costuma-se dizer que, na ausência de outro remédio para transtornos psiquiátricos, inalar noz-moscada já é o suficiente. A noz-moscada é recomendada para pacificar distúrbios dos ventos no canal *srog rtsa*, sendo por isso usada também para tratar doenças do coração. A polpa da noz-moscada tem forma de coração e é usada como afrodisíaco para homens.

### Cravo (*lishi*)

Esse condimento é usado para tratar o canal *srog rtsa* e, mais especificamente, os canais menores ligados a ele. É tradicionalmente conhecido por seus benefícios em casos de *angina pectoris*. Essa erva gera calor e é eficaz no tratamento de distúrbios frios. O princípio ativo do cravo é o eugenol, um potente anestésico e inibidor de bactérias, usado há séculos em odontologia. O efeito antioxidante do seu óleo essencial é o mais poderoso entre todas as plantas.

### Bambu (*chugang*)

A seiva dessa planta é usada para tratar doenças que formam fleuma e é rica em sílica, um microelemento necessário para a saúde dos ossos e da pele. Tradicionalmente, a seiva de bambu é usada para desfazer a fleuma, especialmente a que se acumula em volta do coração, causando insônia e epilepsia. A tradição considera o bambu muito eficaz no tratamento da asma.

### Açafrão (*khache-gurgum*)

Um dos condimentos mais caros do mundo, o açafrão é usado para tingir mantos budistas. Esse condimento tem também uma longa tradição de uso em medicina. Por exemplo, arqueólogos descobriram pinturas na Grécia que mostram o uso do açafrão no tratamento de mais de 90 doenças. No Oriente Médio, os banhos de açafrão eram considerados uma panacéia. Pesquisas revelaram que o açafrão é rico em vitamina B2 e carotenóides (agentes naturais anticancerígenos), protegendo também o sistema digestivo. A medicina tibetana o considera benéfico para o fígado e, em muitas culturas, é usado para tratar a depressão.

### Cubeba (*gurgum*)

Na medicina tibetana, essa planta é conhecida pela eficácia no tratamento do baço e é usada também para tratar a gonorréia e problemas urinários como a cistite. O óleo essencial é anti-séptico, sendo usado na formulação de pastilhas para a garganta.

### Cardamomo (*sugsmel*)

Essa rainha dos condimentos é usada em toda a medicina oriental para dissipar a umidade. É especialmente útil no tratamento de problemas do estômago, como acidez e flatulência. O cardamomo contém o composto cineol, que é um conhecido anti-séptico e tônico para o sistema nervoso. O condimento é usado também para tratar impotência. Os egípcios o usavam para clarear os dentes e pesquisas recentes comprovaram os benefícios desse condimento na odontologia.

# Uso doméstico das ervas

*As ervas medicinais são uma parte essencial da medicina tibetana e é provável que algumas delas já estejam na sua cozinha. Depois de conhecer os seus benefícios, você poderá usá-las de várias maneiras diferentes. Estudos científicos recentes demonstraram que algumas ervas podem ser mais eficazes do que drogas farmacêuticas na sua ação curativa, sem efeitos colaterais.*

## Banhos de ervas

Um tratamento muito poderoso da medicina tibetana é a terapia com banhos de ervas. Essa terapia é usada especialmente no tratamento de artrite e problemas da pele – e é tão bem-sucedida que os médicos tibetanos fazem questão de promover esse método de aliviar a dor. Estudos científicos demonstraram os efeitos benéficos desses banhos de ervas sobre a artrite reumatóide, descobrindo que diminuem a atividade do sistema imunológico que provoca a doença.

Durante o sétimo mês do calendário tibetano (começo do outono), aparece uma estrela que é associada à divindade da medicina, Garma Duiba. Durante esse período, os tibetanos chamam de "orvalho" qualquer água tocada pela luz dessa estrela. A aparição da estrela marca o início do festival de banhos tibetanos.

O Orvalho de Cinco Gostos é uma fórmula de banho tibetano para uma terapia que deve ser praticada todos os dias por um mínimo de sete dias. A fórmula é composta de cinco ervas: cipreste italiano, *artemisia annua*, azaléia, efedra e noz-moscada. Todas essas ervas têm qualidades de cura.

O cipreste italiano é um conhecido antiviral e ajuda também a curar doenças de pele como eczema e dermatites. A *artemisia annua*, como se descobriu recentemente, é benéfica no tratamento da malária: entre os pacientes tratados com o seu componente ativo, a artemisinina, o índice de mortalidade foi 97% menor. Além disso, já se demonstrou que a *artemisia annua* ajuda a prevenir o desenvolvimento de células cancerosas. As flores da azaléia vermelha têm um efeito desintoxicante, fortificam o coração e ajudam a equilibrar as emoções. A efedra é ótima para dores causadas pelo frio e estimula o suor. A noz-moscada acalma o coração e é boa para distúrbios *lung*.

## Óleos de massagem

A massagem é uma terapia largamente usada na medicina tibetana para promover o livre fluxo de *tsog-lung* pelo corpo (ver página 116). É fácil fazer um óleo de massagem usando óleos essenciais orgânicos não-adulterados. Como óleo-base, escolha o óleo de ger-

*Você pode fazer um autêntico óleo de massagem usando uma combinação de óleos essenciais misturada a óleo de gergelim, que alivia o stress.*

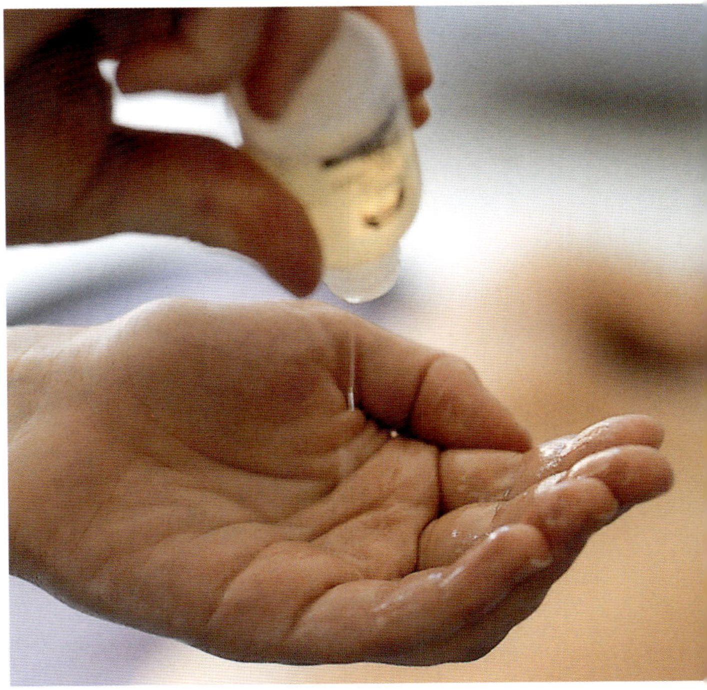

## Faça um banho de ervas

Essa fórmula simples para um banho de ervas, que combina bagas de junípero, erva-cidreira, camomila e lavanda, é recomendada para uso durante o programa de rejuvenescimento (ver página 115).

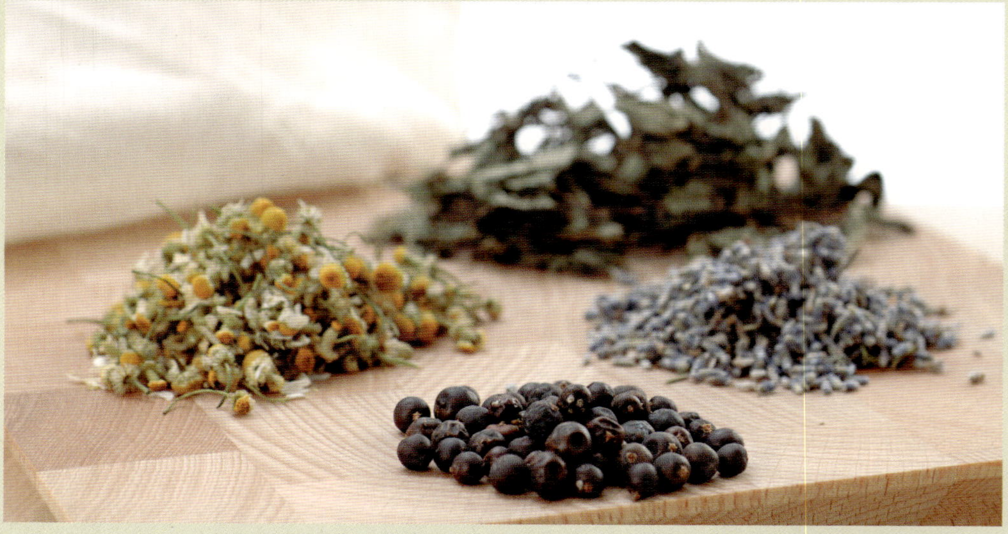

1 Você vai precisar de uma mão cheia de erva-cidreira, camomila e lavanda e de uma colher de sopa de sementes de junípero.

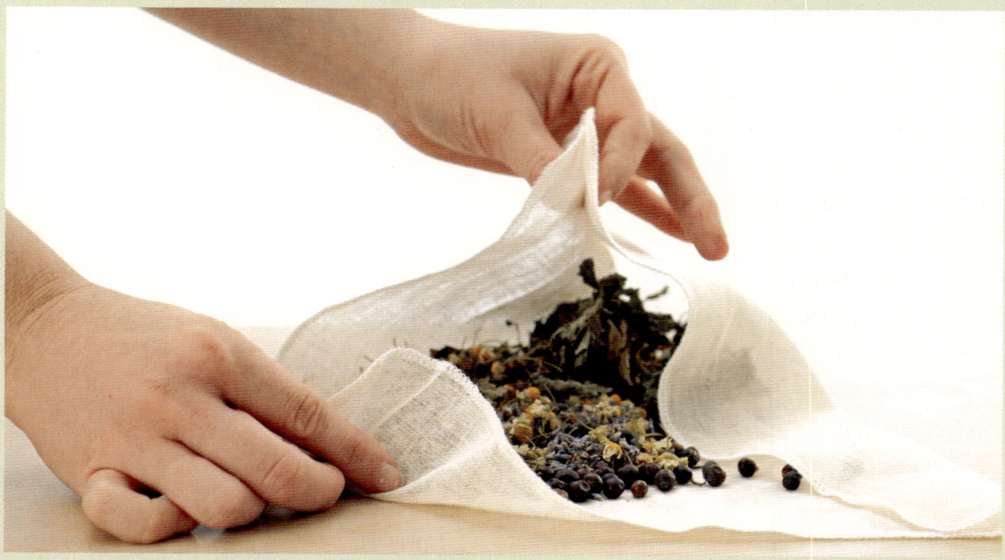

2 Ponha tudo num lenço de musselina e amarre bem. Deixe em infusão durante uns dez minutos e então entre na banheira e fique relaxando na água por uns 20 minutos pelo menos.

gelim incolor, tradicionalmente usado para combater o stress. Para 100 ml de óleo de gergelim, acrescente os seguintes óleos essenciais: dez gotas de cravo, cinco gotas de sândalo, cinco gotas de cedro, cinco gotas de pau-rosa, três gotas de gerânio, dez gotas de lavanda e quatro gotas de vetivéria. Aplique um pouco de óleo nas mãos e esfregue-as uma na outra para aquecer o óleo antes de aplicá-lo ao corpo.

## Chás de ervas

Beber chás de ervas é uma forma excelente de diminuir a ingestão de cafeína, que provoca tanto stress no Ocidente. O chá de gengibre devolve o calor à digestão e atua também como um poderoso antiinflamatório. O chá de camomila, que contém azuleno, também tem propriedades antiinflamatórias e ajuda a dormir à noite. O chá de coentro resfria o corpo no calor e aquece no frio. O chá de cardamomo é excelente para dispersar a fleuma ou muco do sistema digestivo e torna a digestão menos preguiçosa. O chá de urtiga é um fantástico diurético. O chá de alcaçuz é bom como tônico para o fígado e deve ser tomado de manhã. O chá de erva-doce estimula o apetite.

## Ervas e comida

Há muitas maneiras de introduzir ervas de cura na alimentação, e só algumas poucas são sugeridas aqui. Como tempero de mesa, considere substituir a pimenta pelo cominho, que tem propriedades carminativas, eliminando os gases do estômago e dos intestinos. A pimenta-de-caiena, chamada de "rei do calor" no *Gyud Zhi*, também pode ser usada como condimento e beneficia os que têm propensão a doenças cardíacas. A canela ajuda a regular o açúcar no sangue e pode ser salpicada sobre torradas e sobremesas. O cravo é um excelente tônico para o canal *srog rtsa* e pode ser acrescentado aos ensopados, tornando-os mais saborosos e picantes. O açafrão, que pode ser usado para colorir o arroz (como na *paella*, prato espanhol), desintoxica o sistema biológico e previne doenças do coração e do fígado.

## Alimentos para os *nagas*

Segundo o Budismo Tibetano, uma das causas da doença é a ira dos *nagas*, os espíritos que guardam os lugares. Os *nagas* ficam zangados quando o lugar onde moram é perturbado, podendo causar doenças (ver página 62). Se você está doente, pode ser que tenha inadvertidamente interferido no ambiente deles.

Tradicionalmente, os alimentos brancos são usados como oferendas para apaziguar a ira dos reis *naga* e para conquistar riqueza, fama, confiança, mérito ou qualquer outra coisa. Você pode criar uma bandeja de oferendas com alimentos como iogurte natural, arroz branco, chocolate branco e coisas assim. Se quiser queimar incenso, jogue condimentos em pó (como cardamomo, cinco temperos, que é uma mistura chinesa, ou até uma mistura de ervas do supermercado) sobre carvão em brasa. Quando a fumaça dos condimentos começar a subir em direção ao céu, faça pedidos referentes à sua saúde ou aos seus sonhos para todas as divindades. (Nunca ponha carne crua numa oferenda, ou fará com que as divindades desmaiem!)

*Alimentos brancos são oferecidos aos* nagas. *Misture água com farinha para formar uma pasta que pode ser moldada numa tigela em forma de* stupa.

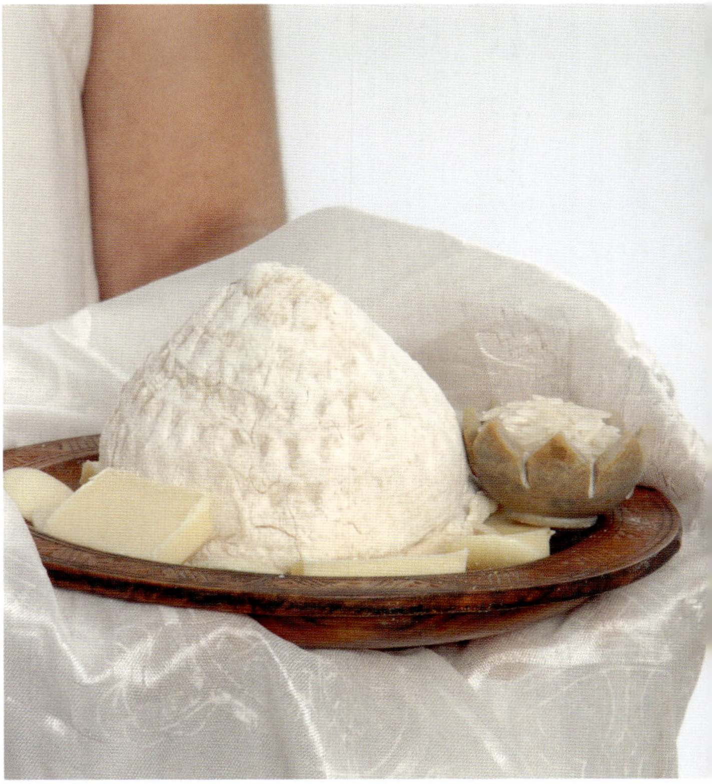

# Programa de rejuvenescimento

*A medicina tibetana prescreve um programa de rejuvenescimento (especialmente para quem está sofrendo de esgotamento por stress ou para quem já passou dos 60) para aumentar a longevidade e a juventude e restaurar a força vital no corpo. A prática visa reequilibrar os sistemas energéticos do corpo e promover a produção dos sete componentes corporais: essência nutricional, sangue, carne, gordura, ossos, medula e fluido regenerador. Ativa também o funcionamento dos processos excretores para desintoxicar o corpo. Você pode usar esse programa sempre que estiver cansado e precisando de mais energia.*

## Técnicas para os tempos modernos

Quando o *Gyud Zhi* e o *Berilo Azul* foram compilados no Tibete, no século XVII, o ambiente não era poluído. Hoje, a industrialização global poluiu a terra, o ar, a água e o alimento de todos nós com metais pesados e produtos químicos que se acumulam no corpo, inibindo as funções bioquímicas e provocando doenças como arteriosclerose, câncer e Alzheimer. O programa de rejuvenescimento sugerido aqui busca eliminar do corpo os metais pesados e outros poluentes.

## Antes do retiro

Muitas culturas do mundo todo ensinam que de nada vale pôr um remédio bom num corpo sujo. Antes de começar o programa de rejuvenescimento, é preciso antes remover do corpo as toxinas acumuladas. Há vários jeitos de fazer isso.

### *Psyllium* em pó

Alguns médicos tibetanos recomendam tomar todos os dias uma colher de sobremesa de *psyllium* em pó com meio copo de água morna. Quando misturada à água, a fibra solúvel do *psyllium* forma um gel que ajuda a remover as toxinas do corpo. Se você está planejando fazer um programa de rejuvenescimento, comece a tomar *psyllium* cerca de uma semana antes.

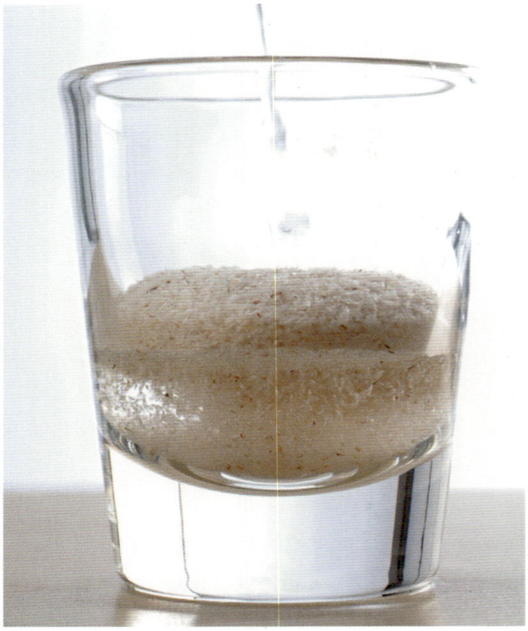

*O gel formado quando a água é combinada ao* psyllium *em pó absorve as toxinas e as remove do corpo.*

### Ervas purgativas e irrigação do cólon

Uns dois dias antes de começar o programa de rejuvenescimento, é bom tomar uma mistura de ervas para purgar o sistema digestivo. A ervas purgativas têm que ser prescritas e fornecidas pelo seu médico.

Um médico tibetano pode também recomendar uma irrigação do cólon antes do programa, feita com um terapeuta profissional. Irrigar os intestinos remove os alimentos que podem se combinar de maneira a prender o intestino e causar doenças.

### Leite de cardo

Tomar *silybum marianum*, ou leite de cardo, é outro meio eficaz de desintoxicar e rejuvenescer o corpo antes de começar o programa. O leite de cardo contém um composto chamado silimarina, que protege o fígado das toxinas e tem a capacidade de regenerar as suas células. Misture cinco gotas de tintura por 6,3 quilos de peso corporal num copo de água morna e beba diariamente, três dias antes e três dias depois de um jejum de sucos.

### Quelação

Alguns médicos tibetanos recomendam um processo de quelação (ligar uma substância a um metal) para remover metais pesados do corpo, especialmente chumbo, cádmio e mercúrio. Trata-se de um procedimento simples, que usa o aminoácido EDTA (acrônomo de *ethylenediaminetetraacetic acid,* ácido etilenodiaminotetra-acético) administrado por via intravenosa por um médico convencional numa clínica especializada. Um estudo de 1989 indica que a terapia beneficia também pessoas com doenças nas coronárias e outros problemas vasculares. Em geral, a quelação é feita pelo menos cinco dias antes do início do programa de rejuvenescimento.

### Programa diário

| | |
|---|---|
| 8:00 | Café da manhã |
| 9:30 | Alongamento suave |
| 10-12:00 | Meditação |
| 13:00 | Almoço |
| 14:30 | Prostrações de yoga |
| 16:00 | Banhoterapia e massagem |
| 18:00 | Jantar |
| 19:00 | Cânticos e visualização |
| 21:00 | Retirar-se para o quarto |

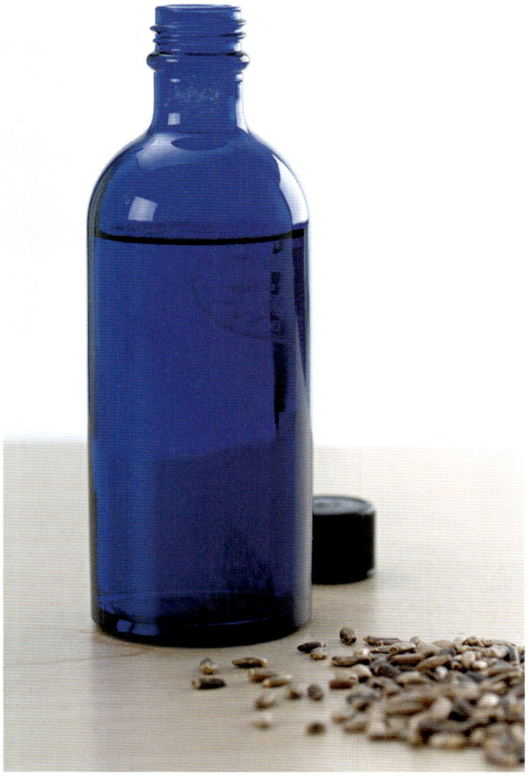

*Ajude a desintoxicar o corpo tomando tintura de leite de cardo misturada com água, antes e depois do programa.*

### Coentro

Um jeito simples de quelar metais pesados e removê-los do corpo naturalmente é incluir coentro na alimentação: já se provou cientificamente que essa erva quela o mercúrio e o remove do corpo. No futuro, a ciência mostrará que outras ervas, plantas e condimentos podem quelar o chumbo e o cádmio, para manter a saúde e garantir o bom funcionamento do corpo.

## O programa a ser seguido

Um programa diário de atividades é sugerido no quadro. Esse retiro de cinco dias inclui descanso, meditação e yoga. Portanto, é melhor planejá-lo para quando puder tirar uma folga e ficar livre do stress. Procure se retirar para um ambiente tranqüilo, de preferência cercado pelo mundo natural. Evite tomar álcool e comer ovos, peixe, alho e gengibre por alguns dias antes e certamente durante o retiro. Abstenha-se também de relações sexuais. Fora dos horários das atividades, os participantes do retiro são incentivados a participar de atividades tranqüilas, como ler, contemplar e caminhar na natureza.

### Alongamento

Antes da prática medidativa, é uma boa idéia relaxar os músculos com alguns exercícios de alongamento. Eles liberam o stress acumulado e o preparam para um estado de serenidade, ajudando-o a obter o máximo de benefícios da experiência de meditação. Experimente algumas posturas suaves de yoga ou os alongamentos mostrados abaixo.

### Limpeza das narinas

Na meditação budista, a mente acompanha a respiração e, assim, é muito importante limpar o corpo de ares viciados antes de começar a prática. Bloqueie a narina direita com a mão esquerda, inspire profundamente três vezes, levando o ar para o pulmão direito. Expire o ar viciado. Inverta o processo para limpar o pulmão esquerdo. Esse processo limpa também os canais do corpo, especialmente os três canais principais ligados às energias *lung*, *tripa* e *bekan* (ver página 48). Quando terminar, inspire profundamente pelas duas narinas e vai perceber que o influxo está equilibrado. Então, inspire e expire três vezes e, ao expirar, expire junto com o ar o pássaro do apego, a serpente da raiva e o porco da ignorância. Agora, você pode começar a prática da meditação (ver na página 128 uma introdução à meditação budista).

### Visualização com mantra

No Budismo Tântrico, o mantra é o som do Buda com que se tem uma ligação kármica. Você pode entoar qualquer mantra budista que conheça (ver páginas 164-169), procurando ao mesmo tempo visualizar a divindade associada a ele (ver na página 58 informações sobre a visualização do Buda da Medicina). Entoar um mantra desperta uma vibração que abençoa e purifica o corpo, a fala, a mente e até o ambiente. Além disso, ajuda a afastar a atenção do pensamento discursivo e relaxa o sistema nervoso em preparação para o sono. Se a sua mente estiver relaxada depois de uma sessão de entoação do mantra, medite por dez minutos e aproveite a paz.

## Alongamento

É importante respirar corretamente quando estiver alongando. Respire com a barriga e não com o peito. Inspire totalmente e expire o ar viciado.

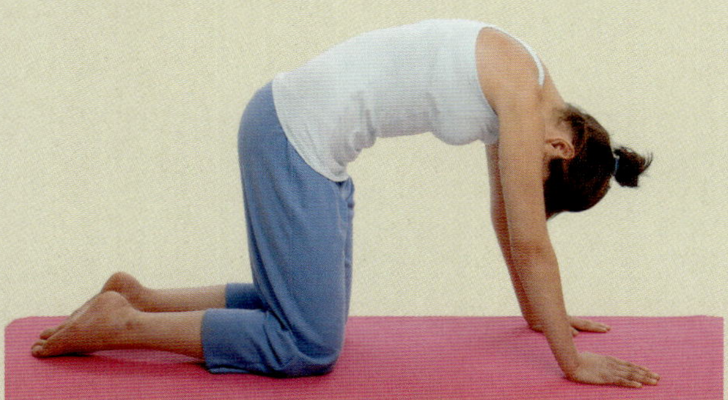

1 Ajoelhe com as mãos apoiadas no chão, separadas por uma distância igual à largura dos quadris. Arqueie as costas o mais alto possível, expirando profundamente. Isso vai tirar o ar viciado dos pulmões.

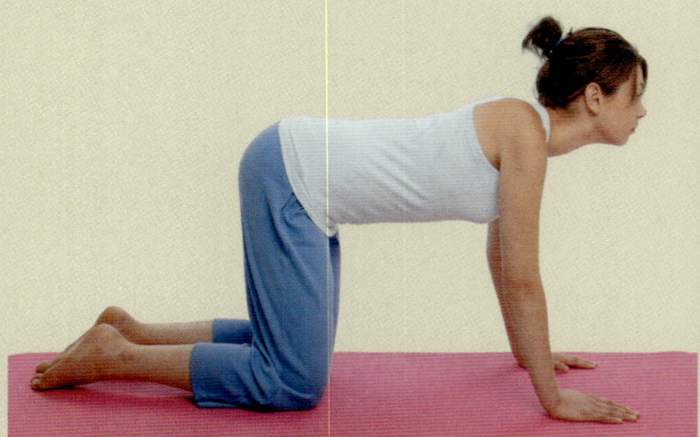

2 Quando a expiração chegar ao fim, desça lentamente as costas, inspirando ar fresco para dentro do corpo. Encha o corpo completamente com o novo ar.

### Banhoterapia

Durante o programa, tome um banho de ervas uma vez por dia. Siga as instruções da página 110 para fazer um banho de ervas, usando uma mistura de bagas de junípero, erva-cidreira, camomila e lavanda. Alternativamente, peça a um médico tibetano uma receita de uma mistura de ervas de cura, própria para o seu tipo constitucional e estado de saúde.

### Óleo de massagem aromático

Imediatamente depois do banho, massageie o corpo com óleo aromático enquanto o sangue ainda está próximo à superfície da pele, o que favorece a absorção do óleo. Para fazer um óleo aromático, misture num frasco de 90 ml de óleo de amêndoas doces com 10 ml de óleo transparente de gergelim. O óleo de gergelim é recomendado nos *tantras* médicos para distúrbios da energia *lung*, já que reduz o stress. Além disso, aumenta as essências vitais do corpo, o que propicia saúde e bem-estar e dá à pele um brilho saudável. Acrescente cinco gotas de óleos essenciais de cravo, sândalo, gerânio (que não deve ser usado durante a gravidez) e patchuli, e então aplique à pele. Espalhe por toda a pele com movimentos em direção ao coração para estimular a drenagem linfática e a desintoxicação do corpo (ver outras massagens na página 116).

### Alimentos que rejuvenescem

Durante o programa de cinco dias, planeje a sua alimentação em torno de alimentos vegetarianos crus, especialmente brotos de sementes e feijões, que lhe darão a energia de que um corpo cansado precisa. Tome suplementos de óleo de semente de linhaça (uma colher de sopa por dia), que contém ácidos graxos essenciais ômega-3. No terceiro dia do programa, introduza iogurte, que provê o intestino com bactérias probióticas, fornece vitaminas B e estimula a imunidade.

O goji tibetano (ver página 90) é um alimento ideal para consumir durante um programa de rejuvenescimento. Tradicionalmente, essa fruta é usada por seu efeito revitalizante sobre distúrbios da energia *lung*, como depressão e insônia. É extremamente rica em vitamina C.

## Retiro de jejum *nyung-ne*

A tradição de *nyung-ne*, que significa "jejuar e subsistir" foi iniciada no século X pela princesa Gelongma Palmo, depois que contraiu lepra. Em retiro numa floresta, ela teve uma visão do rei Indrabhuti (rei de Uddiyana no século VIII), que lhe disse para meditar no Buda da Compaixão. Fazendo isso, ela se curou da lepra, tornou-se iluminada e iniciou a tradição desse retiro de jejum tântrico, que purifica o karma, uma das causas das doenças.

Um retiro completo de jejum consiste em oito sessões de dois dias. Ao meio-dia do primeiro dia, é servida uma refeição. No segundo dia, não há comida e nem água. Todos os dias são feitas seiscentas prostrações (ver página 138) e é entoado o mantra da compaixão: *Om Mani Padme Hum*. Essa prática purifica os canais de energia e pacientes já relataram uma incrível cura emocional. Esse tratamento é a única ocasião em que a abstinência de todos os alimentos é praticada na medicina tibetana, já que o jejum exacerba os distúrbios *lung*.

### Sucos

Durante o programa, dê ao seu corpo a nutrição de que ele precisa fazendo os seus próprios sucos de hortaliças e frutas orgânicas. Procure tomar pelo menos 600 ml de sucos frescos por dia: experimente beterraba, cenoura, aipo e tomate. O grapefruit amarelo desintoxica o fígado e ajuda a restabelecer o equilíbrio ácido-alcalino do corpo. O abacaxi ajuda a diminuir a inflamação porque contém bromelaína, uma enzima com propriedades antiinflamatórias. Depois de terminar o programa de cinco dias, você deve continuar a tomar sucos como parte de uma alimentação saudável.

# Massagem

*Em muitas culturas antigas, sabia-se que o toque tem o poder de trazer bem-estar e vitalidade. Muitos sistemas de cura antigos incorporavam a massagem como elemento essencial nos seus tratamentos. Estudos científicos demonstraram alguns dos benefícios da massagem, como estimular o desenvolvimento nervoso nos bebês. O toque acentua os processos fisiológicos que são essenciais à vida.*

## Ku nye

A massagem é uma terapia largamente usada na medicina tibetana, onde é conhecida como *ku nye*. Dominar essa arte exige até três anos de estudo intensivo, incluindo a instrução de um médico tibetano. Essa forma singular de tratamento exige conhecimento da força vital, *tsog-lung* (ver página 42) e das essências *tigle* (ver página 58), um conhecimento que pertence apenas aos praticantes da medicina tibetana.

O tratamento focaliza 15 pontos principais no corpo e busca desbloquear os canais de energia e aumentar a vitalidade. Aplicando pressão a esses pontos, o médico da medicina tibetana traz as três energias *nyepa* de volta ao equilíbrio e as estimula a voltar para as suas sedes dentro do corpo (ver página 50). Os tibetanos usam a massagem regularmente para manter a saúde e favorecer o livre fluxo de energias vitais dentro do corpo.

Os pontos de massagem podem estar sensíveis ao toque devido ao bloqueio de energias internas nesse ponto. Aplicando pressão ao ponto, o terapeuta procura desbloqueá-lo e permitir que as forças vitais internas fluam livremente, restaurando assim o bem-estar.

## O uso de óleos, ervas e farinha

Para a massagem, os médicos da medicina tibetana usam óleo misturado com ervas e óleos essenciais. O óleo-base é em geral óleo de gergelim, largamente usado para o tratamento do stress. O óleo usado na massagem pelos médicos tibetanos é uma mistura de óleo-base com uma forma sinergística composta de 25 ervas ou mais. Em geral, essas ervas incluem noz-moscada, cravo, canela, sândalo, mirabólano, açafrão e romã. Por meio do seu website, a dra. Keyzom Bhutti (ver página 35) vende um excelente óleo de massagem tibetano preparado de acordo com uma fórmula tradicional. Como alternativa, você pode fazer o seu próprio óleo de ervas (ver página 111).

Exclusiva da massagem tibetana é a aplicação de farinha de cevada ou grão-de-bico sobre o corpo depois do tratamento. Em outras formas de massagem, o óleo do corpo é lavado depois da sessão ou deixado no corpo pelo maior tempo possível. A medicina tibetana, no entanto, ensina que a farinha deve ser usada para absorver o óleo e quaisquer toxinas do corpo que ele possa ter acumulado. O uso da farinha para absorver o óleo da pele pode eliminar as toxinas e rejuvenescer o corpo. Outros ingredientes, como ervas em pó, são às vezes acrescentados à farinha para acentuar o efeito desintoxicante.

Na medicina tibetana, a massagem é usada principalmente para combater o stress. A sua outra aplicação é tratar pessoas que tenham uma constituição predominantemente *lung*, especialmente quando há excesso dessa energia. Para casos extremos de stress, são recomendadas até três sessões de massagem por semana. As técnicas de massagem tibetana são também um meio seguro e eficaz de aliviar as dores de mulheres em trabalho de parto.

*A massagem é usada como terapia pela medicina tibetana para aliviar o stress e favorecer o livre fluxo das energias vitais.*

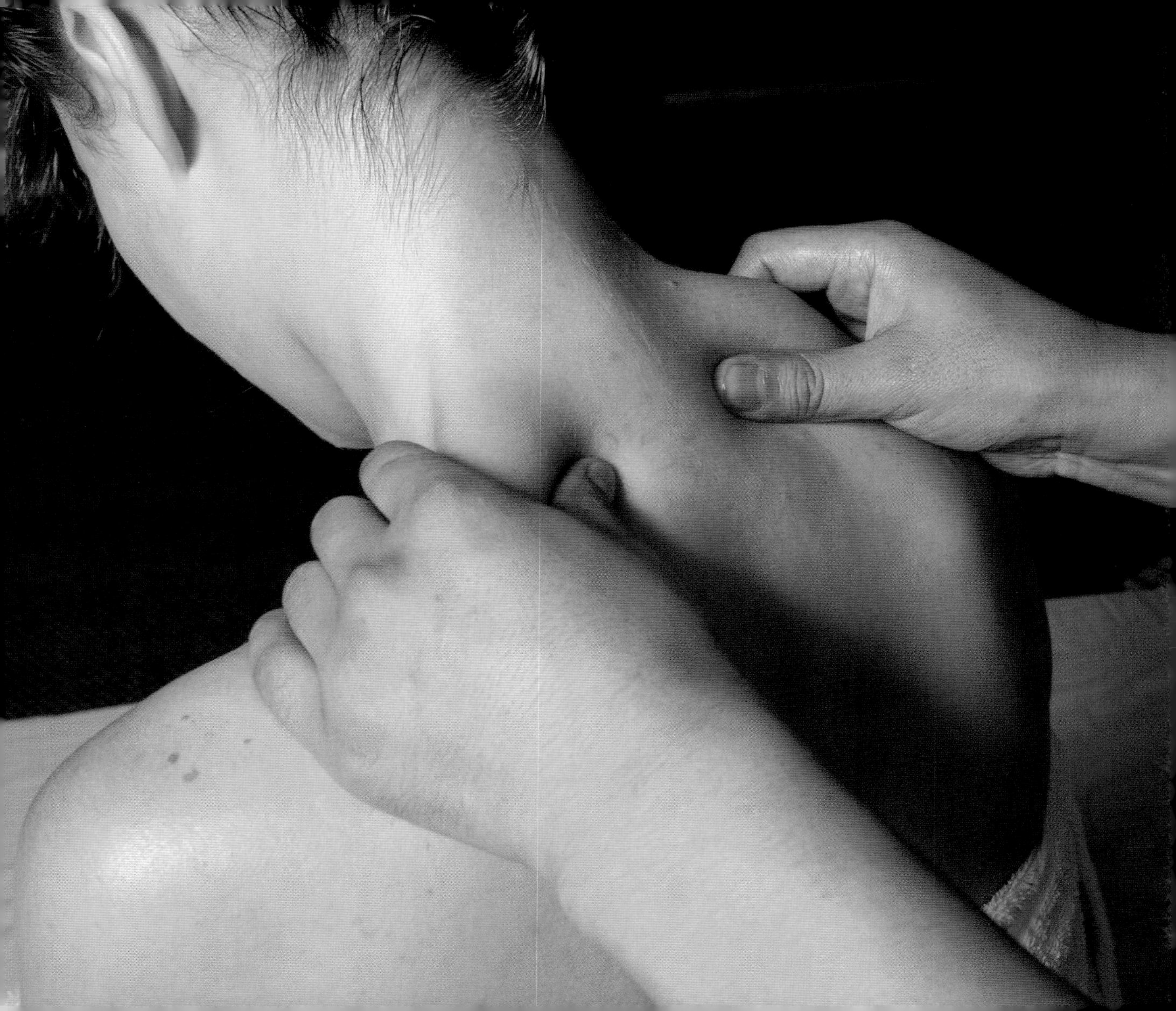

# Moxabustão e ventosas

*A moxabustão e a aplicação de ventosas são terapias semelhantes à acupuntura, pois usam os pontos de energia do corpo. Essas técnicas são usadas pelos médicos da medicina tibetana só quando as mudanças na alimentação e no estilo de vida do paciente foram insuficientes para produzir um efeito de cura.*

## Cura com moxabustão

Para fazer *metsa*, ou moxabustão, o médico põe um *moxa*, um pequeno cone de erva seca com textura lanosa, diretamente sobre o corpo do paciente, no local de um ponto de energia. Acende então o cone e o deixa queimar até a pele. Os cones são em geral do tamanho da ponta do indicador e feitos de artemísia (*mkhan pa*).

A moxabustão é usada para tratar doenças "frias", que surgem quando há quantidades excessivas de energias *lung* e *bekan* no corpo. O calor, transmitido pelo cone em brasa ao ponto de energia, ativa o canal a que esse ponto se relaciona e dispersa bloqueios energéticos. O *Gyud Zhi* detalha 71 pontos de moxabustão. Diferentes pontos são tratados, dependendo da doença.

*"A agulha dourada é tão eficaz para estimular todos os canais de energia que, depois de uma sessão, nenhum outro tratamento é necessário"*

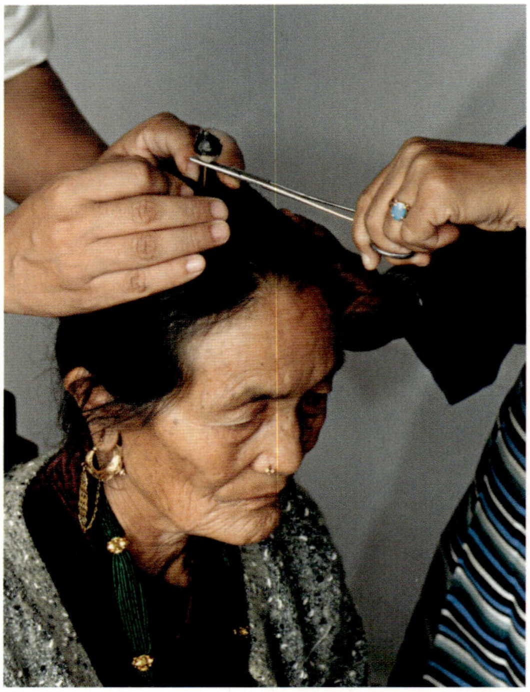

*Na moxabustão, os cones de ervas são postos sobre pontos de energia no corpo do paciente, onde queimam até chegar à pele.*

## A agulha dourada

Em geral, o primeiro método recomendado em medicina tibetana nos casos em que a moxabustão se faz necessária é a legendária técnica da agulha dourada. Uma agulha de acupuntura feita de ouro é inserida no ponto da moleira, no topo da cabeça: esse ponto fica perto do chakra da coroa. O *moxa*, posto em cima da agulha, é aceso e, enquanto queima, o médico e o paciente cantam mantras de cura. À medida que o *moxa* queima, os ares do corpo, ou ventos da força vital, são conduzidos para os trajetos energéticos corretos. Os médicos da medicina tibetana consideram essa técnica eficaz para tratar doenças como depressão, insônia e epilepsia, e o *Gyud Zhi* afirma que ela protege contra o colapso nervoso. Tradicionalmente, o método é usado também para expulsar espíritos e demônios nos casos de possessão. A técnica da agulha dourada é tão eficaz para estimular todos os canais de energia que nenhum outro tratamento é necessário depois de uma sessão.

## A técnica das ventosas

Na aplicação de ventosas, o médico usa uma chama para criar vácuo dentro de vários copos, que são aplicados sobre pontos de energia na pele do paciente. O vácuo puxa a pele para dentro do copo, o que é considerado eficaz para romper energias acumuladas. O método dispersa também bloqueios de energia *lung*. Quando o sangue vem para a superfície da pele devido à sucção, é aplicado um ungüento de ervas para ser absorvido pelo sangue – ou é feita uma sangria.

A medicina tibetana considera que o sangue pode ser saudável ou doente, dependendo do estilo de vida da pessoa, da alimentação, das toxinas, das evacuações e, às vezes, de espíritos. A sangria é usada para liberar o sangue ruim. É feita uma pequena incisão num ponto de sangria específico para o tratamento da doença e algumas gotas de sangue são liberadas. Logo que o sangue bom começa a fluir – os médicos tibetanos conseguem diferenciar o sangue ruim do sangue bom – a sangria é contida. A técnica é usada para tratar distúrbios da energia *tripa*, que incluem doenças do sangue, tumores e febres. Como preparação para a terapia, o médico prescreve ervas para o paciente tomar durante alguns dias antes do tratamento, fazendo com que o sangue bom e o sangue ruim se separem.

*Copos são usados para exercer sucção em certos pontos de energia, dispersando bloqueios causados por toxinas acumuladas.*

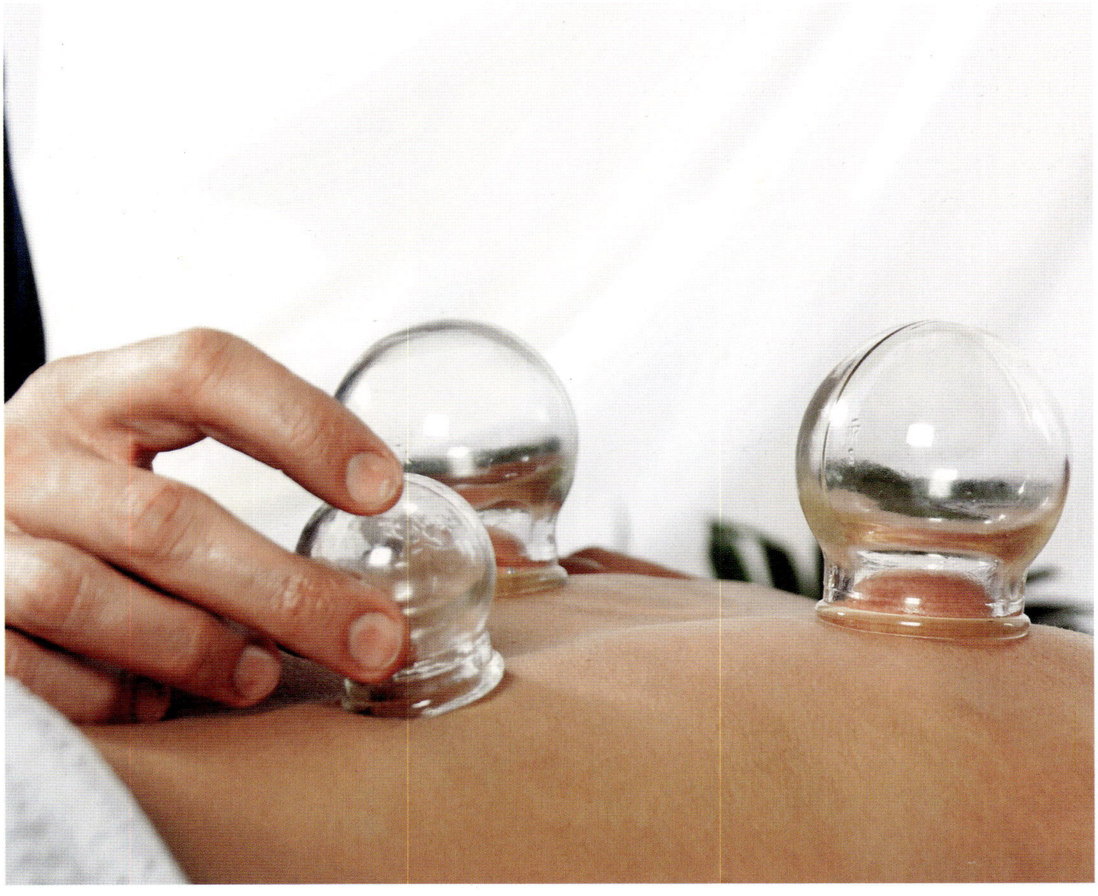

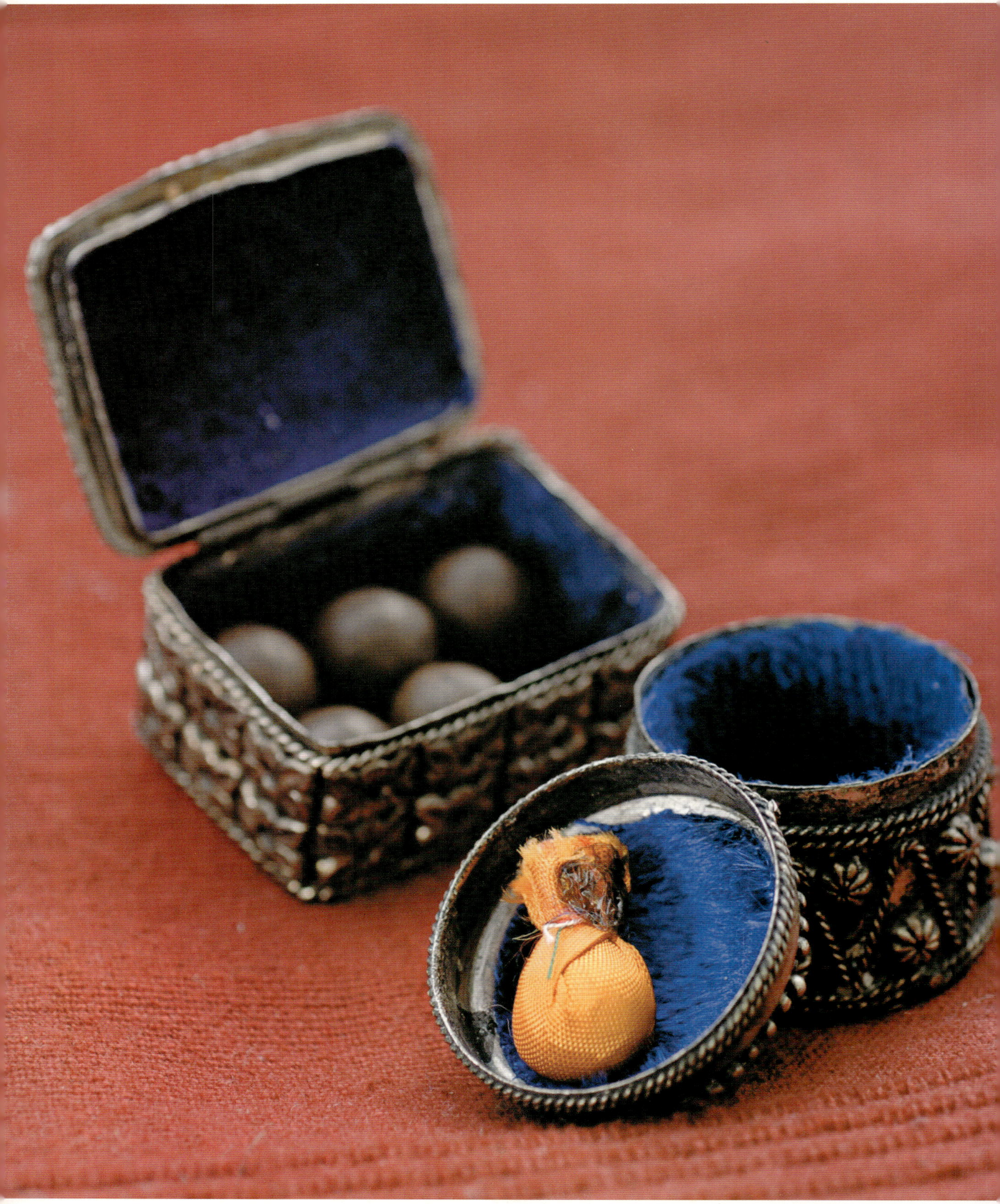

# Remédios alquímicos

*Para se ter uma idéia da prática da alquimia, basta observar as receitas, a produção e os efeitos das Pílulas Preciosas, exclusivas da medicina tibetana. Os lamas médicos que as preparam precisam ter uma profunda compreensão do funcionamento dos cinco elementos, além de prática como polifarmacêuticos (farmacêuticos que trabalham em várias dimensões) e metalúrgicos médicos.*

## Preparo das pílulas

Ouro e platina, triturados e refinados até virar pó, estão entre os ingredientes usados nos remédios alquímicos tibetanos. O interessante é que esses metais são usados também na medicina ocidental, no tratamento de doenças auto-imunes e da artrite reumatóide, e em drogas anticancerígenas.

Algumas das receitas para esses famosos remédios datam do século XIII. Uma pílula pode conter mais de 100 ingredientes e levar uns 40 dias para ser produzida, por meio de um complicado processo farmacêutico e ritual tântrico secreto. Como as pílulas não podem jamais ver a luz do dia, são manufaturadas e estocadas à luz de velas. Depois, são enroladas num tecido protetor.

Uma parte do *Tantra Kalachakra*, o calendário tântrico (ver página 76), esboça um processo de purificação do mercúrio, sendo assim usada no preparo das Pílulas Preciosas. O mercúrio é mecanicamente purificado, aquecido por dias e então misturado com enxofre para criar sulfeto de mercúrio, ou cinábrio (diferente do metal pesado tóxico, pois foi quimicamente e alquimicamente modificado). Ouro, prata, cobre, diferentes tipos de ferro e mais oito minerais são acrescentados à mistura. Assim como o mercúrio, essas substâncias são alquimicamente transformadas para perder a toxicidade: o líquido brilhante se transforma

*As Pílulas Preciosas, como esta Pílula Preciosa do Dalai Lama, têm que ser guardadas num envoltório protetor.*

### Como tomar as pílulas

Elas devem ser tomadas em momentos astrologicamente favoráveis, como o amanhecer de um dia de Lua cheia (outros dias auspiciosos podem ser estabelecidos a partir do calendário tibetano, que você encontra com facilidade na Internet).

Antes de ir para a cama, diminua a luz e desembrulhe a pílula. Esmague-a delicadamente num copo, acrescente água morna e cubra com um pano limpo. Então, vá dormir. Ao amanhecer, mexa a mistura no sentido horário com o indicador, recitando o mantra do Buda da Medicina (ver página 167), e beba a solução. Volte para a cama e recite de novo o mantra do Buda da Medicina, por 108 vezes ou até cair no sono. Pode ser que você comece a suar: é o seu corpo eliminando as toxinas.

Dois dias antes de tomar a pílula e dois dias depois, procure evitar algumas coisas: carne e ovos; hortaliças e frutas cruas; grãos crus; alho e cebola; alimentos ácidos, condimentados ou salgados; bebidas alcoólicas; alimentos rançosos. Evite também atividades físicas extenuantes, relações sexuais e banhos frios.

Tradicionalmente, as curas alquímicas eram feitas depois de uma sangria (ver página 119).

numa substância inerte, preta e opaca, chamada *bhasma*, que é o rei dos antídotos para envenenamento e poluição. Esses pós, feitos de metais preciosos por meio de ritos religiosos, são substâncias sagradas, o néctar de cura do Buda da Medicina.

As Pílulas Preciosas devem ser tomadas sob a supervisão de um especialista em medicina tibetana ou usadas como amuleto contra doenças. Elas são vendidas pela Internet, por meio do site do Mentseekhang, em Dharamsala. Algumas das várias Pílulas Preciosas criadas pelos lamas tibetanos são descritas a seguir:

### A Pílula Negra Rinchen Rilnack do Karmapa

É o Karmapa (chefe da linhagem Kagyu do Budismo Tibetano) que faz essa pílula milagrosa com pedras preciosas, metais, produtos animais e vegetais, numa cerimônia secreta com os seus discípulos mais próximos, usando as relíquias dos luminares do século XI do Budismo Tibetano: Marpa o Tradutor e Milarepa, que fundou a linhagem Kagyu. Num processo de produção milagroso, as pílulas "mãe" são postas na tigela de esmolas do 3º Karmapa (1296-1376), que fica coberta com o seu manto durante a noite inteira. Na manhã seguinte, as pílulas se multiplicaram e, segundo a tradição, as pílulas "bebês" também têm essa capacidade de se multiplicar. Elas são usadas para aliviar a depressão, erradicar o trauma, ajudar os moribundos a fazer contato com o Karmapa e provocar a remissão das doenças.

### Jóia Preciosa Realizadora de Desejos

Essa pílula contém 16 metais valiosos e 70 outros ingredientes, incluindo ouro, prata, cobre e ferro purificados; pedras preciosas como coral, turquesa, pérola, lápis-lazúli e uma pedra rara natural do Tibete, a pedra *zhi*. São acrescentadas também algumas substâncias vegetais, como cravo, bambu e noz-moscada. A pílula é famosa como antídoto para todos os tipos de envenenamento e alivia os efeitos nocivos da exposição excessiva ao sol. Os médicos tibetanos também a prescrevem para tratar paralisia e problemas nos membros; distúrbios nervosos; deficiências sensoriais, como surdez e perda do olfato; doenças cardíacas; coágulos no sangue, úlceras e câncer. Uma pessoa saudável pode tomar essa pílula como tônico geral.

### Pílula Negra Preciosa Composta de Ouro

Essa pílula contém mais de 100 ingredientes, incluindo ouro, prata, cobre e ferro, assim como formas purificadas de safira, esmeralda, turquesa, rubi e diamante, e uma grande quantidade de ervas. É usada especialmente para doenças ligadas à atual poluição ambiental, como metais pesados radioativos. Tradicionalmente, oferece proteção contra doenças contagiosas e espíritos maus.

### Coral Precioso 25 Rinchen Jumar

Formulada pela primeira vez pelo antigo médico Shasandhara Lakhsmi, que a usou para salvar a própria vida, essa pílula é feita de 25 ingredientes, incluindo coral, pérola e lápis-lazúli purificados, açafrão, noz-moscada e mirabólano ou arura – a árvore da saúde (ver página 106). Essa pílula é recomendada para dores de cabeça severas, problemas do cérebro e de memória, desmaios, ataques e transtornos do sistema nervoso. A natureza fria do coral combate as febres causadas por toxinas, a neurite e males crônicos. Pessoas saudáveis tomam essa pílula como medida preventiva para transtornos nervosos.

### Pílulas elixir

Conta-se que os yogues tibetanos conseguem viver apenas de pílulas especiais de ervas durante dias, semanas e até meses de retiro nas montanhas, recitando mantras. Esses elixires, chamados *chulen*, feitos com o que é conhecido como cinco essências e quatro néctares (iogurte, leite, manteiga, mel e açúcar) passaram a ser conhecidos no Ocidente como "pílulas de extração da essência". São do tamanho de uma bolinha de gude e podem ser tomadas depois de uma desintoxicação.

*As pílulas de ervas são secas ao sol, ao contrário das Pílulas Preciosas, que não podem ser expostas à luz durante a sua produção.*

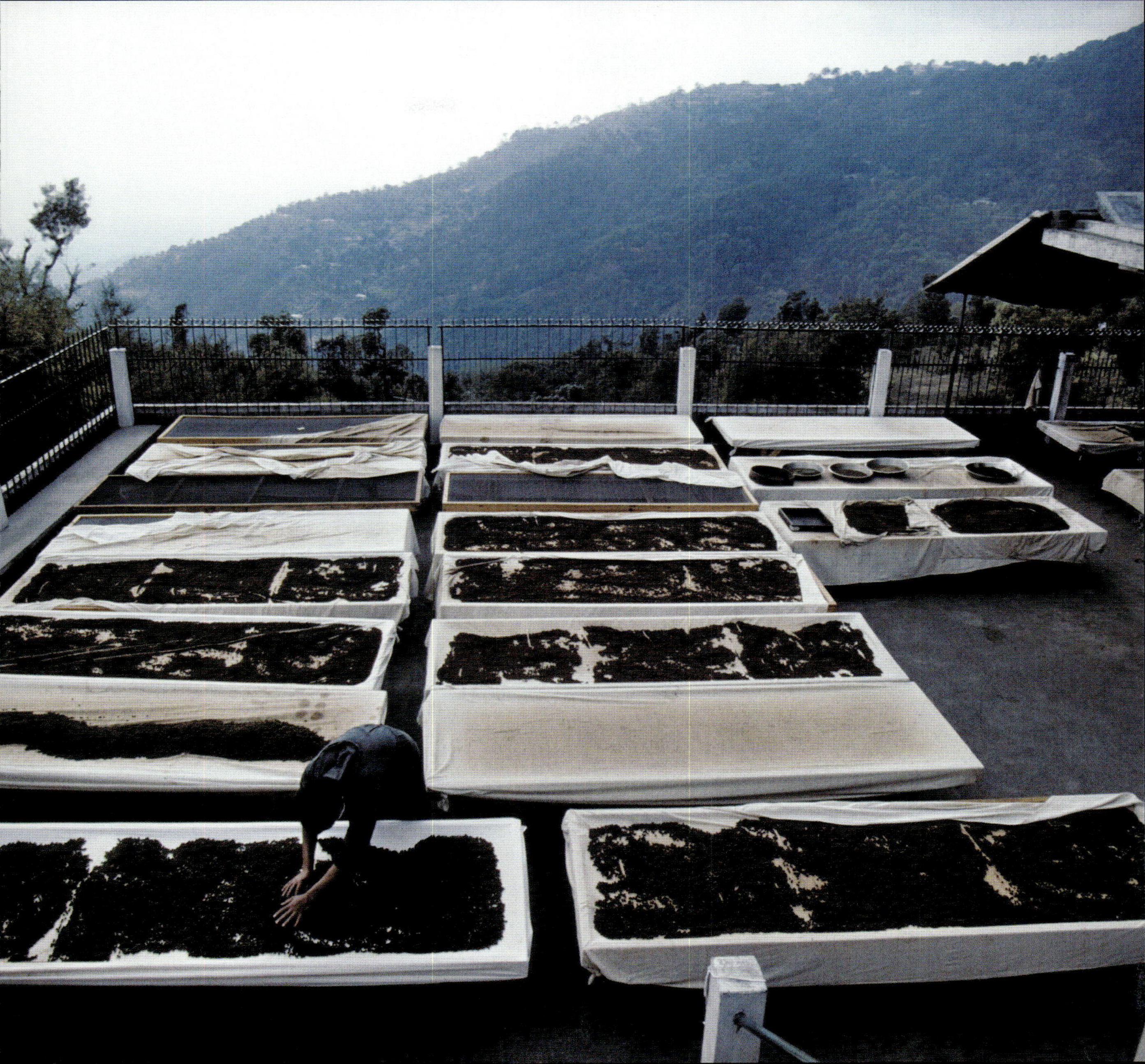

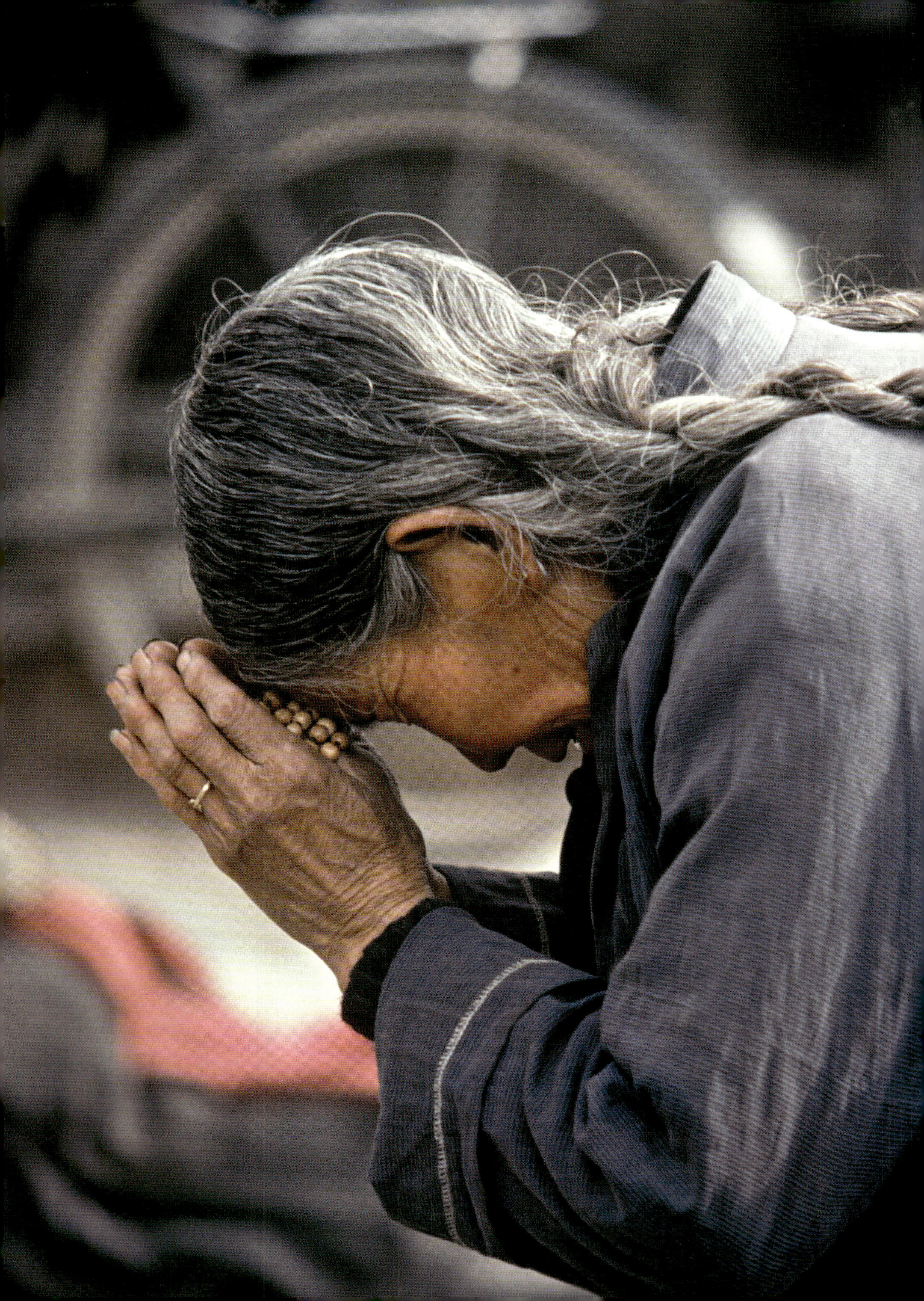

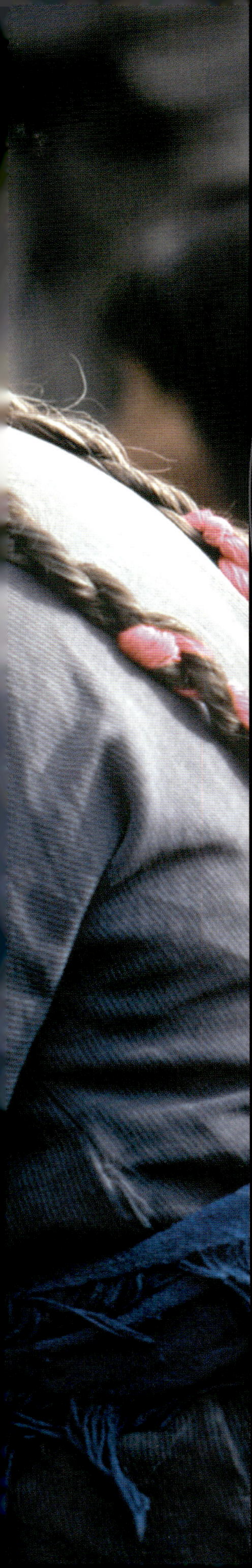

# Espaço interior

*No Tibete, ter o corpo saudável, com as forças vitais equilibradas, é considerado essencial para a prática espiritual tântrica. Na verdade, o objetivo principal do antigo, singular e completo sistema médico do Tibete não é apenas a harmonia física e mental, mas a iluminação espiritual do paciente e do praticante. A meditação diária é a prática recomendada para produzir equilíbrio interior e exterior e levar por fim à iluminação. Este capítulo examina também práticas religiosas tântricas mais esotéricas e modos budistas de pensar, o que pode ser útil no Ocidente no tratamento de males dos sistemas endócrino e nervoso e para reduzir a necessidade de medicações convencionais. Compreender essa abordagem integrativa à medicina só pode tornar a medicina ocidental mais eficaz.*

# Dedicação à vida espiritual

*Se o QI avalia o "o que, onde e quando" da vida, e a inteligência emocional (ou QE) se concentra no "como", então a inteligência espiritual (ou QS) é o "por que" que dirige o QI e o QE para dar sentido à vida. A medicina tibetana exorta os praticantes e os pacientes a se dedicarem à vida espiritual, afirmando que só assim é possível encontrar a saúde e o bem-estar.*

## Um verdadeiro caminho espiritual

Para os budistas, há três termos que dão uma definição insuperável do caminho espiritual: visão, meditação e ação compassiva. A visão se refere a atingir uma abertura psicoespiritual vasta como o espaço: a verdadeira natureza da mente. A meditação diz respeito ao desenvolvimento do *bodhicitta*, um coração iluminado (ver página 154), por meio da união de vazio e meios hábeis. A ação se torna espontaneamente compassiva quando a visão e a meditação são realizadas por meio do treinamento com um mestre e da prática diligente. Quando a visão e a meditação estão corretas, a ação melhora, beneficiando os outros. Caso o comportamento não melhore, é porque os conceitos de visão e meditação não foram compreendidos e nem integrados.

Por exemplo, uma visão mental do que é a meditação nunca é o suficiente: a meditação tem que ser experimentada na prática. Durante a meditação, é crucial restabelecer o contato com o corpo e com as energias sutis, dos quais muita gente se desassocia por meio do pensamento. A ação também pode ser estimulante, testando até que ponto superamos a visão egóica do mundo, atingindo a liberdade e a consciência ampla.

Desse modo, a prática sincera do Budismo Tibetano nos ajuda a restabelecer o contato com o que é real, significativo e duradouro – amar e ser amado. Finalmente, ela nos leva a descobrir o Buda no coração, uma descoberta que pode erradicar éons de sofrimento, karma, solidão e decepção.

### Descubra o seu caminho

Cuidado com onde você se refugia do mundo materialista. O professor de Budismo Tibetano Patrul Rinpoche (1808-1887) disse: "Para o aluno, deixar de investigar o professor é como tomar veneno. Para o professor, deixar de investigar o aluno é como pular de um penhasco". Os verdadeiros mestres de meditação da tradição tântrica tibetana podem levar até três anos para aceitar um aluno.

## Os benefícios de uma vida espiritual para a saúde

Em 1997, o dr. Ramachandran informou ao mundo da neurociência que a experiência religiosa tem uma base neural. Os cientistas demonstraram que o sentimento de unidade associado à experiência do sagrado ocorre quando o lobo temporal do cérebro é ativado por oscilações neurais, ou ondas cerebrais, de 40 ciclos por segundo (Hz). Em geral, quem vive uma vida espiritual contemplativa ativa essa área do cérebro, que os neuroteologistas passaram a chamar de "ponto de deus".

## Materialismo espiritual

Através das eras, o caminho espiritual das tradições místicas envolve a destruição do ego, ou visão egoísta do mundo. Mas, hoje em dia, esse método é muitas vezes seqüestrado por aqueles em busca de êxta-

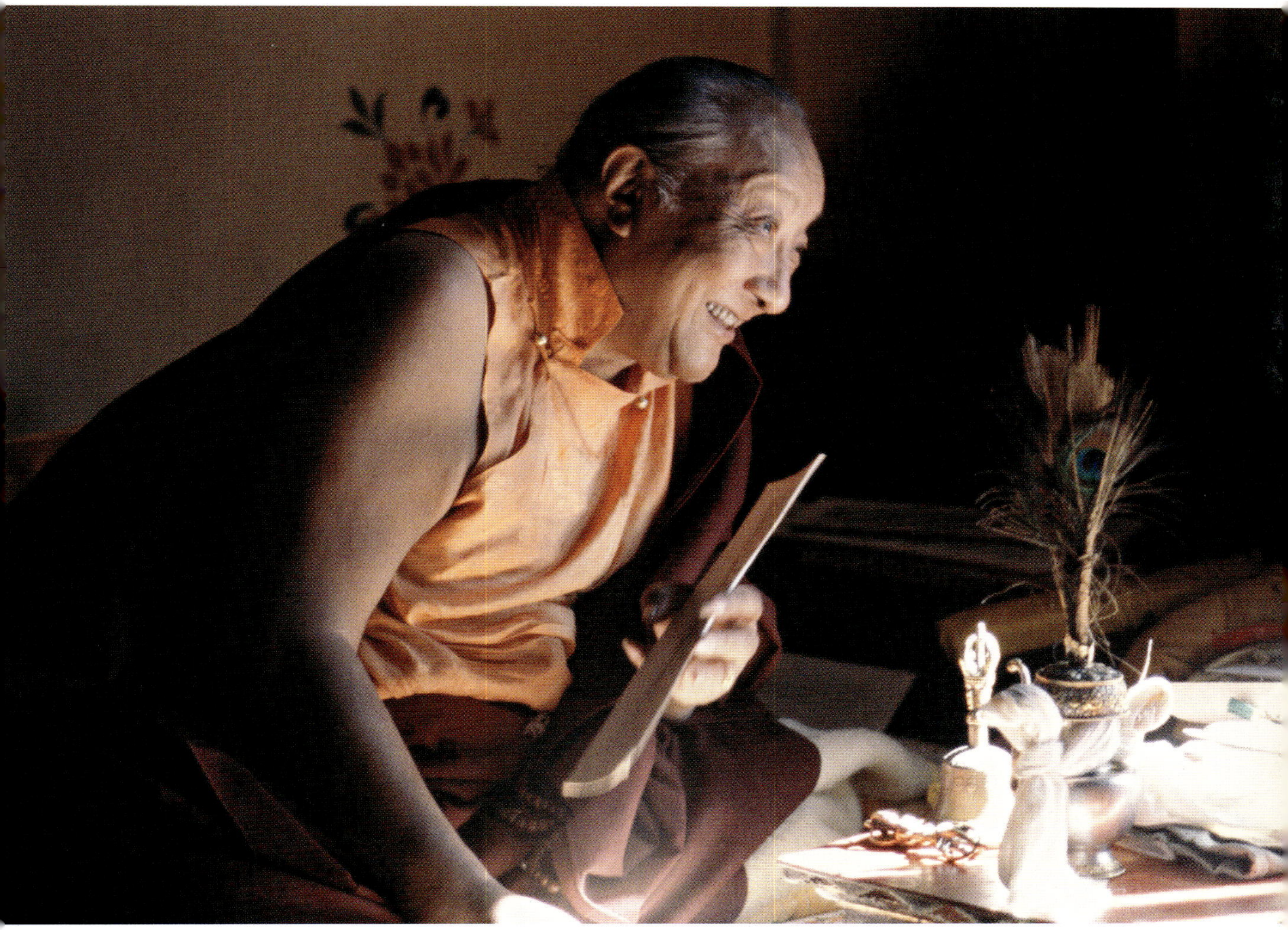

se egóico. Em *Cutting Through Spiritual Materialism*, o mestre de meditação Chogyam Trungpa Rinpoche (1939-1987) frisou a importância de nos afastarmos do "materialismo espiritual":

> *"É importante perceber que o ponto principal de qualquer prática espiritual é sair da burocracia do ego. Isso significa sair do desejo constante do ego por uma versão mais alta, mais espiritual e mais transcendental do conhecimento, da virtude, do julgamento, do conforto ou do que quer que seja que aquele determinado ego esteja buscando. É preciso sair do materialismo espiritual."*

O materialismo espiritual é o desejo do ego por mais e mais aprendizado espiritual. A mentalidade

*Professor Dzogchen do Dalai Lama, Dilgo Khyentse Rinpoche (1910-1991) foi um dos grandes lamas do mundo.*

egóica pode significar uma simples troca da persona mundana por uma religiosa. O supermercado espiritual é hoje tão grande que o intelecto egóico pode se fartar com tanto conhecimento e filosofia. Em vez de nos aproximar do não-eu por meio da prática, corremos o risco de nos tornar insensíveis intelectuais do *dharma*. Isso é especialmente relevante no caso do Budismo Tibetano, que é vasto e profundo e requer um guia autêntico. Quem acredita estar num caminho espiritual mas está apenas praticando materialismo espiritual e se agarrando ao ego, tende a ter problemas de sistema nervoso e doenças mentais.

# Meditação na medicina tibetana

*A saúde do espírito humano é uma das pedras fundamentais da medicina tibetana, e a principal prática que protege essa saúde interior é a meditação. Na tradição tibetana, a prática da meditação começa com a compreensão do processo do pensamento e aos poucos se torna mais sofisticada. O Budismo Tibetano oferece um caminho para essa prática. Tais técnicas têm sido adotadas por milhões de pessoas no Ocidente graças aos seus comprovados efeitos de redução do stress. Para o ocidental, a meditação se transformou num tesouro espiritual de inspiração holística.*

## O caminho da meditação

No Budismo Tibetano, a prática da meditação tem dois enfoques: *shamatha* e *vispassana*. Em *shamatha*, o meditador focaliza a mente dirigindo a atenção para a respiração, uma técnica que acalma a mente pensante. O processo calmante tem vários estágios: tradicionalmente, a mente é concebida primeiro como uma queda d'água, depois como um rio calmo e finalmente como o ponto em que o rio encontra o oceano. A progressão de um estágio para o outro depende de cada um.

*Vispassana* é uma meditação analítica. A sua prática é um processo experiencial de desmantelar o eu egóico. Você tem que fazer primeiro a meditação *shamatha*, e passar à meditação *vispassana* só quando sentir que está pronto para isso. A meditação *vispassana* captura o intelecto e libera gradualmente a

*A meditação formal sentada é uma das práticas centrais dos monges dos mosteiros budistas tibetanos.*

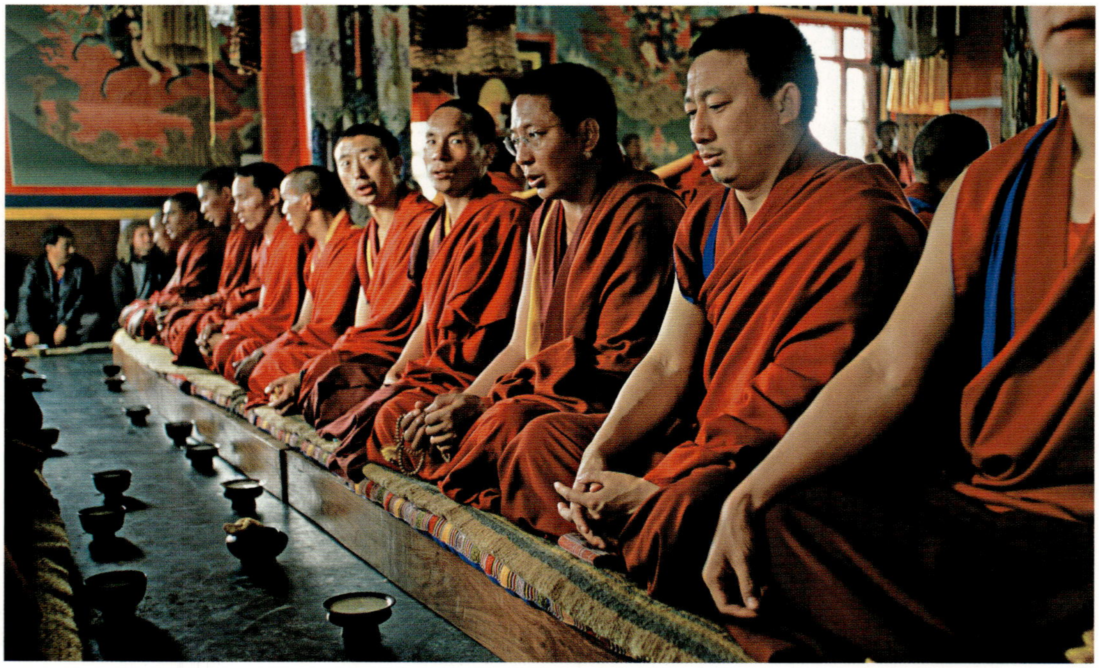

verdadeira mente, permitindo uma consciência desapegada, luminosa, nítida, alerta e pura. Dessa maneira, *vispassana* permite que os seus praticantes tenham controle sobre o eu centralizado no ego. O Buda disse uma vez: "Se enxergar a armadilha, você não será pego".

Quem pratica meditação pode começar a viagem de volta ao coração. A meditação traz relaxamento e, com isso, nos livra do stress da vida moderna. Mas ela é muito mais do que isso. É uma profunda jornada espiritual e é melhor trabalhar com um mestre para alcançar resultados. Segundo se diz, estudar com um mestre por um dia é mais eficaz do que 1.000 dias de leitura: para viajar para dentro da mente, você precisa de um guia que conheça o caminho.

## O objetivo da meditação

No Budismo Tibetano, a meditação é um caminho para a compreensão do *shunyata*, o princípio budista de vazio ou abertura. Em termos simples, *shunyata* define a verdade de que não existe "eu". Essa é a única realidade. Segundo o Mahasiddha Aryadeva (século III EC), o simples fato de considerar se as coisas são ou não vazias por natureza, faz com que a dualidade (e, o que é mais importante, o *samsara*, ou consciência egóica) se desmantele.

## A compreensão budista do eu

O Budismo Tibetano ensina que todas as pessoas nascem inocentes. Quando pequenos, temos permissão, dependendo das circunstâncias familiares, para ser livres de espírito e para expressar esse amor original. Então, chega o momento de ir para a escola e a nossa visão natural começa a ser controlada. O deslumbramento e a curiosidade foram enterrados sob montes de informações intelectuais. A nossa relação com o mundo passa do coração ao cérebro, à medida que o senso de eu se torna mais profundo e se alarga a separação entre nós e os outros. O Buda ensina que esse senso de um eu aparentemente sólido é a causa subjacente de todos os nossos males.

Aprimoramos esse senso de eu à medida que crescemos e ele passa a definir a confiança, a auto-estima e o bem-estar mental. Mas todas essas qualidades têm uma base frágil porque são baseadas numa criação – quem somos, o eu – que simplesmente não existe. A ansiedade e o medo se perpetuam porque o edifício pode ruir a qualquer momento (o que invariavelmente acontece), já que todos os fenômenos são impermanentes. A única segurança psicológica, a única autoconfiança genuína, duradoura e confiável vem com a descoberta da natureza imaculada como o céu da nossa verdadeira mente, a inocência original com que nascemos – a nossa natureza búdica. Nós a atingimos por meio da prática da meditação.

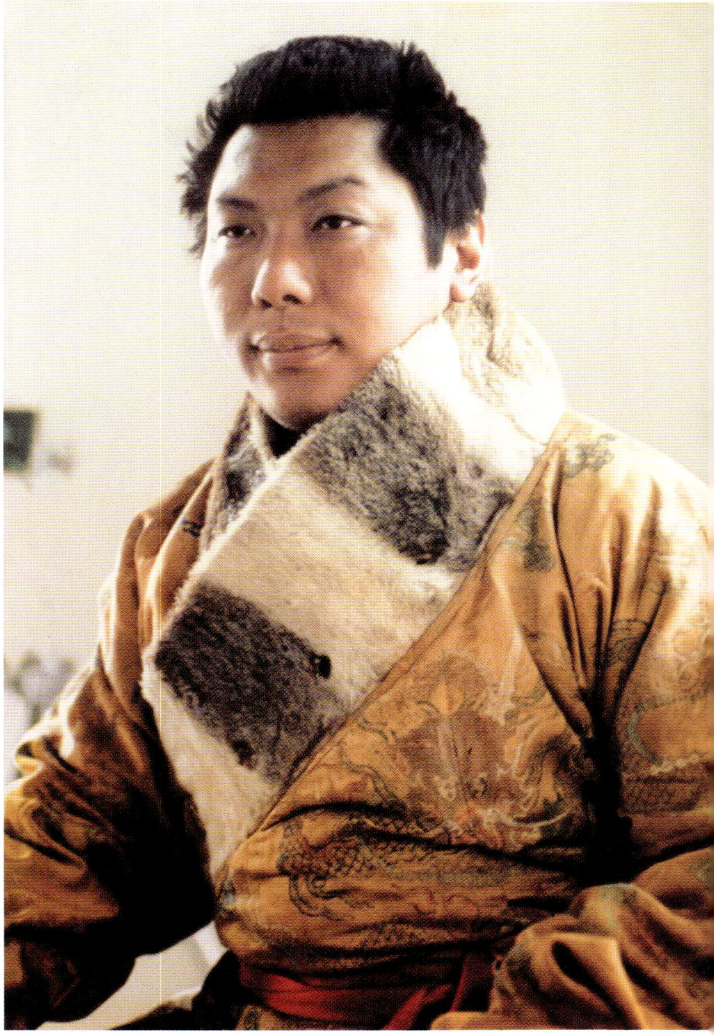

*Pode-se dizer que um mestre iluminado, como o fundador do caminho Shambhala, Chogyam Trungpa Rinpoche (1939-1987), existe num estado permanente de* mahamudra.

## Os benefícios da meditação para a saúde

A vida no Ocidente nos leva a sofrer muito stress. O Budismo Tibetano entende que a nossa educação e a nossa maneira de pensar são as principais causas das ansiedades, já que nos levam a acreditar que o que precisamos está fora de nós, em forma de bens materiais. Tais expectativas nos predispõem a uma vida de competitividade e egoísmo, que nos adoece e nos afasta do genuíno bem-estar de que precisamos.

O verdadeiro bem-estar vem do amor; do sentimento de comunidade, de que fazemos parte de alguma coisa; da satisfação com o que temos; de expectativas realistas e de um parceiro sensato. A medicina tibetana nos ensina a usar a meditação para sair do confinamento materialista.

Estudos mostram que, além de oferecer relaxamento, a meditação aumenta a eficácia do sistema imunológico e "refaz os circuitos" do cérebro. Um estudo estatístico de planos de saúde norte-americanos, feito ao longo de cinco anos com 2.000 praticantes de meditação, revelou que nesse grupo, comparado a outros, o número de hospitalizações e consultas médicas foi 50 por cento menor, assim como foi menor a incidência de doenças em 17 categorias médicas, incluindo doença cardíaca e câncer. Outros estudos revelaram que a meditação pode controlar a pressão alta com a mesma eficácia da medicação e pode também aliviar sintomas de TPM.

Em 1997, um radiologista da University of Pennsylvania descobriu por que a meditação favorece a imunidade e alivia o stress mental. Ele mostrou que, durante a meditação, o cérebro não pára de funcionar, mas desloca energia e sangue para as suas diferentes partes, especialmente as que estão ligadas à imunidade e às emoções. Em estudos do que passou a ser conhecido como "resposta de relaxamento", Herbert Benson, um pesquisador de Harvard, demonstrou que, durante a meditação, o uso de oxigênio é menor, o ritmo cardíaco diminui e as ondas cerebrais pré-sono aumentam.

## Meditação prática

Em *The Dalai Lama's Secret Temple*, Ian Baker cita Garab Dorje, o primeiro mestre humano dos ensinamentos tibetanos Dzogchen sobre a prática da meditação:

> *"A natureza da mente é Buda desde o começo.*
> *Ela não tem nascimento nem cessação, como o espaço.*
> *Quando você percebe o real significado*
> *da natureza igual de todas as coisas,*
> *Permanecer nesse estado sem buscar*
> *É meditação".*

Iniciar a prática da meditação é a melhor coisa que você pode fazer para beneficiar a sua vida e a dos que estão à sua volta. Durante muitos milhares de anos, a meditação tem sido praticada de acordo com diferentes tradições. No Budismo, a meditação não é praticada apenas pelo relaxamento, mas como método para chegar à iluminação. Assim, a prática da meditação e a postura de pernas cruzadas, que aparece nas representações dos Budas, são intensamente sagradas.

Todo o sofrimento vem da mente; a liberdade suprema vem do estudo da mente. A meditação visa reduzir a atividade mental e iniciar o processo de desconstrução do egocentrismo. A meta da meditação é fazer com que você tome conhecimento do seu espaço interior e de quão vasto ele é. A meditação é o laboratório em que você desconstrói o eu. Segundo se diz, o *nirvana* começa quando a mente passa a olhar para dentro em vez de reagir a tudo o que há fora dela.

Quando começar a meditar, faça pequenas sessões de cinco, dez ou até quinze minutos. Crie o hábito de praticar em breves sessões diárias, passando a períodos mais longos. Um momento excelente para praticar a meditação é de manhã, logo ao acordar. Nesse horário, não é difícil encaixar uma sessão curta na rotina, que vai prepará-lo para o resto do dia. Comece com a meditação *shamatha*, que consiste em observar a respiração, e passe à *vispassana* quando estiver preparado.

Nunca force demais a prática, pois isso pode agravar a energia *lung*. Haverá dias em que a prática correrá bem e haverá outros em que não, mas não desista. Continue porque o que está realizando pode ser

## As sete posturas físicas

Como vimos, os métodos comumente empregados no Budismo Tântrico são *shamatha* e *vispassana* – sendo que o primeiro significa "calma permanência" e o segundo, "percepção clara". *Shamatha* precisa ser dominado primeiro. Quando começar a praticar, você vai usar as sete posturas físicas que todos os mestres iluminados usaram. Essas sete posturas formam a base da meditação budista e estimulam a clareza mental.

**7. Mantenha a mente relaxada**

Quando a mente está relaxada, a sua verdadeira natureza começa a despontar. No começo, a sua consciência vai se destacar dos pensamentos e começar a testemunhar o seu desenrolar. Tradicionalmente, a jornada da meditação é descrita nos seguintes estágios: uma queda d'água, corredeiras, água corrente, água calma e finalmente fusão com o oceano.

**6. Mantenha os ombros retos e o queixo para dentro**

Mantendo os ombros retos e relaxados, você ficará menos tenso. Além disso, essa postura empurra o peito para a frente, dando-lhe um senso de orgulho divino e coração aberto, característico do guerreiro *bodhisattva*. Quando o queixo está para a frente, a mente se lança para o futuro e suas inúmeras possibilidades.

**3. Mantenha a coluna reta**

A coluna tem que ficar reta como uma pilha de moedas de ouro: não pode ficar dobrada e nem inclinada. Os osteopatas e quiropráticos conhecem muito bem o impacto que a má postura tem sobre a saúde, incluindo a interferência nos sinais nervosos. Na medicina tibetana, os *rtsa* ou canais não devem ser comprimidos para que a energia possa fluir livremente pelo corpo.

**2. Coloque as mãos no *mudra* de meditação**

No Budismo Tântrico, há belos *mudras*, ou gestos de mão, cada um com o seu significado (ver página 132). Para a meditação, é usado em geral o *mudra dhyana*. Nesse *mudra*, mantenha a mão esquerda com a palma para cima e a direita sobre ela, também com a palma para cima, com os polegares quase se tocando. Durante a atividade mental, usamos as mãos para expressar o que queremos dizer – e podemos usá-las também para ajudar a mente a descansar.

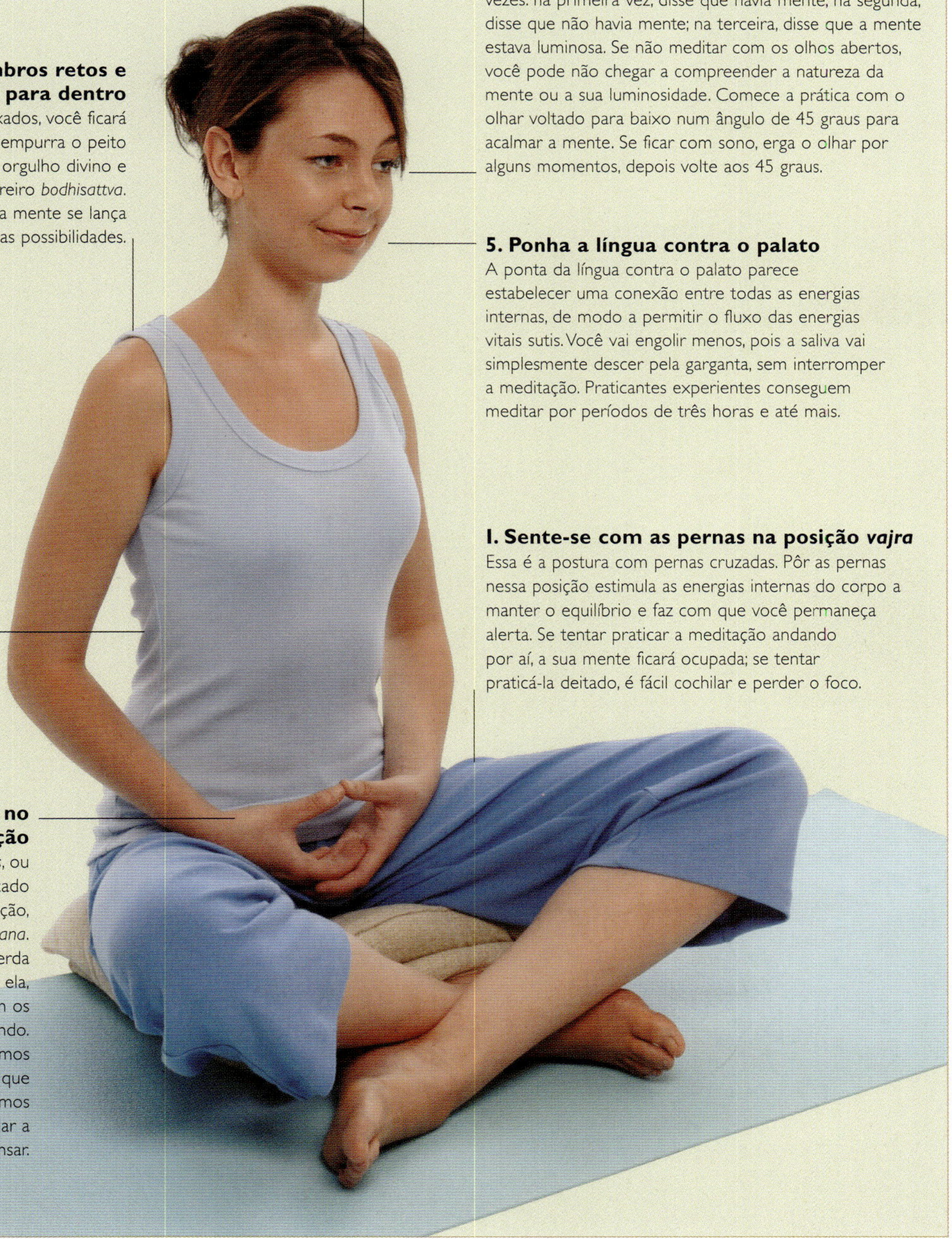

**4. Mantenha os olhos abertos**

Os olhos têm que ficar abertos. No começo da meditação, você pode fechá-los por uns instantes para acalmar a mente. O Buda girou a roda do *Dharma* três vezes: na primeira vez, disse que havia mente; na segunda, disse que não havia mente; na terceira, disse que a mente estava luminosa. Se não meditar com os olhos abertos, você pode não chegar a compreender a natureza da mente ou a sua luminosidade. Comece a prática com o olhar voltado para baixo num ângulo de 45 graus para acalmar a mente. Se ficar com sono, erga o olhar por alguns momentos, depois volte aos 45 graus.

**5. Ponha a língua contra o palato**

A ponta da língua contra o palato parece estabelecer uma conexão entre todas as energias internas, de modo a permitir o fluxo das energias vitais sutis. Você vai engolir menos, pois a saliva vai simplesmente descer pela garganta, sem interromper a meditação. Praticantes experientes conseguem meditar por períodos de três horas e até mais.

**1. Sente-se com as pernas na posição *vajra***

Essa é a postura com pernas cruzadas. Pôr as pernas nessa posição estimula as energias internas do corpo a manter o equilíbrio e faz com que você permaneça alerta. Se tentar praticar a meditação andando por aí, a sua mente ficará ocupada; se tentar praticá-la deitado, é fácil cochilar e perder o foco.

## *Mudras* do Buda da Medicina

Os oito *mudras* mostrados abaixo indicam um oferecimento ao Buda da Medicina e aos seus *devas* (anjos), e podem ser feitos diariamente como parte da prática da meditação.

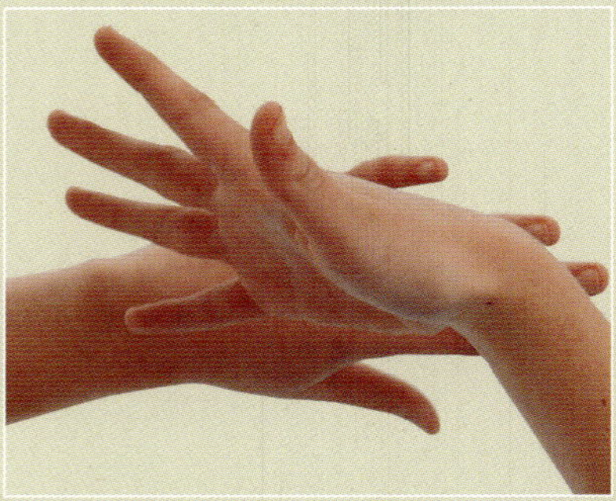

1 Prepare-se para começar a seqüência de *mudras* do Buda da Medicina passando as mãos uma sobre a outra.

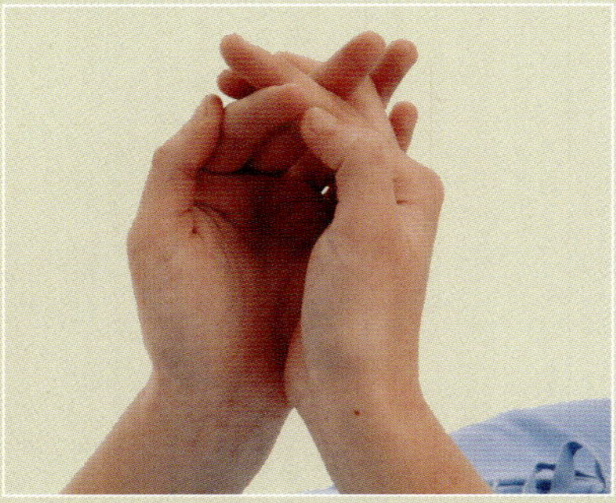

2 ***Mudra argham*** Esse *mudra* representa um cântaro e significa uma oferenda de água para beber.

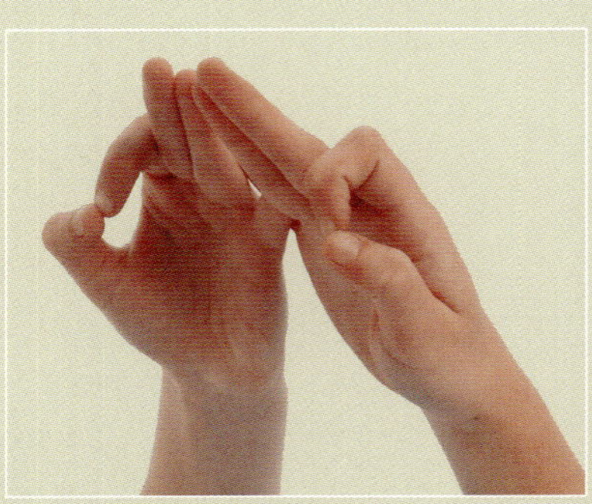

3 ***Mudra padyam*** Esse *mudra* representa uma bacia e significa uma oferenda de água para lavar os pés.

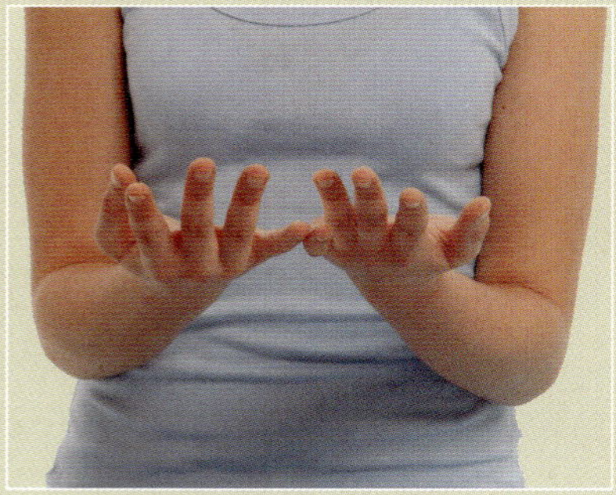

4 ***Mudra pushpe*** Esse *mudra* ilustra uma oferenda de flores para o Buda da Medicina.

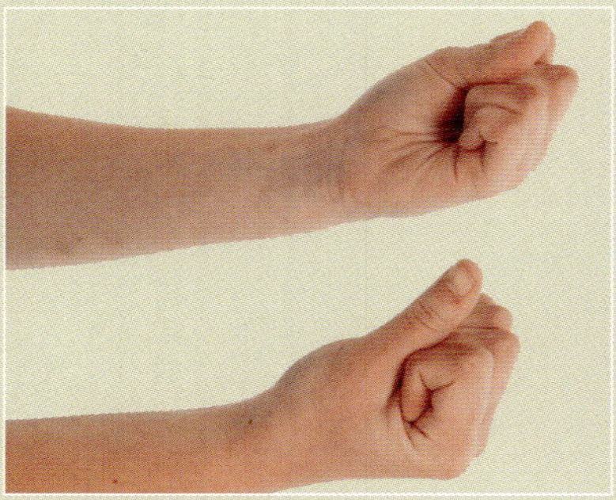

5 ***Mudra dhupe*** Esse *mudra* representa varetas de incenso e significa uma oferenda de incenso.

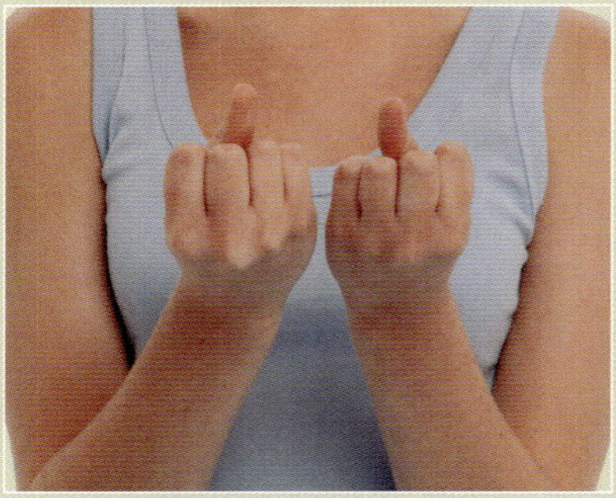

6 ***Mudra aloke*** Esse *mudra* representa duas chamas tremulantes e significa uma oferenda de luz.

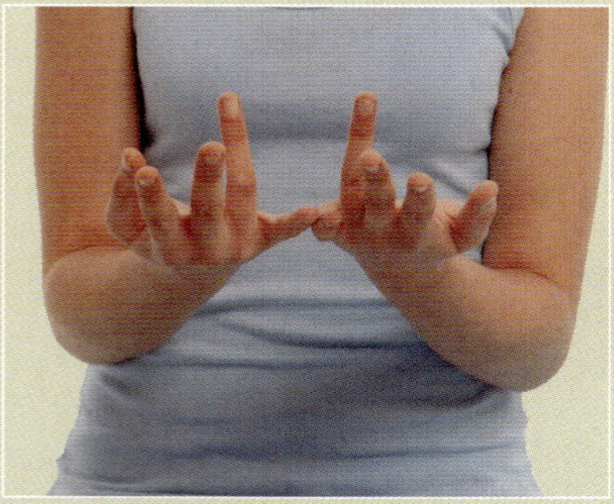

7 ***Mudra gandhe*** Esse *mudra* representa a divisão de um pedaço de pano e significa uma oferenda de perfume.

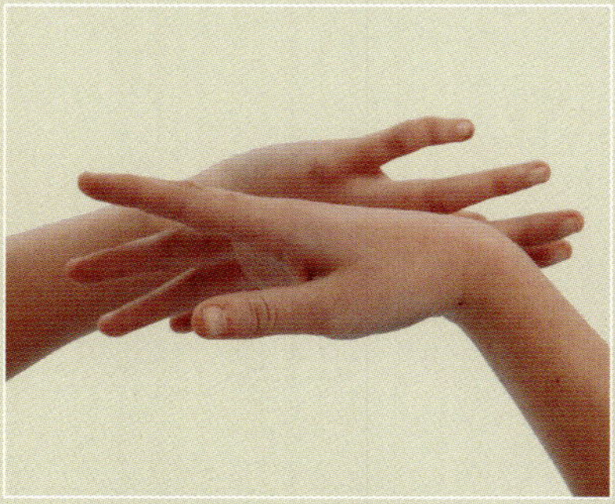

8 ***Mudra naivadya*** Esse *mudra* ilustra uma oferenda de comida.

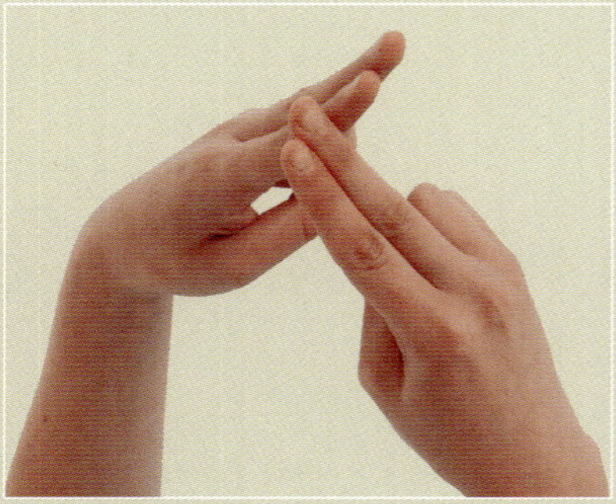

9 ***Mudra shapta*** Esse *mudra* representa címbalos batendo e significa uma oferenda de música.

de grande benefício para a humanidade. O realinhamento das forças de energia no corpo, que a meditação provoca, é mais um processo do que um acontecimento. Esse processo exige tempo e, quanto mais desfrutado for, melhor o resultado.

Estude os Sete Pontos do Treinamento da Mente, uma tradição desenvolvida para evitar que você volte à ilusão mental. Esses sete pontos são divididos em 52 enunciados fáceis de lembrar, como: "Não espere aplauso", "Não leve as coisas a um ponto doloroso", "Na pós-meditação, seja filho da ilusão". Esses enunciados ajudam a domar a mente, aumentar a lucidez e intensificar a meditação. Evitam também que a mente fique submersa em jogos do ego, o que tende a mantê-lo na escuridão de *marigpa*, ou eu ilusório.

## Os *mudras*

No Budismo Tântrico, *mudras* são gestos simbólicos, feitos com as mãos e os dedos e empregados em rituais. Refletem um estado iluminado e aparecem muitas vezes em pinturas tântricas, feitos por Budas e divindades. Os *mudras* representam diferentes poderes personificados pelo Buda ou divindade e cada um tem um significado diferente. O *mudra* mais comumente usado em meditação é o *mudra dhyana* (ver página 131), mas você pode incluir outros no seu ritual diário.

*"Quando há muitos pensamentos, siga a respiração"* Do *Dhammapada* do Buda

## *Mudra* Tesouro no Céu

Essa prática foi ensinada ao Príncipe Mutisenpo, filho do rei Tritsong Detsen, por Padmasambhava, para que ele praticasse e ficasse iluminado.

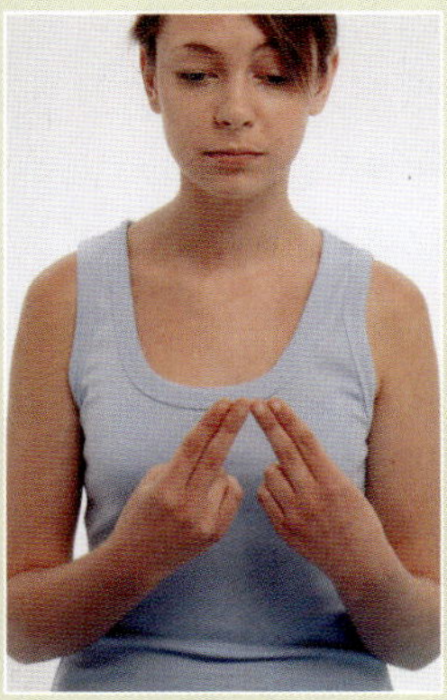

1 Junte os indicadores para simbolizar a fusão das energias masculina e feminina.

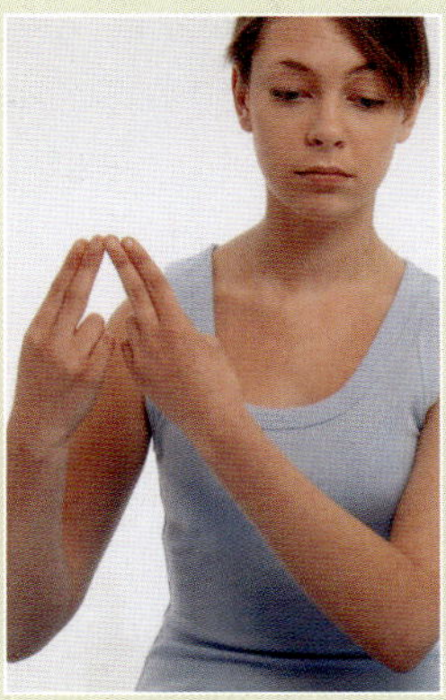

2 Mantendo a posição dos dedos, mova o *mudra* num trajeto circular, no sentido horário e para cima.

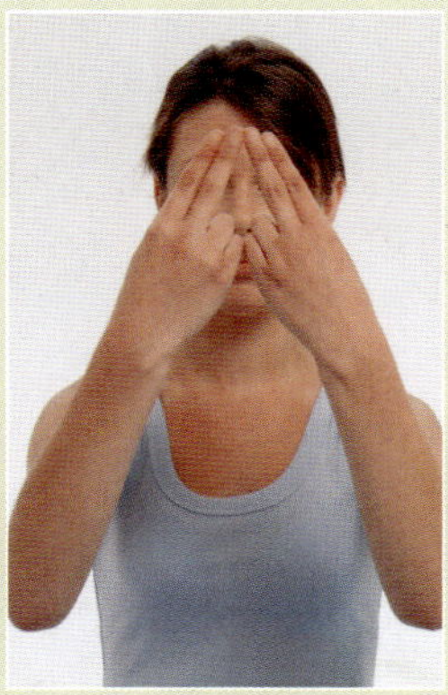

3 Aqui o *mudra* simboliza o ponto de iluminação.

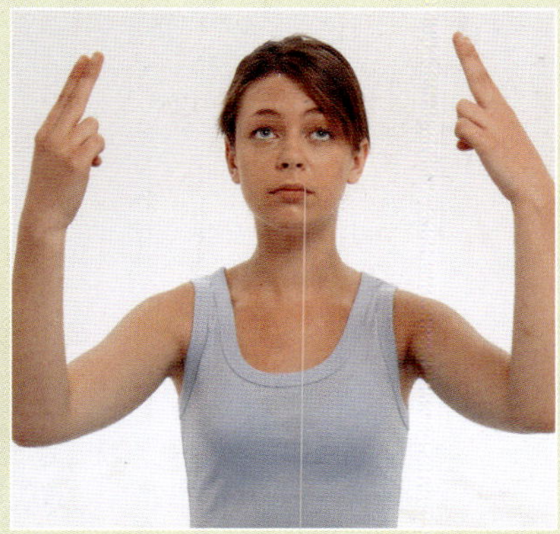

4 Ao abrir os braços, o *mudra* simboliza o céu e a ampla mente iluminada de total lucidez.

# Cérebro versus coração

*Quando você pergunta a um tibetano onde fica a mente, ele aponta para o coração. Pode até achar a pergunta estranha – já que a resposta é óbvia para ele. Para o ocidental, a mente fica no cérebro. Na verdade, toda a nossa autocompreensão cultural está ligada ao cérebro, o que ajuda a explicar as tensões experimentadas no estilo de vida moderno. O Budismo Tibetano e o seu sistema de medicina nos mostram um jeito de voltar a um modo de vida com foco no coração, que favorece mais a saúde.*

## Restaurando a paz no cérebro

A ciência ocidental diz que a amídala é a parte do cérebro relacionada aos estados emocionais. Ela contém dois grupos de nervos do tamanho de almôndegas, que ativam o sistema nervoso simpático. Esse sistema administra o stress por meio de uma reação bioquímica do tipo lutar-ou-fugir. À primeira percepção de perigo, ele muda para alerta vermelho: o ritmo cardíaco aumenta, a boca seca e o sangue foge do sistema digestivo para preparar os músculos para a ação. Os neurônios da amídala reagem tão prontamente que a resposta física é muito mais rápida do que qualquer ação pensada. As experiências emocionais, especialmente as negativas, gravadas nas sinapses da amídala, provocam essa reação de stress. Um pequeno estímulo, como uma expressão facial ou o toque de um telefone, que lembre uma experiência negativa anterior, pode provocar a mesma reação bioquímica.

Quando se prolonga e se repete muitas vezes, essa reação contribui para problemas de saúde crônicos, de doenças do coração à depressão. No Ocidente, tendemos a viver num estado de alerta constante – em congestionamentos, diante de prazos apertados. Por isso, é essencial para nós aprendermos a acionar o sistema nervoso parassimpático, que reverte os sintomas de stress no corpo. A meditação é tão eficaz nesse ponto porque faz com que o corpo passe do estado de alerta vermelho ao estado de relaxamento. A liberação do "hormônio do amor", oxitocina, abranda a amídala e as suas reações de medo. A prática e o estudo sinceros do Budismo Tibetano e da meditação estimulam a liberação de oxitocina e, assim, levam a mente de volta à paz.

## O Budismo e o cérebro

Para o Budismo Tibetano, o cérebro é apenas um órgão sensorial e o pensamento é um meio de reforçar o senso ilusório de eu, que causa todo o nosso sofrimento. Podemos passar anos aprimorando um intelecto altamente valorizado, mas essa estrutura é mera ilusão e dá origem aos distúrbios da energia *lung*. Caso o nosso pensamento pare de repente, em vez de acolher a abertura, ficamos aterrorizados (porque entendemos que somos "pensamento") e recuamos ao estado iludido do pensamento "por que – porque" e de ambição material. Para voltar a um estado inato de harmonia e saúde, temos que nos desvencilhar do cérebro e nos relacionar com a vida e com o mundo a partir do coração.

## A volta ao coração

Na Ásia, todas as formas de medicina se referem ao coração como imperador. Na medicina tibetana, o canal da força vital (*srog rtsa*) fica perto do coração. Quando o canal é perturbado por algum desequilíbrio da energia *lung*, ocorre a doença mental. Os

*Avalokiteshvara, o Bodhisattva da Compaixão, simboliza a natureza do Budismo Tibetano, centralizada no coração.*

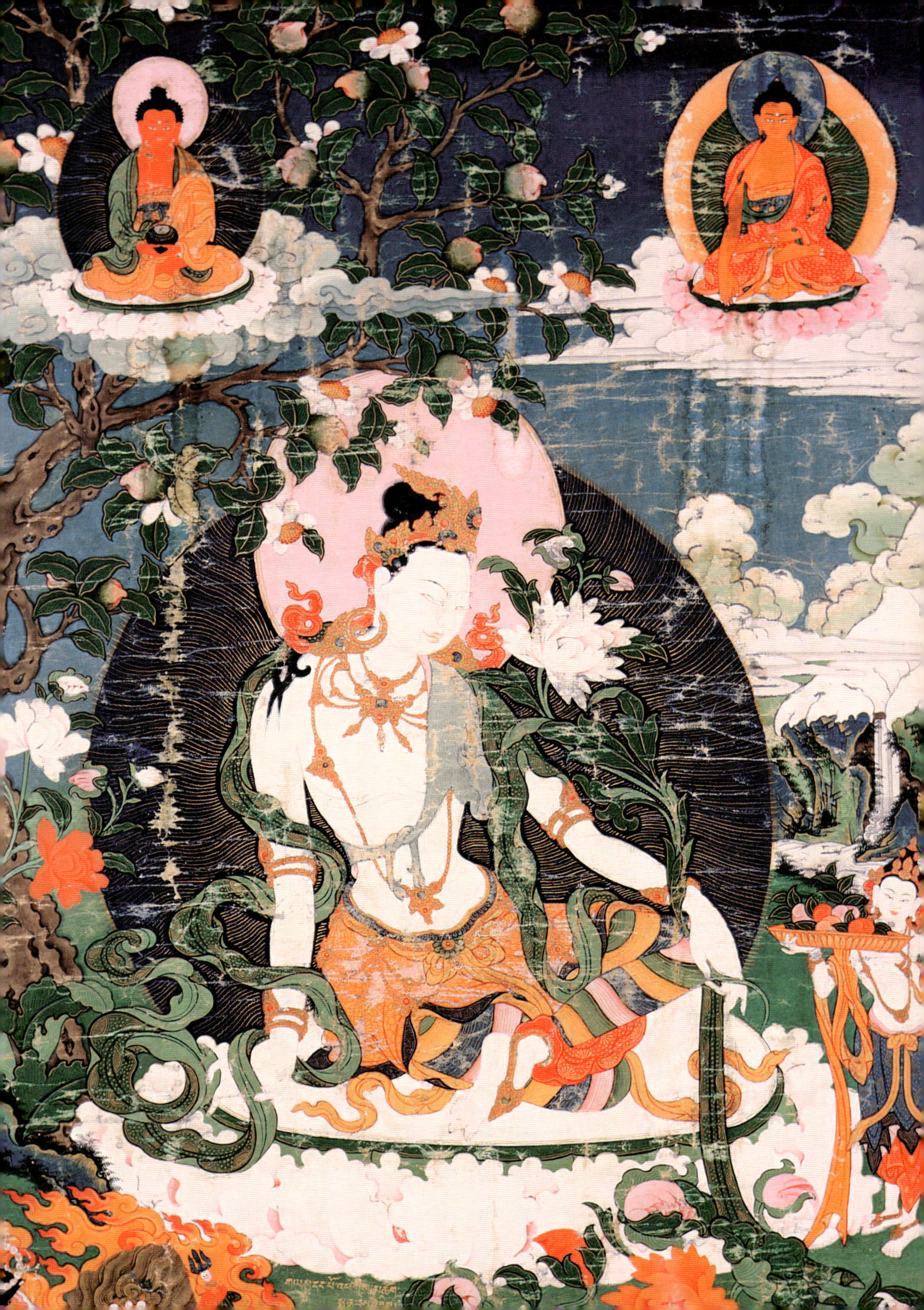

curadores tântricos ensinam também que os que buscam o poder material sofrem em geral de doenças do coração. A meditação e outras técnicas de cura procuram harmonizar as três energias vitais. O canal do coração pode ser acalmado por uma técnica fácil de usar, conhecida como coerência cardíaca (ver quadro).

## Medicina mente-corpo

Na sociedade ocidental, tendemos a dissociar a mente do corpo. Somos mais "fazedores" humanos do que "seres" humanos, consumidores em vez de cidadãos, criando assim um vácuo de valores que está destruindo o planeta, dissociados que estamos da natureza e dos cinco elementos.

O coração pode ser o elo de cura que nos permite restabelecer uma conexão entre a mente e o corpo. Segundo a anatomia mística tibetana, no centro do coração reside uma esfera de *bodhi*, ou substância mental iluminada. Essa gota do coração, ou esfera do Buda luminoso no coração, é a fonte de todos os *tigles* que permeiam o corpo (ver página 58). Incentivando o amor, restauramos o equilíbrio desse sistema fundamental da saúde humana – e do mundo em geral.

Uma pesquisa científica recente parece confirmar a ligação corpo-mente. Nela, a dra. Candace Pert estabelece a existência de uma rede de comunicação que se estende pelo corpo inteiro através do sistema imunológico. Ela descreve um sistema de memória formado de neuropeptídios e seus receptores, com base no coração e na glândula timo. Esses neuropeptídios se distribuem pelo corpo num sistema que Pert define como "psicoimunoendócrino" (referente a corpo, mente e espírito). Idéias assim podem provocar uma mudança de paradigma e nos levar a entender que é amando que protegemos a saúde.

*Essa ilustração médica tibetana representa os canais de energia encontrados no coração.*

### A prática da coerência cardíaca

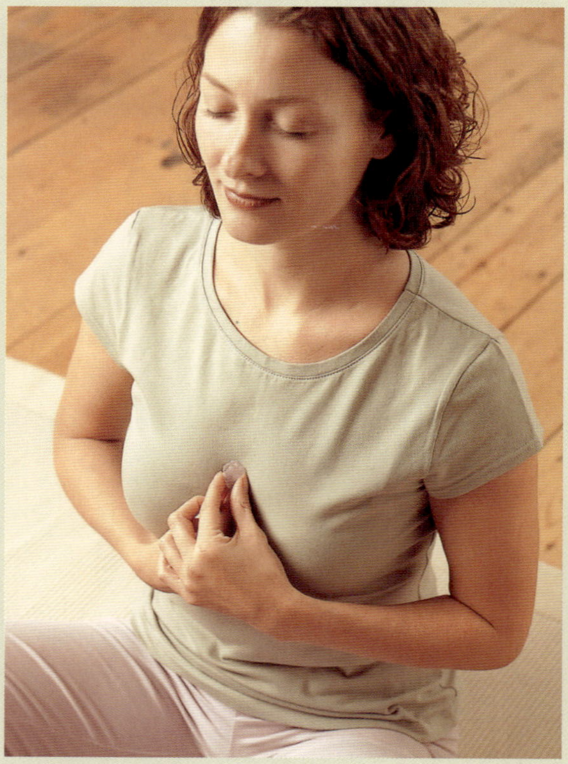

Sente-se para começar. Enquanto inspira, visualize o ar entrando na área do coração (não o órgão coração, mas o coração do seu ser) e focalize a atenção aí. Ao mesmo tempo, segure um cristal junto ao chakra do coração. Imagine uma sensação de amor e deixe que ela gere calor e paz na área do peito. Isso diz ao cérebro emocional que está tudo bem e, assim, o sistema nervoso fica equilibrado. Relaxe enquanto inspira e expira, por uns 20 minutos. Observe o coração ficando em paz enquanto respira. Se precisar, continue por mais algum tempo.

Faça essa técnica diariamente, até conseguir relaxar fisicamente e permanecer mentalmente alerta.

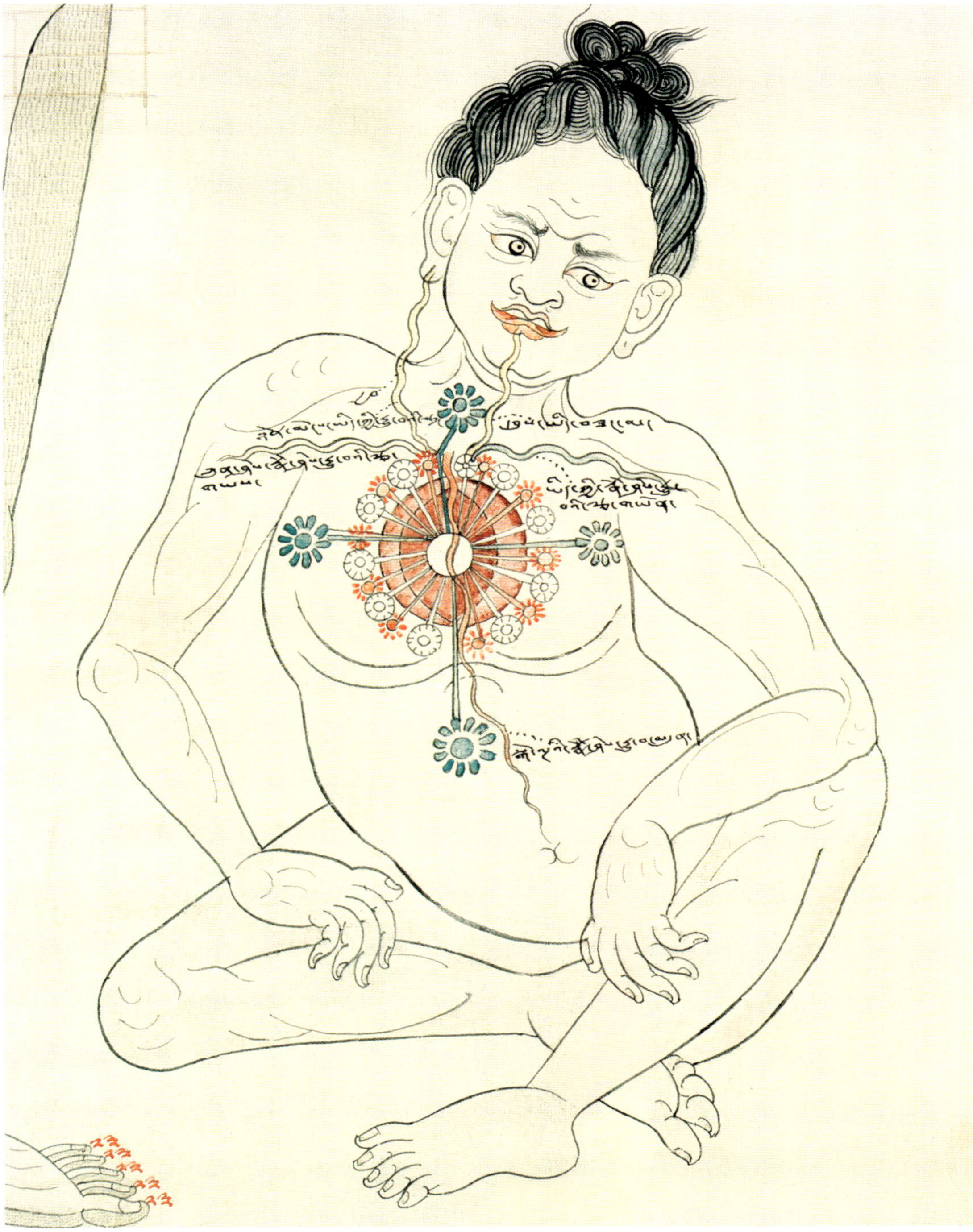

*“A mente intuitiva é uma dádiva sagrada e a mente racional, um servo fiel”*

Albert Einstein

# Yoga na medicina tibetana

*Sistema espiritual que já era praticado pelo menos há 2.000 anos, a yoga procura unir a mente, o espírito e o corpo numa só entidade. O seu sistema com oito ramificações conduz os estudantes, por meio de práticas que limpam o corpo e a mente, controlam a respiração e favorecem a meditação, a devoção e o serviço sem-eu, trazendo libertação e êxtase absoluto.*

Asana, ou movimentos físicos, que é um dos ramos da yoga, difundiu-se no Ocidente a partir dos anos 1960, como meio de manter a forma e liberar a tensão. Sabe-se que o exercício é essencial para a boa saúde e que a yoga é uma forma ideal de exercício. As posturas da yoga física, por exemplo, massageiam todas as partes do corpo e removem fluidos viciados e cheios de resíduos, como a linfa, permitindo que

## Fazendo uma prostração da yoga

Enquanto faz as prostrações, repita a Oração das Três Jóias: "Eu tomo refúgio no Buda. Eu tomo refúgio no *Dharma*. Eu tomo refúgio na Sangha".

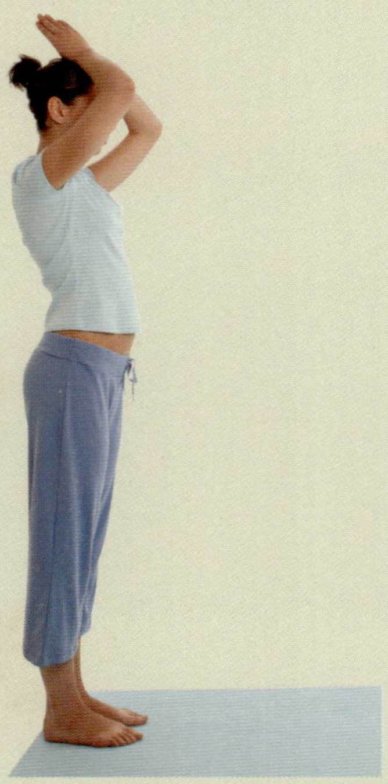

1 Para começar a prostração, ponha as mãos sobre a cabeça para simbolizar a purificação do corpo.

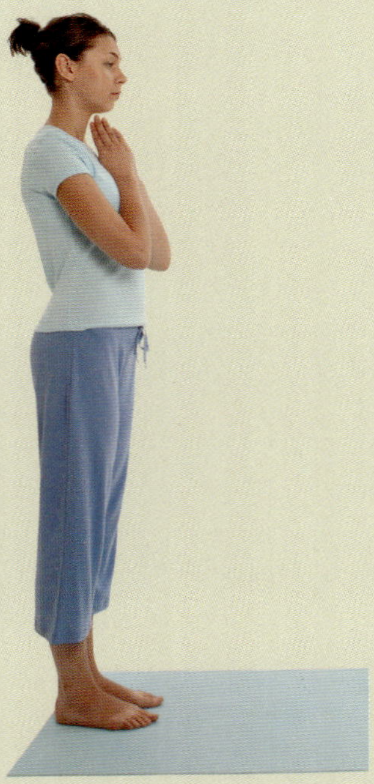

2 Coloque as mãos contra a garganta para simbolizar a purificação da fala.

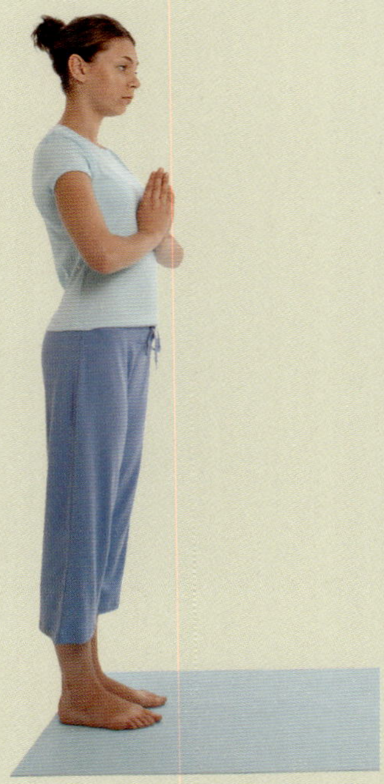

3 Coloque as mãos contra o coração para simbolizar a purificação da mente.

novos fluidos ricos em nutrientes cheguem às células. Todas as formas de exercício favorecem o fluxo linfático, mas a yoga favorece especialmente a sua renovação. Quase todos os sistemas de yoga ensinam a respirar – e respirar profundamente, coisa que muita gente não sabe. A respiração profunda envia mais oxigênio para as células e expulsa o dióxido de carbono. As posturas da yoga massageiam também os órgãos internos e tonificam o sistema digestivo, favorecendo as suas funções. O efeito imediato da prática de yoga é o estímulo da "resposta de relaxamento" (ver página 130).

Já se demonstrou que a prática da yoga estimula os receptores sensoriais em todo o corpo, mantendo o corpo saudável e nos ajudando a entender o mundo. Impulsos nervosos, por exemplo, levam a informação dos órgãos sensoriais para o cérebro, onde ela é processada, enviando então impulsos que movimentam os músculos e ativam as glândulas endócrinas. Sem esses impulsos, o corpo degenera. Os doutores da medicina tibetana recomendam especialmente a yoga para quem tem artrite ou sofre de baixa vitalidade.

Seja como for, a yoga não serve apenas para manter a forma. Ao equilibrar as energias do corpo, a yoga torna a meditação eficaz. Executar uma prostração (mostrada abaixo) purifica o karma e nos livra de emoções negativas – e portanto da doença. O objetivo final da yoga é permitir a evolução espiritual em direção à iluminação.

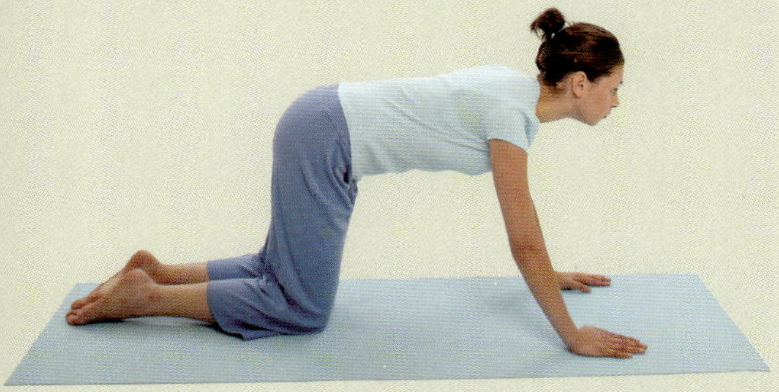

4 Ao se posicionar no chão, pronto para entrar na posição de prostração, prepare-se para liberar as emoções negativas e o karma.

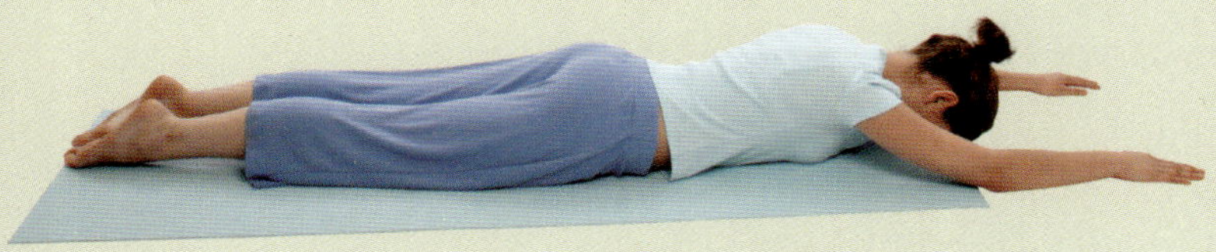

5 Ao se deitar no chão, libere o karma e as emoções negativas para dentro da terra.

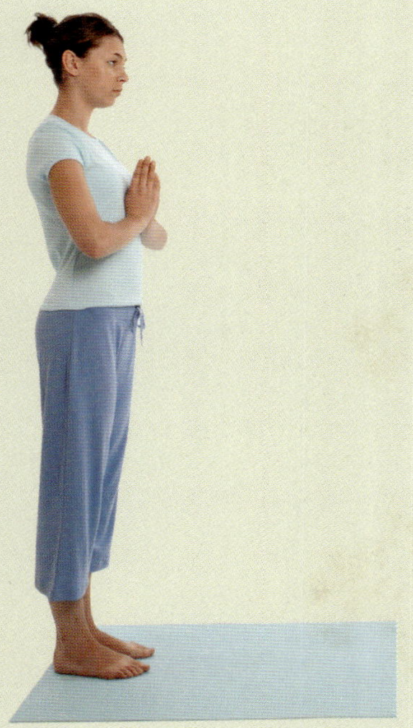

6 Finalmente, volte à posição em pé, purificado das emoções negativas.

## Exercício tibetano

Em *The Ancient Secret of the Fountain of Youth*, Peter Kelder descreve as posturas físicas dos Cinco Ritos: girar com os braços estendidos; deitar-se no chão com as pernas no ar; ajoelhar-se e arquear as costas para trás; pés e mãos no chão, empurrando o estômago para cima; postura de cobra. A autenticidade dos exercícios nunca foi confirmada e nem negada, mas acredita-se que as posturas retardem o processo de envelhecimento e aumentem os níveis de energia – e só leva dez minutos para fazer as 21 repetições de cada movimento. Mais de dois milhões de cópias do livro de Kelder já foram vendidas.

## Yantra yoga

Na verdade, o sistema de yoga tibetana, chamado yantra yoga ou *trul khor*, surgiu há muitos séculos como método para abrir as mandalas sutis do corpo (centros internos de energia), mas até recentemente era envolto em segredo. O sistema compreende 108 movimentos realizados não como posturas estáticas mas como uma seqüência contínua, um pouco mais rápida do que no t'ai chi, juntamente com controle da respiração. A prática de todos os movimentos leva umas dez horas, mas o Lama Lobsang, que vive em Chicago, projetou uma aula de 90 minutos com base nesse sistema.

Ensinados originalmente no século VIII por Vairochana (ver página 30), um aluno de Padmasambhava, que os tinha aprendido com o Mahasiddha Humkara do Nepal, os movimentos da yantra yoga foram transmitidos através das eras numa linhagem secreta ininterrupta. Para preservá-los como tradição viva, alguns detentores atuais da linhagem revelaram alguns desses movimentos para o mundo. Para ajudar a conservar a tradição para os futuros praticantes do Budismo Tântrico, partes de alguns dos movimentos são descritas nas próximas três páginas. No entanto, eles não se prestam a serem praticados em casa pelo não-iniciado. O domínio da yantra yoga requer a instrução de um guru que detenha a linhagem secreta.

A respiração tem um papel tão importante na *trul khor* porque afeta a força vital do corpo. Esses três aspectos (postura, movimento e domínio da respiração), quando implementados ao mesmo tempo, criam um efeito que rejuvenesce as energias psíquicas do corpo e os canais que as contêm. Os movimentos físicos também levam as três energias vitais ao equilíbrio, o que é considerado a essência da saúde na medicina tibetana. A prática desses movimentos rompe os bloqueios dos canais de energia *rtsa* (ver página 48), permitindo que a consciência permeie o corpo. Isso resulta na prática de luz límpida, onde nenhum "eu" existe: todas as energias vitais do corpo estão em equilíbrio, a mente se torna extremamente clara, você vê a luminosidade da sua mente e nela se torna estável.

Durante os movimentos, a atenção da mente se concentra nos chakras (ver página 56), fazendo com que fiquem mais vibrantes. Ao harmonizar os canais *rtsa*, a energia *lung* e as gotas *tigle* e ao equilibrar internamente os cinco elementos, o praticante faz com que as energias do sol e da lua do corpo psíquico entrem em união no umbigo. Aí, a base do canal central de energia, é o local do calor místico chamado *tummo* que, quando produzido por yogues, realizam o êxtase interno (ver página 144).

> *"Na yantra yoga, a asana, ou postura, é um dos pontos mais importantes, mas não o principal. O movimento é mais importante"*
>
> Namkhai Norbu, *Yantra Yoga*

## Movimentos da yantra yoga

Esses movimentos secretos e sagrados são ilustrados aqui só como referência. Não tente fazê-los sem orientação de um mestre qualificado.

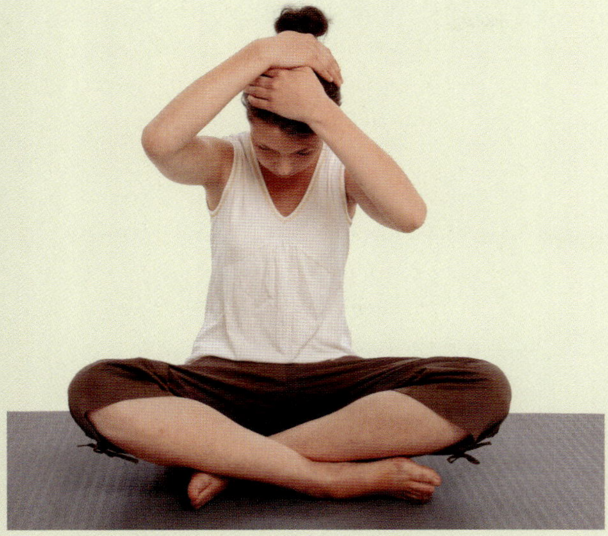

### Abrindo o chakra coronário

Uma das mãos passa sobre a outra sobre a cabeça para estimular o meridiano da vesícula e o chakra da coroa.

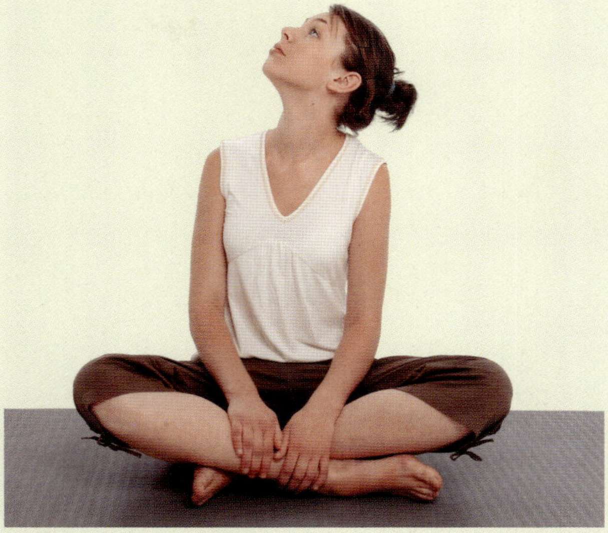

### Respiração do leão

O ar é inspirado bruscamente pelo nariz, de um lado do corpo e depois do outro, para expulsar o ar viciado dos canais do praticante.

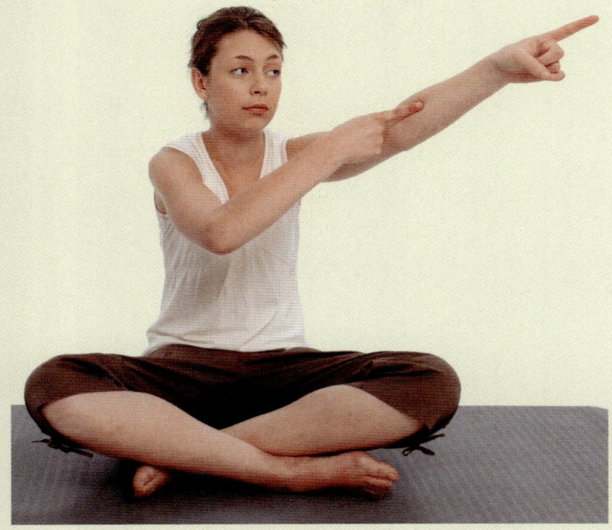

### Puxando o arco

A ponta do dedo desce pelo braço como se puxasse a corda do arco, para abrir o meridiano do coração e o peito.

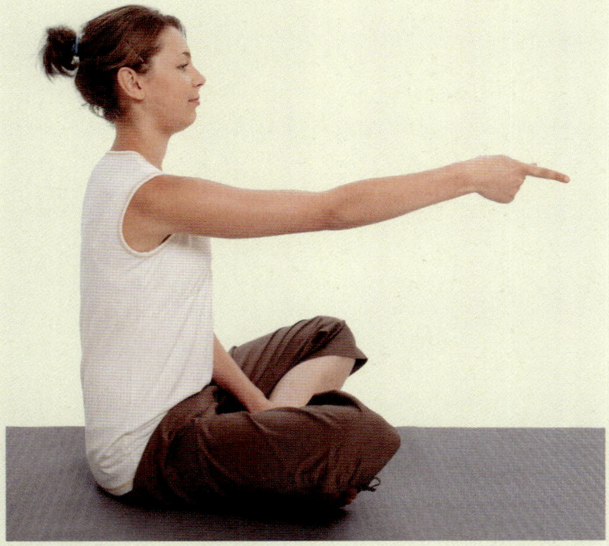

### Atirando o dedo

Os dedos são lançados para fora, fazendo com que o sistema psíquico interno se alinhe corretamente.

Movimentos da yantra yoga

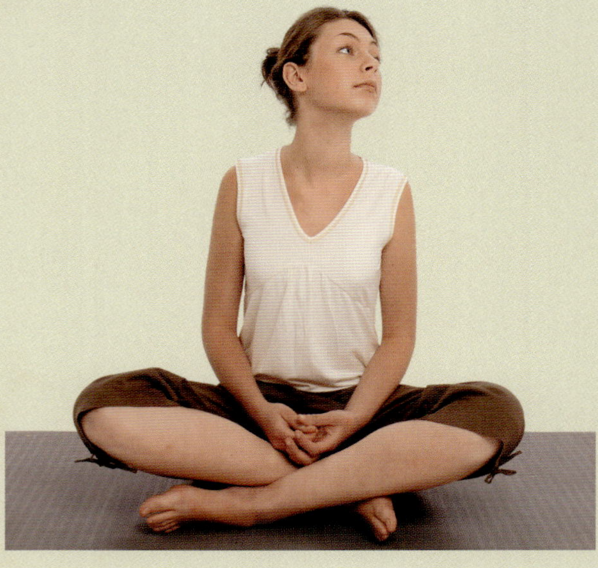

## Abrindo o chakra da garganta

O praticante gira a cabeça em sentido horário e depois no sentido anti-horário para abrir o chakra da garganta.

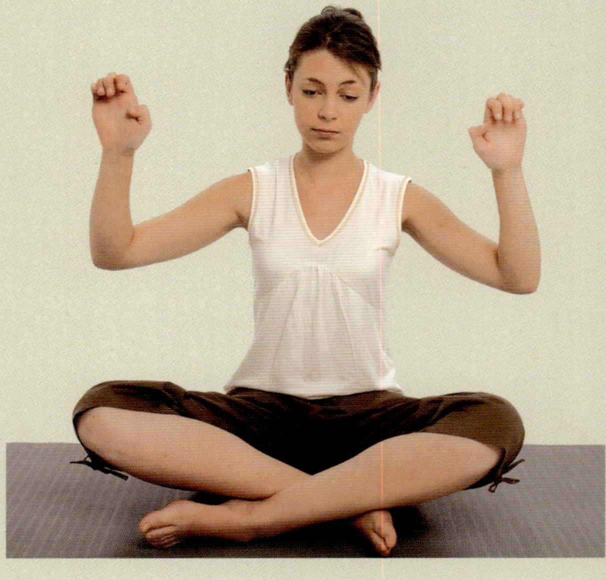

## Enganchando o ar

Os braços são erguidos à altura da cabeça, com as palmas abertas e os dedos curvados. As mãos são então trazidas para baixo numa posição de gancho, enquanto o praticante expira, expulsando o ar viciado do corpo.

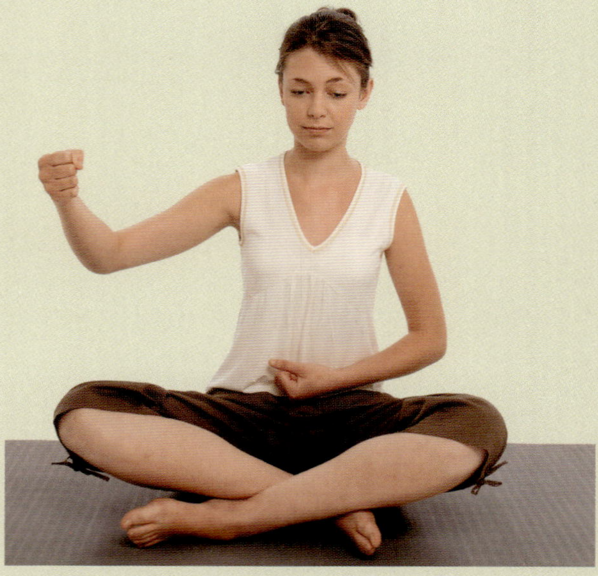

## Ativando o umbigo

Esse movimento, em que a barriga é repetidamente socada, é executado por yogues e yoguines para ativar o fogo místico, *tummo*, no umbigo.

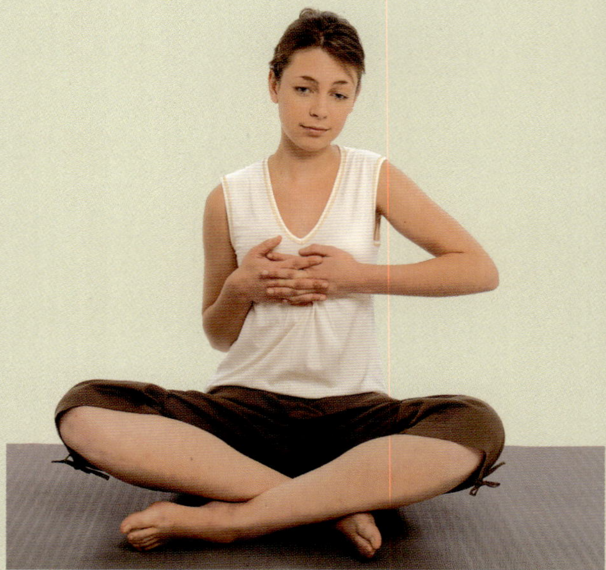

## Centrando o coração

Os dedos se entrelaçam sobre o peito e os cotovelos batem contra o corpo para ajudar o chakra do coração a se alinhar corretamente.

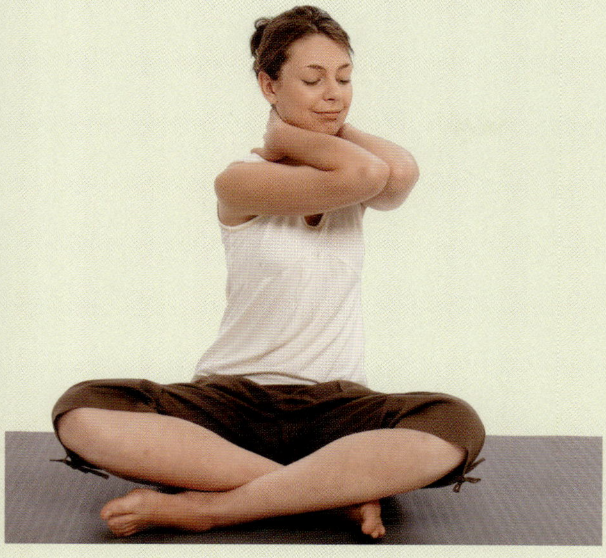

## Alinhando os chakras

Os dedos se entrelaçam na nuca e os cotovelos se aproximam um do outro e se deslocam de um lado para o outro, para ajudar todos os canais e chakras e se alinharem e trabalhar juntos.

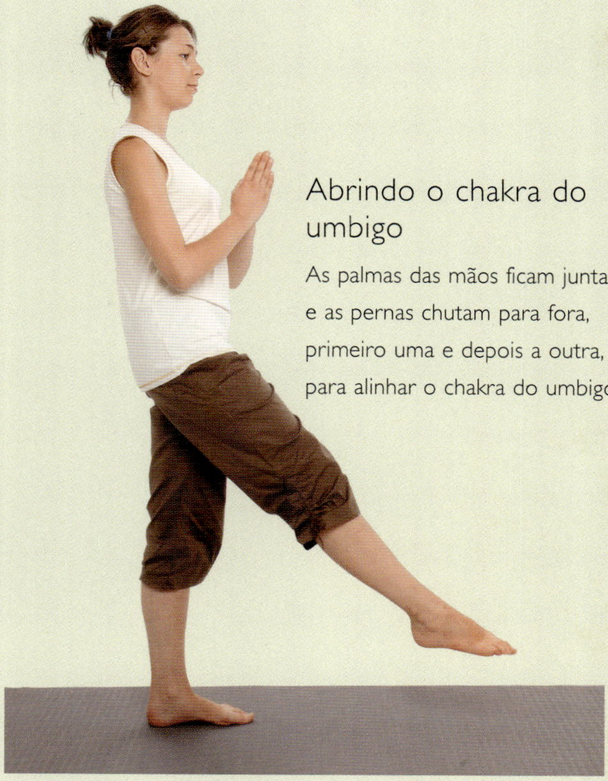

## Abrindo o chakra do umbigo

As palmas das mãos ficam juntas e as pernas chutam para fora, primeiro uma e depois a outra, para alinhar o chakra do umbigo.

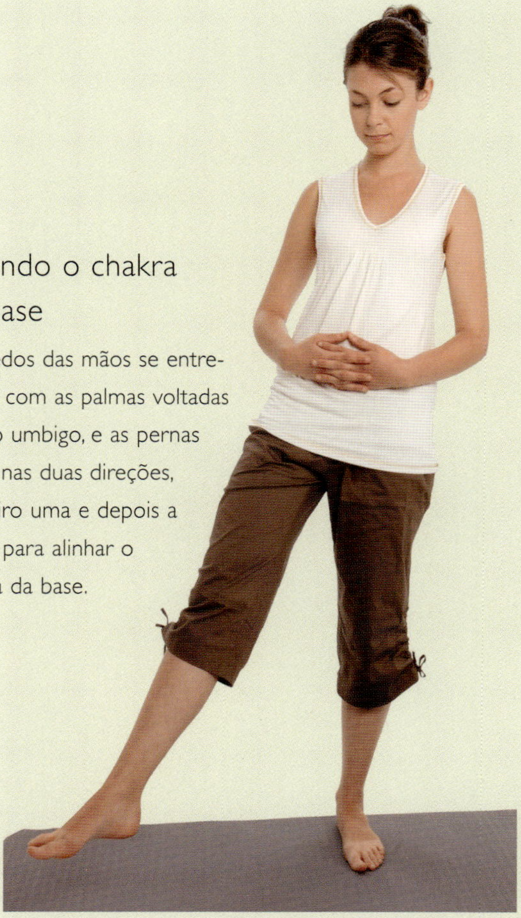

## Abrindo o chakra da base

Os dedos das mãos se entrelaçam, com as palmas voltadas para o umbigo, e as pernas giram nas duas direções, primeiro uma e depois a outra, para alinhar o chakra da base.

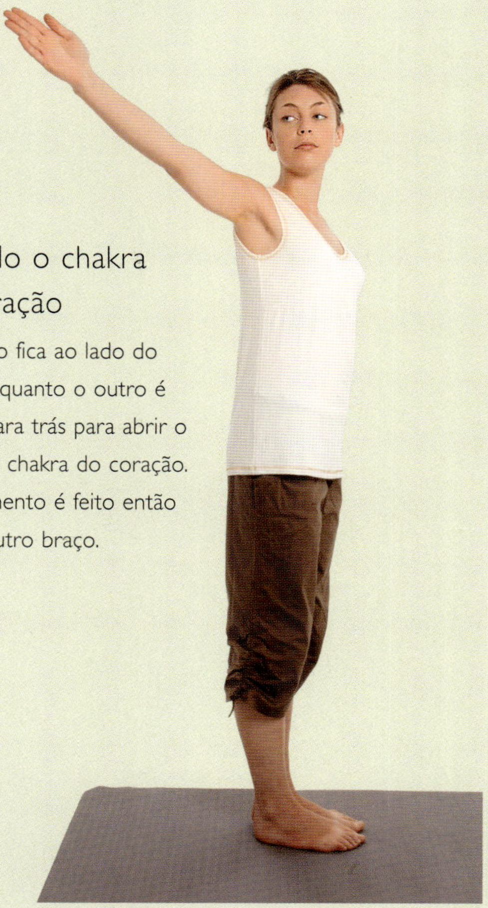

## Abrindo o chakra do coração

Um braço fica ao lado do corpo enquanto o outro é jogado para trás para abrir o peito e o chakra do coração. O movimento é feito então com o outro braço.

# Práticas espirituais profundas

*Tummo é a primeira de uma série de práticas profundas conhecidas como as Seis Yogas de Naropa – e ninguém deve experimentá-la sem um mestre. Depois de dominá-la, os praticantes podem continuar e explorar as outras cinco práticas: corpo ilusório, luz límpida, projeção forçada, yoga do sonho e transferência de consciência na hora da morte. Compreendendo essas práticas, ficamos sabendo como a força oculta do espírito é infinitamente mais poderosa do que a crença no eu, e que o intelecto no cérebro não é um mestre confiável.*

## Calor que modifica o corpo

A prática de *tummo* produz um grande calor psicofísico "colérico" no corpo, que destrona *marigpa*, a noção ilusória de um eu inerente (ver página 54). Isso provoca uma mudança de percepção fundamental – destrói toda a noção de eu.

Para atingir o estado de *tummo*, os yogues tibetanos se concentram numa sílaba no umbigo. Praticando dessa maneira, os canais *rtsa, lung* e as gotas *tigle* liberam a energia vital, ou inteligência divina, *tsog-lung*, do corpo. Isso acaba gerando o corpo de um Buda. Tal é o calor corporal criado por *tummo* que os adeptos dessa prática, como parte de um teste da sua consumação, secam repetidamente lençóis que foram mergulhados em água gelada e enrolados no seu corpo.

*"Como não há ilusão, não há medo"*

*Prajnaparamita Sutra*

### Práticas secretas

No século XVII, o 5º Dalai Lama construiu o templo secreto Lukhang, no meio de um lago, atrás do Palácio Potala, como oferenda aos *lu*, os espíritos da terra. Os *lu* são guardiões de tesouros espirituais e terrenos. As paredes do templo são cobertas com murais que representam os ensinamentos Dzogchen revelados por Pema Lingpa (1450-1521), conhecidos como Realização de Vasta Beneficência. No andar de cima fica a Capela Sistina do Budismo Tibetano: uma sala de 1,8 metro quadrado cujo teto é coberto por murais que representam o caminho da iluminação. Só o Dalai Lama e os seus ajudantes imediatos tiveram permissão para ver e estudar os murais, tão sagrados eram (e são). Eles representam as forças ocultas das quais nasce a verdadeira espiritualidade. Contidas nesses murais estão as práticas tântricas secretas, em particular as práticas superiores de Dzogchen, passadas oralmente de um mestre para os seus discípulos mais próximos. A parede norte da câmara mostra técnicas yogues para transformar as essências do corpo no corpo de luz de um Buda.

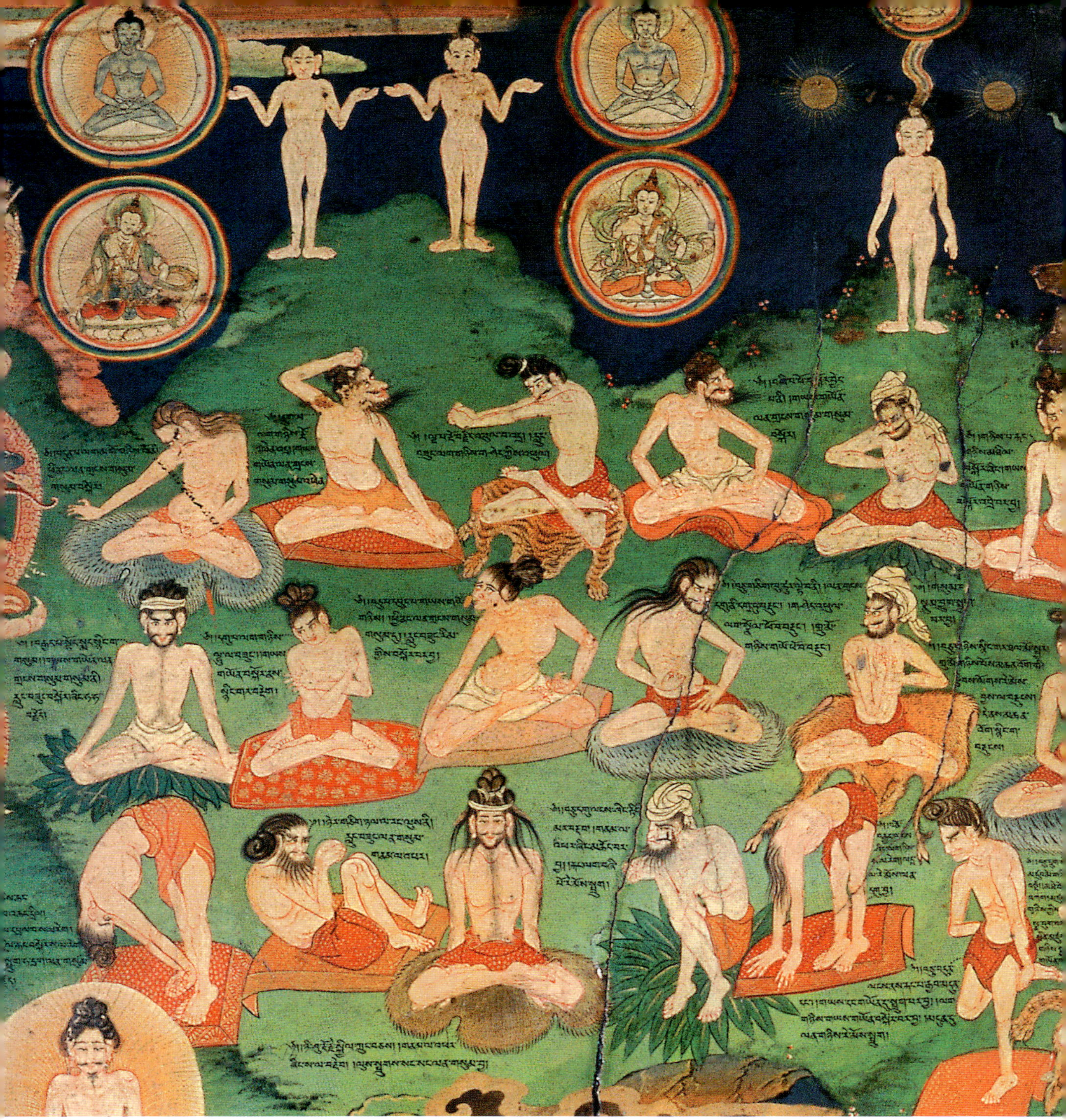

## *Tummo* nas pesquisas

Esse fenômeno, muito conhecido no Tibete, tem sido estudado nos últimos 20 anos pelo médico da Harvard Herbert Benson, com a bênção do Dalai Lama. O dr. Benson e a sua equipe descobriram fatos espantosos sobre os praticantes de *tummo*: eles conseguem elevar a temperatura corporal em 8.3°C e baixar o metabolismo em 64 por cento. Na Universidade da Califórnia, o dr. Charles Raison está estudando *tummo* e a depressão. Monitorando os seus efeitos nos sistemas endócrino e nervoso, ele espera descobrir se partes desses sistemas são defectivas em pacientes com depressão. Em última instância, a prática de *tummo* pode reduzir a necessidade de medicação no Ocidente.

*O Templo Lukhang, em Lhasa, retrata as mais sagradas e esotéricas práticas do Budismo Tântrico.*

# Sonhos terapêuticos

*O sono é valorizado nas tradições médicas tanto do Oriente quanto do Ocidente. Para os médicos tibetanos, os problemas do sono indicam um distúrbio na energia* lung. *No Ocidente, a falta de sono é considerada um sintoma de doenças relacionadas ao stress, como a depressão, e um precursor de males como as doenças neurodegenerativas.*

No Tibete, o sono é valorizado pela oportunidade que oferece ao cérebro de chegar a uma compreensão mais perfeita da natureza da existência. Na medicina ocidental, o sono caracterizado pelo REM (*rapid eye movement*, movimento rápido dos olhos) é considerado o sistema de descarga natural do cérebro. Segundo os dois sistemas, o melhor período para sonhar é entre a madrugada e o começo da manhã – entre 6 e 8 horas, quando o REM é mais potente, os sonhos são mais lúcidos e os aspectos de cura emocional do cérebro são mais profundos.

## A vida como um sonho

Os sonhos nos ajudam a entender o mundo e a vida e, assim, são importantes na cultura tibetana como uma forma de treinamento da mente. Os praticantes tântricos acreditam que, se você não fica lúcido nos sonhos, não ficará lúcido no comportamento diário. Se você não vive conscientemente, não terá conhecimento da direção que a sua vida está tomando.

Tendo consciência dos sonhos durante o sono, podemos vir a compreender que o estado desperto não passa de um sonho também. Na verdade, sonho é uma das metáforas usadas pelo Buda no *Sutra do Cortador de Diamantes* para explicar a impermanência de todos os fenômenos:

> *"Como estrelas, uma falha de visão, como uma lâmpada,*
> *Um espetáculo burlesco, gotas de orvalho, ou uma bolha,*
> *Um sonho, o clarão de um relâmpago, ou nuvem,*
> *Assim se deve ver o que é condicionado."*

Estando mais alerta nos dois estados, nós nos tornamos mais amplos nas nossas interações. A experiência de realidade ilusória no sono nos permite ver o quanto somos apegados no estado desperto. Assim, podemos aprender o desapego experimentando os nossos sonhos lucidamente. Alguns praticantes se tornam tão alertas no sonho que conseguem conduzir o seu desenrolar.

## A yoga tibetana dos sonhos

No Budismo Tântrico, sonhar é uma tecnologia espiritual e constitui uma das Seis Yogas de Naropa (ver página 144). Os yogues treinam a mente para ter sonhos lúcidos: para permanecer despertos e alertas enquanto sonham. Para os adeptos, o que

### Os sonhos nos remédios tibetanos

Os sonhos do paciente são levados em consideração no início do tratamento e podem revelar se o paciente vai se recuperar. Sonhos auspiciosos que indicam longevidade incluem divindades, homens e mulheres santos, fogo, travessia segura de águas ou passagens na montanha e conquista de inimigos.

Sonhos de morte, cadáveres, cair e cavalgar animais são maus presságios, mesmo que a pessoa esteja saudável. Os tibetanos que têm maus sonhos pedem aos lamas para rezar por eles e tentam praticar atos de generosidade, como libertar animais que vão morrer, para aumentar o próprio mérito e melhorar o karma.

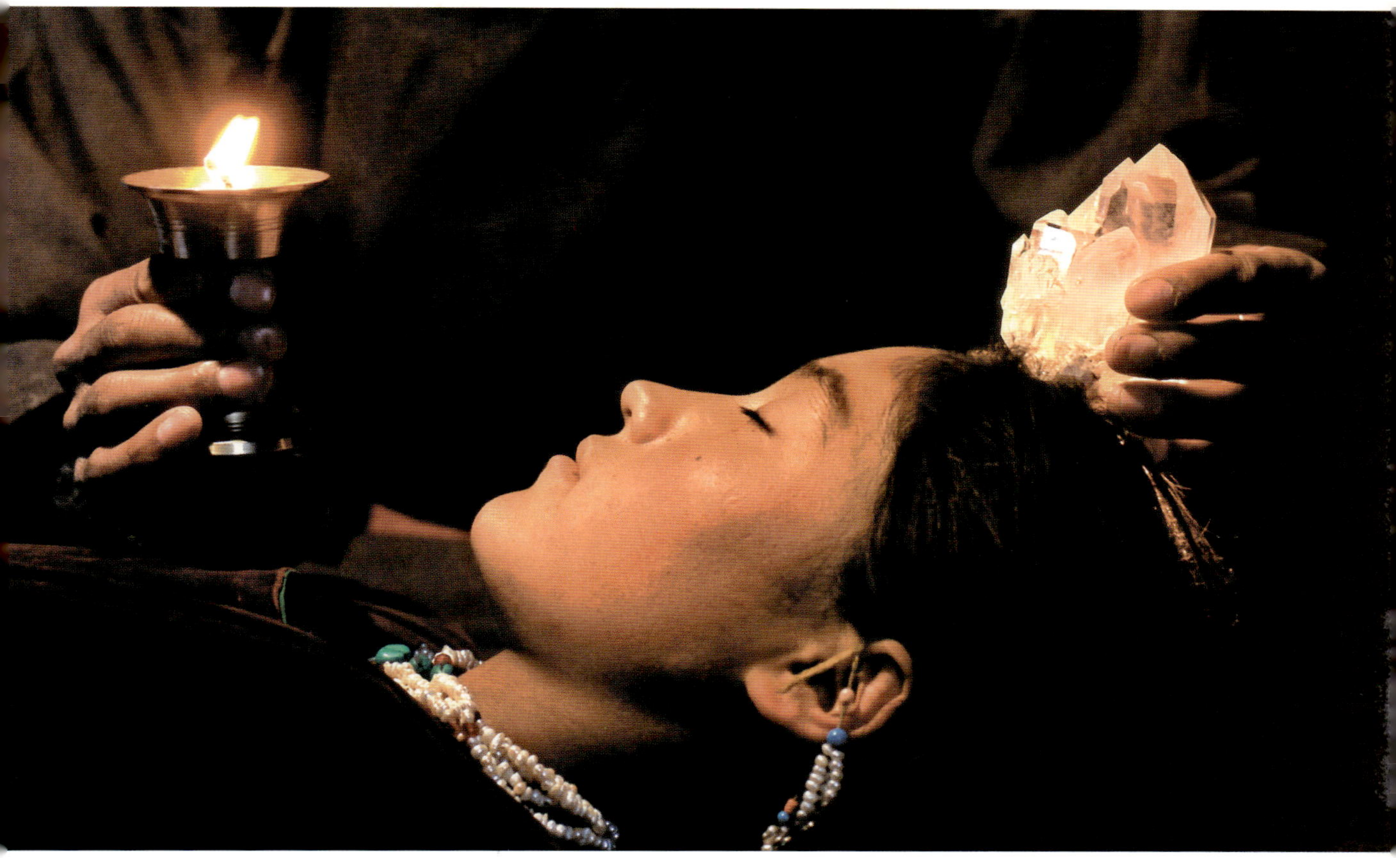

vem do inconsciente em forma de sonho é mais revelador do que a mente consciente. Assim, usam esse estado para se comunicar com outros domínios. A prática mais avançada de "luz límpida" no sono é uma tradição secreta, mas a meta suprema da yoga dos sonhos é chegar ao reconhecimento da natureza da mente, especialmente na hora da morte.

Muitas culturas antigas usam xamanicamente plantas alucinógenas (ou psicodélicas) para entrar em estados de sonho ou viajar para "outros mundos" e expandir a compreensão da consciência e a verdade de como a humanidade distorce a verdadeira natureza da realidade. A experiência tem o potencial de desmantelar a visão egóica de mundo. A substância química DMT é encontrada em plantas alucinógenas, como a ayahusca, e já se demonstrou que essa "molécula do espírito" ocorre naturalmente na glândula pineal, ou terceiro olho. Ela é intensificada em momentos espiritualmente carregados, como o nascimento e a morte, e quando entramos em estados místicos, como na iluminação.

*Um médico tibetano posiciona um cristal de quartzo medicinal, que vai limpar a mente da paciente e ajudá-la a dormir.*

## O poder de cura dos sonhos

A ciência ocidental também valoriza o poder de cura dos sonhos. O dr. Robert Stickgold e os seus colegas da Harvard, por exemplo, desenvolveram a hipótese de que o REM durante o sono metaboliza acontecimentos da vida e os reorganiza no cérebro. Esse tipo de REM provoca uma queda no ritmo cardíaco e um aumento na temperatura corporal, e faz com que o corpo volte a um estado de relaxamento. Tão benéficos parecem ser esses movimentos do olho, que uma terapia conhecida como EMDR (*eye movement desensitization and reprocessing*, dessensibilização e reprocessamento por meio de movimentos oculares) foi desenvolvida para processar lembranças traumáticas ou cicatrizes mentais em questão de horas e, assim, permitir que o paciente se recupere de um sofrimento emocional.

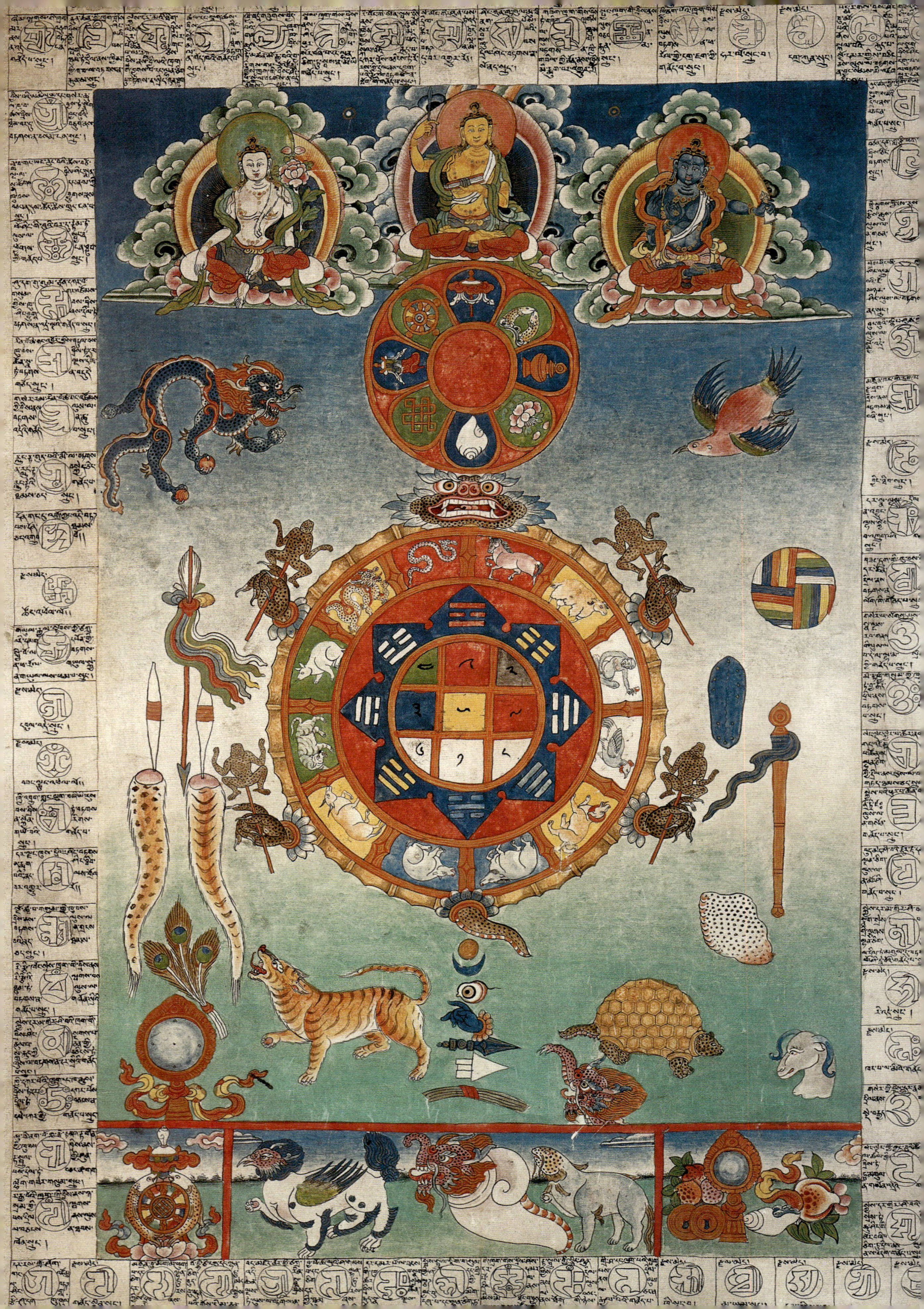

# Medicina psiquiátrica

*Um dos assuntos mais ricos que o* Gyud Zhi *elucida é a psiquiatria e o tratamento da doença mental. Há mais de 1.000 anos, a medicina tibetana ajuda efetivamente pessoas com problemas mentais por meio do uso de ervas, nutrientes e práticas religiosas tântricas. Esse antigo sistema médico tem, portanto, muito a oferecer ao Ocidente, que vem sofrendo uma epidemia de problemas de saúde mental, como ansiedade e depressão, durante as últimas décadas.*

Muitas vezes, a medicina ocidental tenta lidar com esse problema por meio do uso de drogas que causam dependência. As vendas mundiais de tranqüilizantes, soníferos, antidepressivos e outras drogas que atuam no sistema nervoso central movimentam hoje cerca de 76 bilhões de dólares.

## A fonte da doença mental

Segundo o Budismo Tibetano e a medicina tibetana, todo sofrimento se origina na mente. A religião sempre teve o seu papel na descrição da doença mental, especialmente no xamanismo. Para os budistas tibetanos, a prática do Dharma atua como medicina preventiva para a saúde mental. Eles acreditam que a visão correta – não-eu ou *rigpa* – e uma psicologia moral saudável são determinantes para o bem-estar e essenciais para a prática tântrica.

Na medicina tibetana, todas as questões de saúde mental estão relacionadas à energia vital *lung* e, em particular, à força vital *tsog-lung*. Quando os ventos do corpo tentam entrar na veia de força vital *srog-rtsa,* no coração, a insanidade irrompe, causando "distorção" mental, alucinações e ansiedade. A supressão de qualquer uma das energias *lung* internas, especialmente as emoções, também provoca desequilíbrio mental, além de pressão alta e doenças cardiovasculares.

A medicina tibetana, por meio da sua profunda compreensão da anatomia sutil, descreve o coração como sede da mente. Os *tantras* explicam que a consciência, situada no coração, é formada por três

*"Para os budistas tibetanos, a prática do* Dharma *atua como medicina preventiva para a saúde mental"*

*Este mapa astrológico tibetano indica os dias em que o paciente tem que se proteger contra o poder dos demônios.*

canais, cinco veias de consciência e as veias dos cinco sentidos. A doença mental surge quando bloqueios fazem com que as energias *lung* circulem na direção errada por essa zona psicológica da consciência.

## Diagnose tibetana

A medicina tibetana divide a doença mental em três categorias: medo (paranóia), agressividade e depressão (afastamento). Elas correspondem a um desequilíbrio das energias vitais *lung*, *tripa* e *bekan* respectivamente. Segundo os *tantras* médicos, há cinco causas de insanidade: karma, aflição-preocupação, (alimentação) orgânica humoral, veneno e maus espíritos. Os iniciantes na meditação também podem ter problemas à medida que liberam emoções inconscientemente reprimidas e passam pela experiência aterrorizante de ver que o seu ego autoengrandecedor não é real. Isso pode provocar um desequilíbrio em *tsog-lung* e, em casos extremos, psicose. A consciência de que nos relacionamos com o mundo de uma posição intelectual e não a partir do coração leva a uma mudança drástica no equilíbrio das energias internas, já que os ares dos canais que sustentam a consciência começam a se mover em direções diferentes.

## Demônios interiores

Cinco capítulos do *Gyud Zhi* são dedicados a uma descrição de doenças causadas por espíritos, três das quais são específicas de transtornos mentais. Não se trata apenas dos demônios externos, que os esquizofrênicos às vezes descrevem ou que a Igreja Cristã procura exorcizar, mas dos demônios internos de apego ao eu e do maior demônio de todos: a absorção no eu.

O Budismo Tântrico tem uma profunda compreensão das energias psíquicas no seu imenso panteão de seres extrafísicos, incluindo Budas, *devas* (anjos), *dakinis* e *dakas* (personificações masculinas ou femininas da energia iluminada) e protetores. Os *tantras* médicos especificam 1.080 espíritos malignos chamados *gdon*, divididos em três tipos, com 360 demônios em cada categoria. "Demônios da ignorância" são espíritos do alto que causam epilepsia e podem deixar o paciente inconsciente. "Demônios do apego" são espíritos de baixo que causam doenças de pele. "Demônios do ódio" são espíritos intermediários que causam depressão e comportamentos de afastamento. O fato de as doenças de pele estarem incluídas nesta seção pode parecer estranho. No entanto, a medicina tibetana ensina que a mente é feita de ventos ou ares sutis, que fazem contato com o ambiente externo na pele.

A seção sobre os espíritos do submundo é a mais esotérica do *Gyud Zhi*. Descreve a lepra não como doença física, mas mental. Isso pode ser entendido como uma alusão a estados mentais psicologicamente feios que as pessoas tentam reprimir, criando um tipo de lepra mental interna: negação, engano, manipulação, presunção e falsidade. Esse envenenamento da mente iluminada obscurece o *bodhicitta*, ou compaixão.

A possessão tem sinais físicos e o médico tibetano pode detectá-los por meio de um pulso irregular, de certos sinais nos olhos e até de marcas na pele. A análise da urina é usada para determinar se um *sadak* – um demônio que é dono de uma determinada área – está causando a doença.

## O tratamento de problemas de saúde mental

Na medicina tibetana, as mudanças na alimentação e as fórmulas herbais são a primeira linha de tratamento para a doença mental. As práticas tântricas e a moxabustão são usadas com preces especiais, e a técnica da agulha dourada (ver página 118) é muitas vezes empregada. O paciente pode obter alívio de uma possessão demoníaca detectada queimando incenso para proteção ou usando amuletos protetores. *Sang* é o nome de uma oferenda de fumaça em que se queimam ervas e madeiras aromáticas. Acredita-se que isso satisfaça os espíritos, que param então de atacar o paciente. O amuleto de Manjushri (a divindade da sabedoria) é considerado poderoso a ponto de proteger quem o usa de balas de revólver.

*A divindade Vajrakilaya é invocada para eliminar obstáculos e subjugar as forças que bloqueiam o caminho da iluminação.*

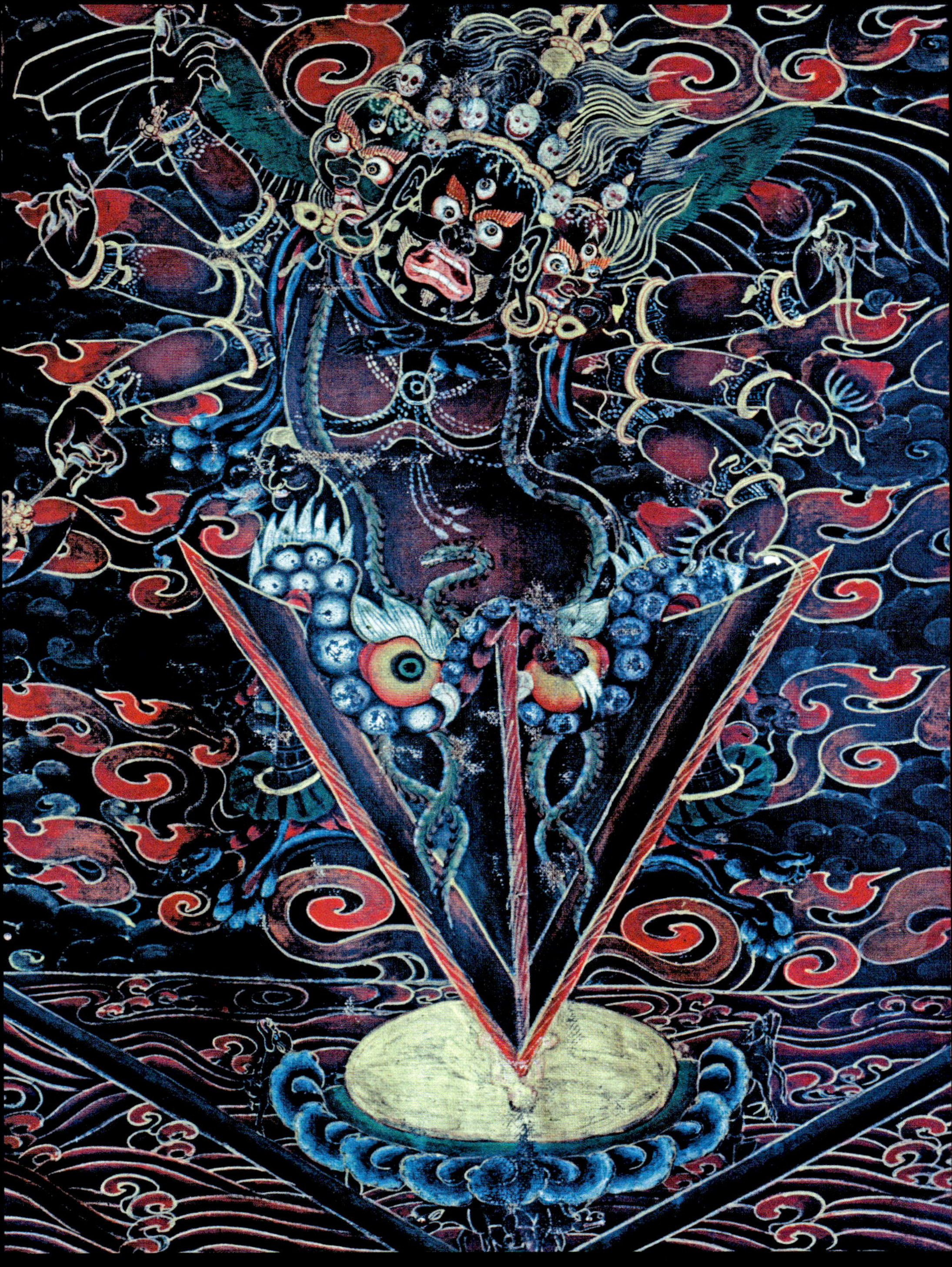

*"É a sua mente que cria este mundo."*

Do *Dhammapada* do Buda

# *Chod:* enfrente os seus demônios

*De todas as práticas tântricas realizadas pelo Budismo Tibetano,* chod *é a única que se originou no Tibete. A prática foi revelada por uma yoguine chamada Machig Labdron (1055-1152), a mais famosa das muitas adeptas tântricas realizadas. Acredita-se que ela tenha sido uma emanação de Prajnaparamita, tal era o seu interesse e fascínio pelo* Sutra Prajnaparamita *(*Sutra da Perfeição da Sabedoria*).*

## Como funciona

*Chod* é um dos mais profundos e melodicamente inquietantes métodos de cura da medicina tibetana. A prática nos ajuda a nos livrar do apego àquilo que mais prezamos – o corpo – e enfraquece a nossa falsa noção de um eu concreto. A meta de *chod* é libertar a mente do medo para que penetre na grande extensão de *mahamudra* (mente sem objetivo). Transpondo a dualidade dessa maneira, acredita-se que a pessoa consiga inativar todos os demônios, liberando-os no espaço cósmico.

Em *Machig Labdron and the Foundations of Chod*, Jerome Edou cita a descrição que a própria yoguine faz da prática:

*"Afortunados, guardem isto no coração,*
*As minhas instruções sobre* chod
*São o ensinamento autêntico do* mahamudra
*Este* mahamudra *não pode ser explicado em palavras*
*Não pode ser explicado em palavras, mas é assim*
Ma *é a natureza vazia da mente*
Ha *é a liberação da vastidão do samsara*
Mu *dra é a sua inseparável união."*

## A prática no Tibete

Os praticantes se tornam destemidos e executam esse rito regularmente em cemitérios, onde a energia emocional do eu é intensificada na medida em que o lugar assusta ou aterroriza. Por meio da prática, eles podem se tornar sem-identidade (sem apego nem aversão) e abandonar a crença no "eu". No Tibete, muitos grandes adeptos *chod* foram, e são, yogues andarilhos. Eles chamam todos os espíritos tocando uma trombeta feita com um fêmur humano. A realização do vazio, a compaixão e as enormes oferendas mentais (obtidas com a visualização de comida, bebida e néctar) do praticante dissipam as energias negativas, acumulando assim um tremendo mérito para o praticante e se transformando num remédio capaz de curar todas as aflições.

### Começando o caminho *chod*

Em vez de evitar ou tentar suprimir os próprios demônios, como a ansiedade, sente-se em meditação e encare-os calmamente e com compaixão. Pergunte-lhes o que pretendem e satisfaça-os oferecendo-lhes o corpo em forma de néctar de cura. Por meio dessa prática, a mente se torna cada vez mais tranqüila. Não sente mais esperança nem medo, mas simplesmente repousa na natureza de *alaya*, ou consciência suprema. Uma sessão de oração *chod* pode levar uma meia hora e, num retiro *chod*, essas sessões são programadas quatro vezes por dia.

*Um praticante* chod *sopra uma trombeta feita de um fêmur humano para invocar os espíritos e cortar o apego.*

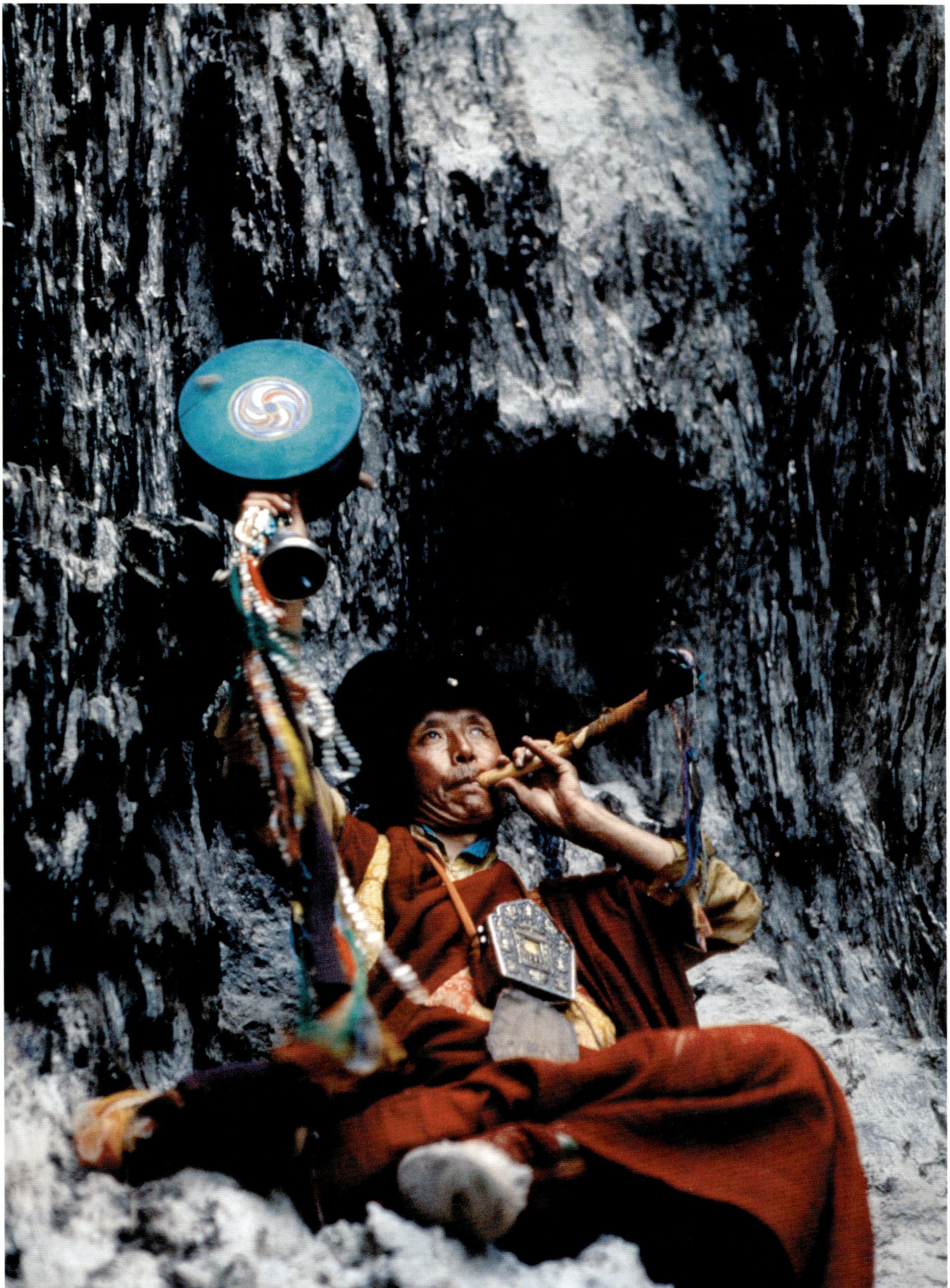

# O supremo elixir de cura

*A compaixão está no coração da medicina tibetana, em particular o* bodhicitta *– aspirar à iluminação para liberar todos os seres do sofrimento.* Bodhicitta *é descrito como uma jóia mágica que realiza desejos, já que toda felicidade vem da compreensão dessa expressão de compaixão e, sem* bodhicitta, *as práticas tântricas são ineficazes. Beneficiar e amar os outros é o epicentro da iluminação.*

O praticante tântrico começa sempre com o compromisso de praticar para libertar todos os seres sencientes. Os médicos da medicina tibetana também assumem esse compromisso, dedicando o seu trabalho de cura à iluminação de todos aqueles que tocam com a cura.

## O que é compaixão?

O amor iluminado, como se define às vezes *bodhicitta* ou compaixão, é de dois tipos, segundo o Budismo: absoluto e relativo. O *bodhicitta* absoluto é a realização da nossa natureza búdica, um estado sem-eu trazido por uma prática de meditação que leva à compreensão de *shunyata*, ou abertura. O *bodhicitta* relativo é a aspiração a atingir a iluminação para libertar todos os seres do sofrimento. Essa é uma atitude constante naqueles que praticam o Budismo Tibetano.

## O médico compassivo

Os tibetanos dizem que, se dois médicos prescreverem um remédio, um com *bodhicitta* e o outro sem, o remédio prescrito com *bodhicitta* efetuará a cura, mesmo que a sua qualidade não seja tão boa quanto a do remédio do outro médico. *Bodhicitta* é essencial na prática da medicina tibetana e é uma qualidade muito mencionada pelos pacientes ao descrever o médico que os trata. Acredita-se que *bodhicitta* seja de natureza alquímica e que transforme ações comuns. Quando surge naturalmente, permite que o médico saiba instintivamente o que é preciso para aliviar o sofrimento do paciente. *Bodhicitta* permite que o médico faça o diagnóstico com discernimento e aumenta os poderes de cura dos remédios que prescreve. Quando o médico usa o seu corpo e a sua vida para praticar *bodhicitta*, a saúde e a compreensão incríveis que se seguem podem até permitir a ocorrência de milagres de cura. O último ensinamento do *Tantra Explanatório* explica que o médico tibetano que pratica medicina com compaixão vai certamente atingir a condição búdica. Na verdade, os médicos tibetanos são chamados de "Imperadores da Cura", pois até um rei precisa ouvir as suas recomendações.

*A medicina tibetana acredita que uma cura dispensada com compaixão é mais eficaz.*

## A compaixão em ação

Pode-se despertar mentalmente o *bodhicitta*, mas o mais importante é experimentar o sentimento e expressá-lo. Compreender conceitualmente o que é *bodhicitta* não é a mesma coisa que vivê-lo. Para pôr a compaixão em ação e tirar proveito da prática, usam-se os seis *paramitas* como guias. São eles: generosidade, disciplina, paciência, diligência, meditação e sabedoria. Alguns exemplos do dia-a-dia: dar comida e abrigo; ter uma rotina e um propósito na vida; suportar as dificuldades sem ceder à raiva; perseverar no estudo do *Dharma*; praticar a meditação; compreender cada vez mais a natureza vazia de todas as coisas. Dessa maneira, *bodhicitta*

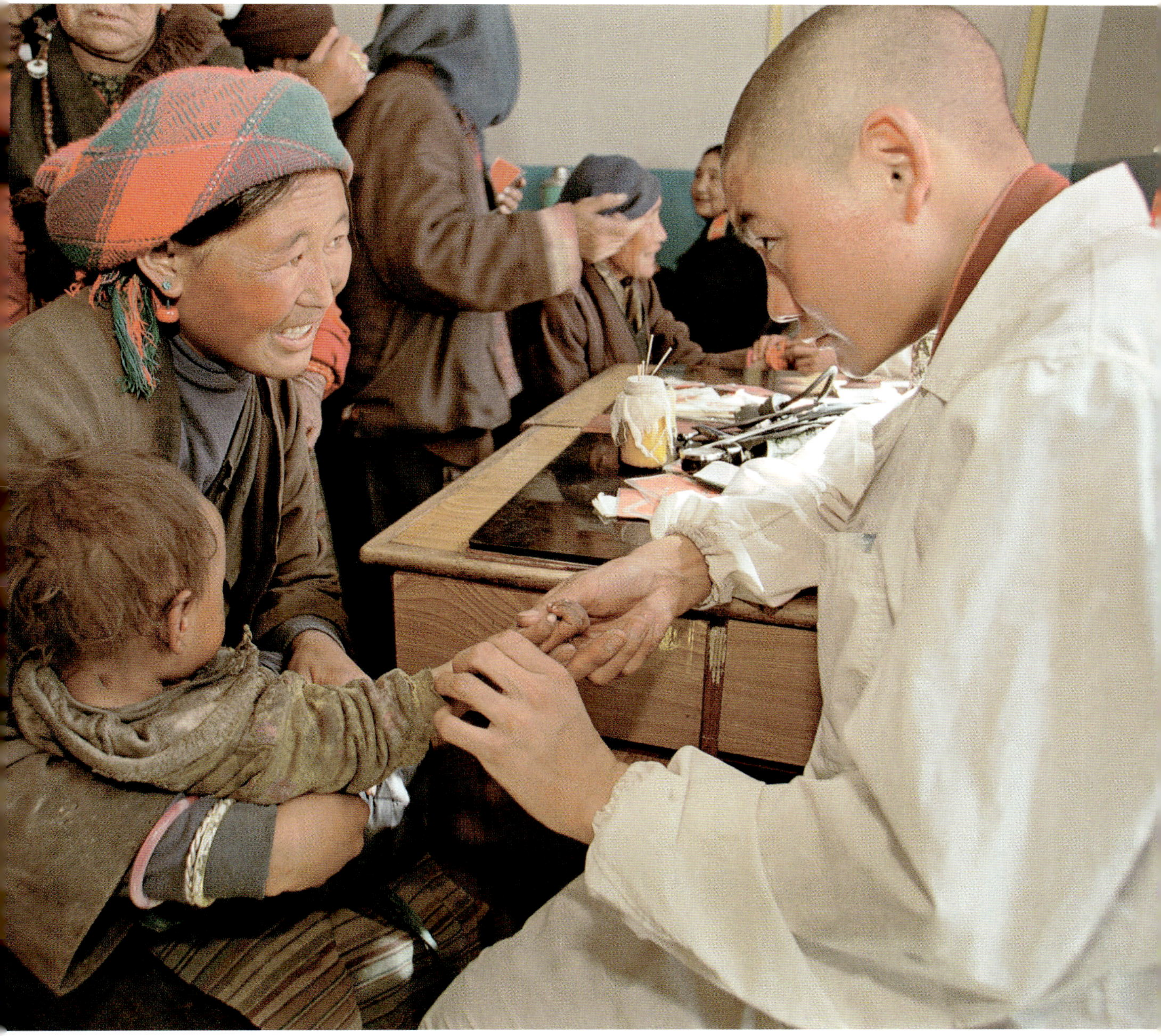

*"Bodhicitta é a solução poderosa, a energia atômica que destrói o reino do apego"*

Lama Yeshe

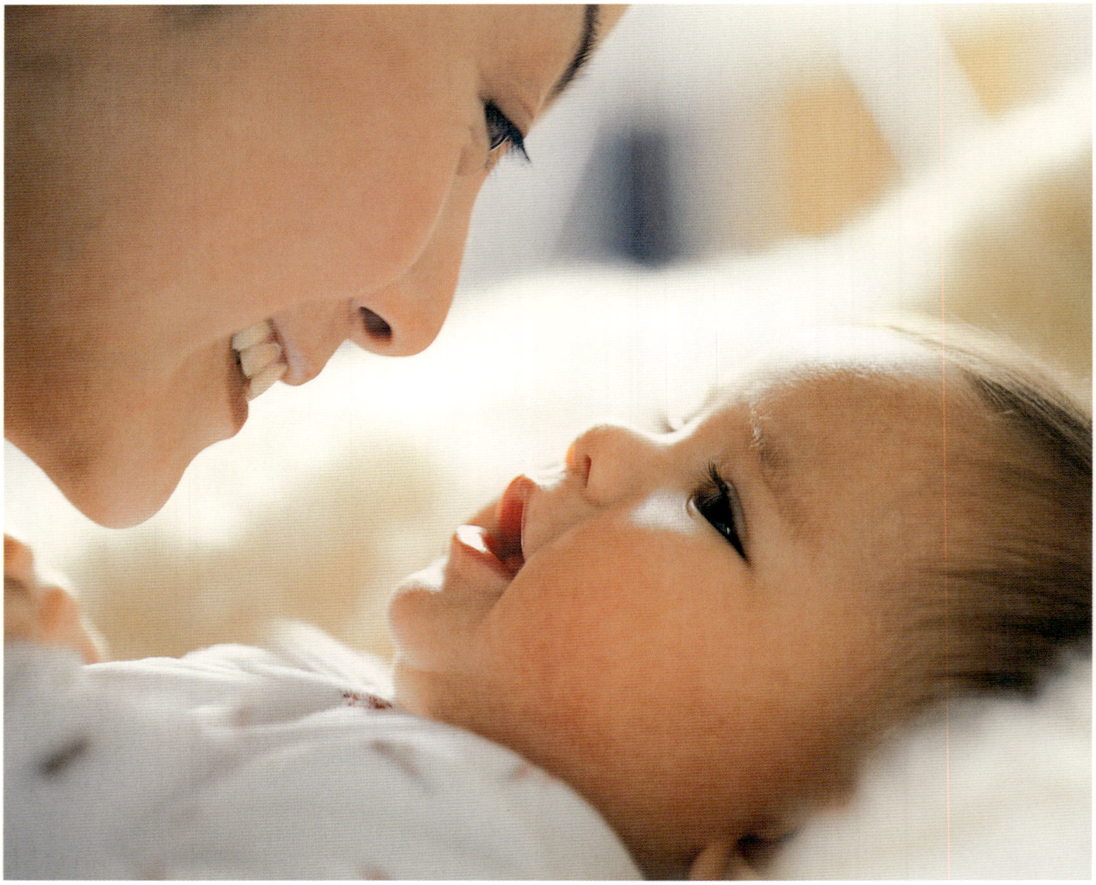

*Durante a prática de* tonglen, *você desperta no coração uma compaixão que é tão forte quanto o amor de uma mãe pelo filho.*

fica tão forte – tão forte quanto o legendário Monte Meru – que nunca vacila e vem, então, o mérito. O mérito obtido pelo desenvolvimento de um instante que seja de *bodhicitta* é considerado vasto como o espaço e capaz de purificar o karma de muitas vidas.

Em *Vasto como os Céus, Profundo como o Mar: Versos em Louvor de Bodhicitta*, o guru Khunu Rinpoche descreve a natureza de *bodhicitta*:

"Bodhicitta *é a lua da mente.*
Bodhicitta *é o sol da mente.*
Bodhicitta *é a jóia da mente.*
Bodhicitta *é o néctar da mente.*"

## *Tonglen:* trocar o eu pelo outro

Um dos melhores métodos de cura que se pode aprender é a prática de *tonglen* (ver quadro). Há histórias no Tibete de pessoas que, quando se viram muito doentes e à beira da morte, decidiram largar tudo e começar essa prática. Como resultado curaram o que tinha que ser curado dentro delas e certamente beneficiaram aqueles que foram objeto da prática.

Os praticantes tântricos que seguem essa prática se tornam tão compassivos que, caso um cachorro seja mordido por perto, eles podem gritar de dor e ficar com a marca na pele. Tal é a profundidade do amor que desenvolvem. A prática é fácil e pode trazer benefícios para você, para os que lhe são próximos e para o mundo em geral. *Tonglen* propicia uma abertura tão profunda que você se torna um veículo da cura universal e, como reduz o apego ao eu, torna-se uma porta para a liberdade com relação a *samsara*.

## A prática de *tonglen*

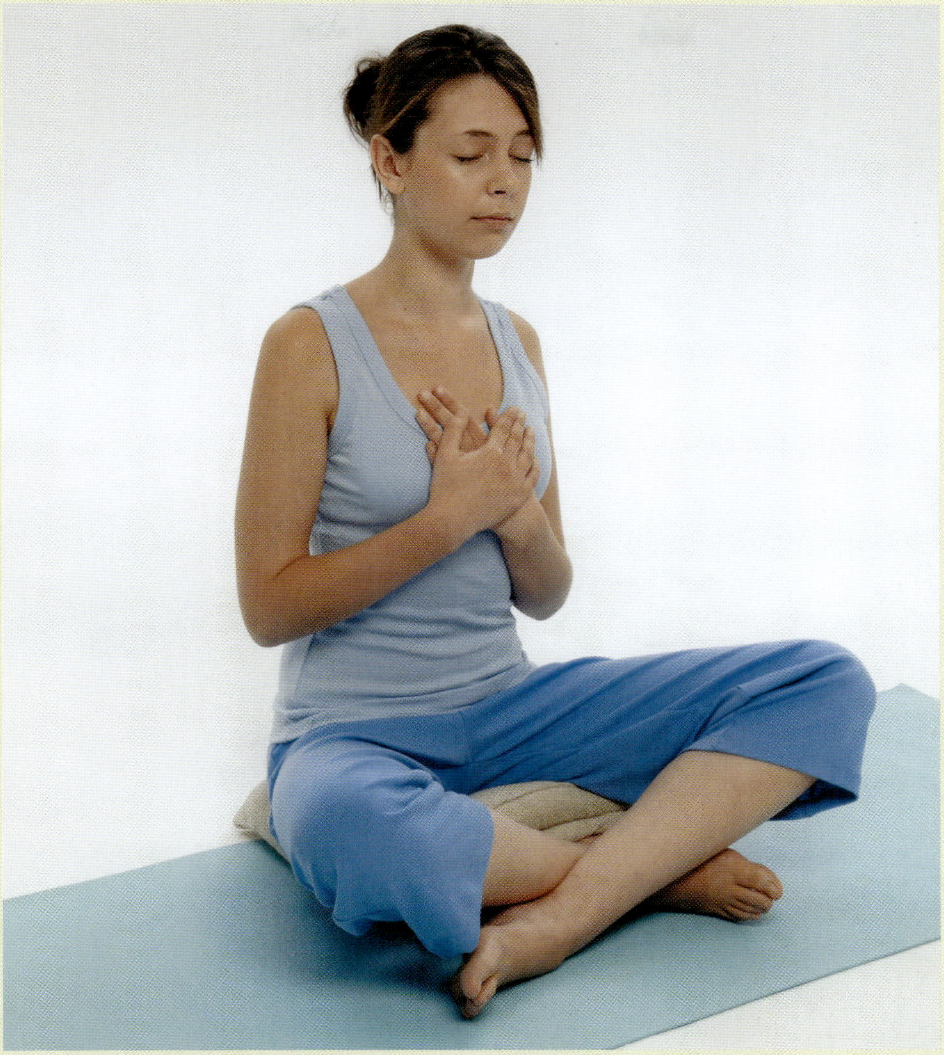

Para praticar *tonglen*, pense numa situação que lhe desperte compaixão no coração, como uma tragédia que apareceu no noticiário, e um desejo espontâneo de aliviar esse sofrimento. Tradicionalmente, imagina-se uma mãe sem braços vendo o seu bebê cair no rio e ser levado pela água. O sentimento tem que ter essa intensidade. Não se trata de um exercício cerebral: tem que ser sentido no coração, de modo que a contemplação da cena desperte *bodhicitta*. Agora, visualize a pessoa que foi mais bondosa com você em toda a sua vida. Imagine essa pessoa exalando todo o sofrimento em forma de uma fumaça negra. Inspire essa fumaça de sofrimento deixando que ela lhe invada o peito, até o lugar em que sente o *bodhicitta*, e o sofrimento se transformará em amor e bondade. Imagine exalá-lo em forma de fumaça branca, que é inspirada pela pessoa mais bondosa da sua vida. Você percebe que agora ela está se sentindo melhor e que as suas preocupações se evaporaram, deixando-a em paz. Repita a prática para você mesmo e depois para outras pessoas.

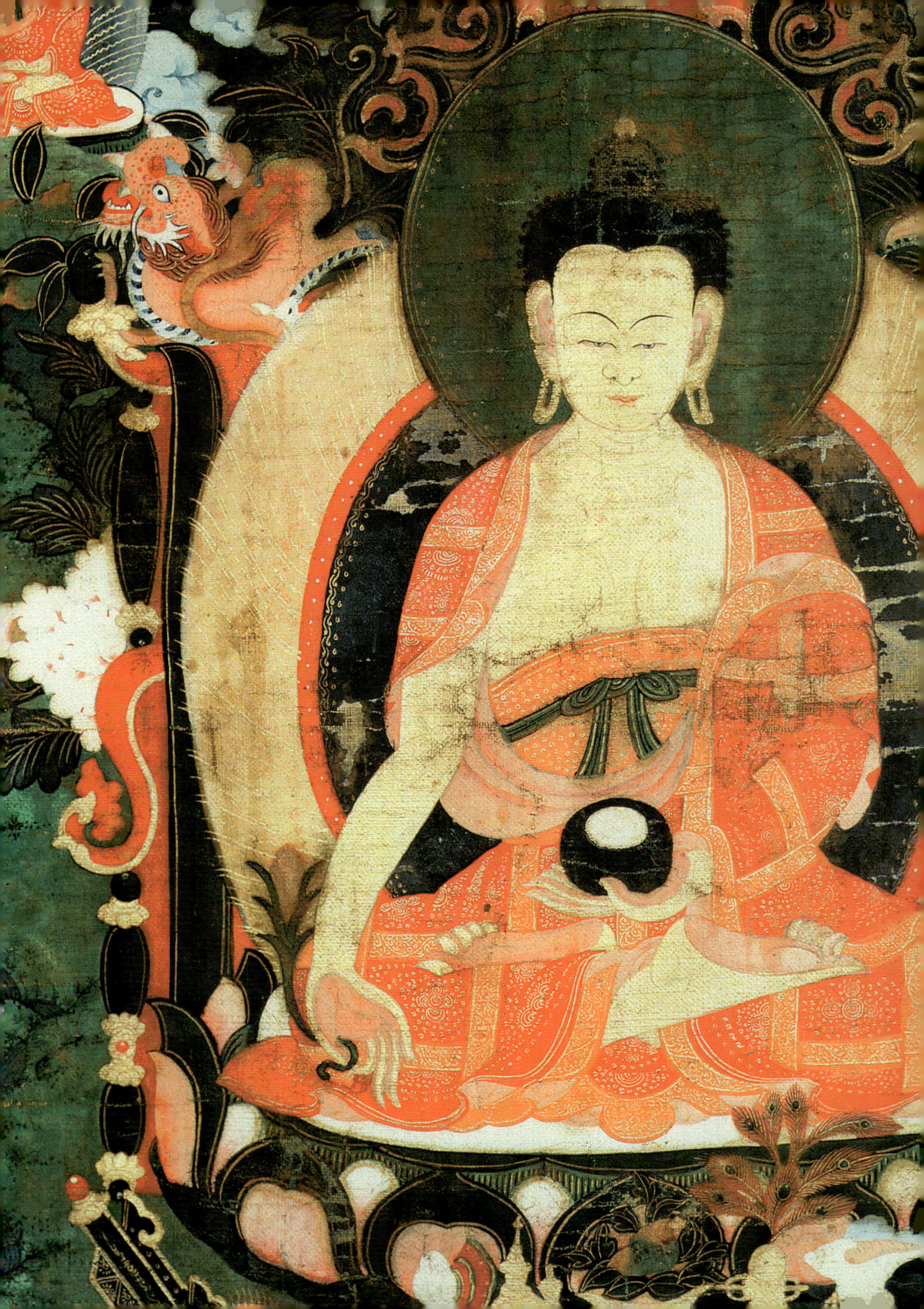

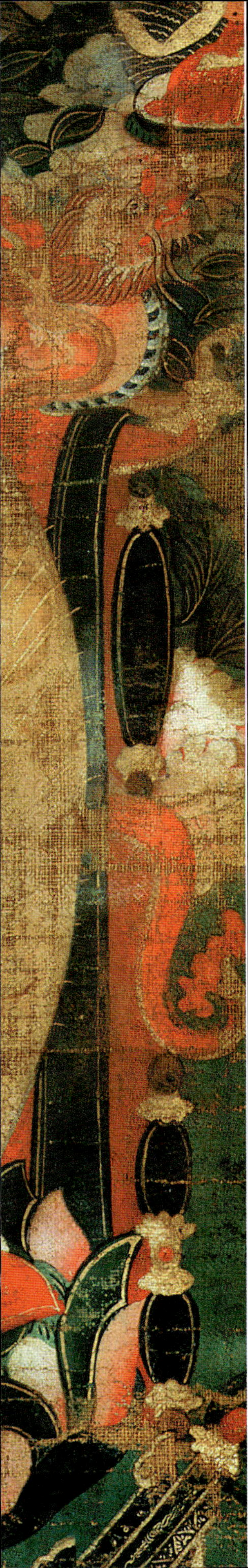

# A liturgia do Buda da Medicina

*Quem é ligado à medicina tibetana reza, de uma forma ou de outra, para o Buda da Medicina. Os médicos tibetanos fazem todos os dias a prática do Buda da Medicina – é a primeira coisa que fazem ao acordar e a repetem antes de atender aos pacientes. A prática propicia uma ligação profunda com as energias de cura do nosso planeta e do nosso universo, e pode ajudar o devoto a desenvolver poderes de cura. Tradicionalmente, os melhores dias para praticar são o primeiro dia do quarto crescente (o dia do* sadhana *do Buda da Medicina) e o oitavo e o 23º dias do mês tibetano, considerados auspiciosos para a cura.*

# Ritual na medicina tibetana

*As pessoas que praticam o Budismo Tântrico realizam um ritual diário para uma determinada divindade, conhecido como* sadhana. *Para os que praticam a medicina tibetana, essa divindade é o Buda da Medicina. Todos os dias e, especialmente antes de atender aos pacientes, o médico executa esse* sadhana, *quando se torna literalmente o Buda da Medicina. Há 108* sadhanas *diferentes na prática do Budismo Tibetano, e acredita-se que cada pessoa tenha uma ligação kármica com a divindade para quem é levada a orar e praticar.*

## Práticas e votos tradicionais

Do século VIII ao século XIII, o Budismo Tântrico floresceu através da Índia e da Ásia até a Mongólia e o Japão. Os mestres tântricos (homens e mulheres) são chamados *siddhas* e são mais bem lembrados por meio da vida dos 84 Mahasiddhas. Dessa tradição budista, Padmasambhava, ou guru Rinpoche (ver página 26), tornou-se iniciado e depois mestre. Ele levou ao Tibete a riqueza da tradição *siddha* do Budismo, para conservá-la e preservá-la antes da invasão muçulmana no século XIII.

Como parte do Budismo Tibetano, a prática da divindade (e especialmente os estágios de geração e conclusão) ocorre apenas depois que as práticas preliminares são acumuladas: prostrações, recitações Vajrasattva, oferendas de mandala e orações ao guru, 100.000 vezes cada uma. As prostrações preparam e purificam o corpo, e desatam os canais. A recitação do mantra de Vajrasattva elimina o karma negativo. As oferendas de mandala ao guru geram o mérito que você precisa para receber bênçãos. Quando terminar essas práticas, você estará preparado para ser iniciado em Vajrayana.

Muitas práticas tântricas, extremamente secretas, são passadas apenas a discípulos próximos, confiáveis, maduros e realmente devotados. Hoje em dia, elas são realizadas em retiros fechados num ambiente monástico. Como parte do "empoderamento" (ou iniciação por um lama), você pode ter que assumir o compromisso de praticar diariamente e fazer alguns votos, ou *samayas*. Os *samayas* nunca podem ser quebrados, especialmente os que são entre você e o seu guru. Como se diz, sempre que se faz um voto *bodhisattva*, uma chuva de flores cai do céu.

## Prática diária

A prática diária de uma divindade é o epicentro da vida de um *tantrika* – alguém que pratica o *tantra*. Por meio da prática da divindade, o praticante tântrico começa a se identificar com a natureza dessa divindade. Como resultado disso, *siddhis* (realizações ou poderes espirituais) comuns e supremos são realizados. Exemplos de *siddhis* comuns: leitura da mente, premonições, atravessar a rocha como o grande yogue Milarepa, fazer pílulas da mortalidade transmutando mercúrio por meio da alquimia, capacidade de encontrar tesouros *dhármicos* que contenham jóias e novos ensinamentos.

A aparência da divindade, a cor do corpo, o formato da coroa, os gestos de mão, o que ela veste – tudo isso tem um enorme significado. Na prática do Buda da Medicina, ele segura o elixir da imortalidade na mão esquerda e um ramo do mirabólano sagrado na direita, oferecendo-o ao mundo. O seu corpo é azul para representar o céu como a nature-

*Executar um* sadhana *(ritual) para uma determinada divindade é uma parte diária da prática do Budismo Tibetano.*

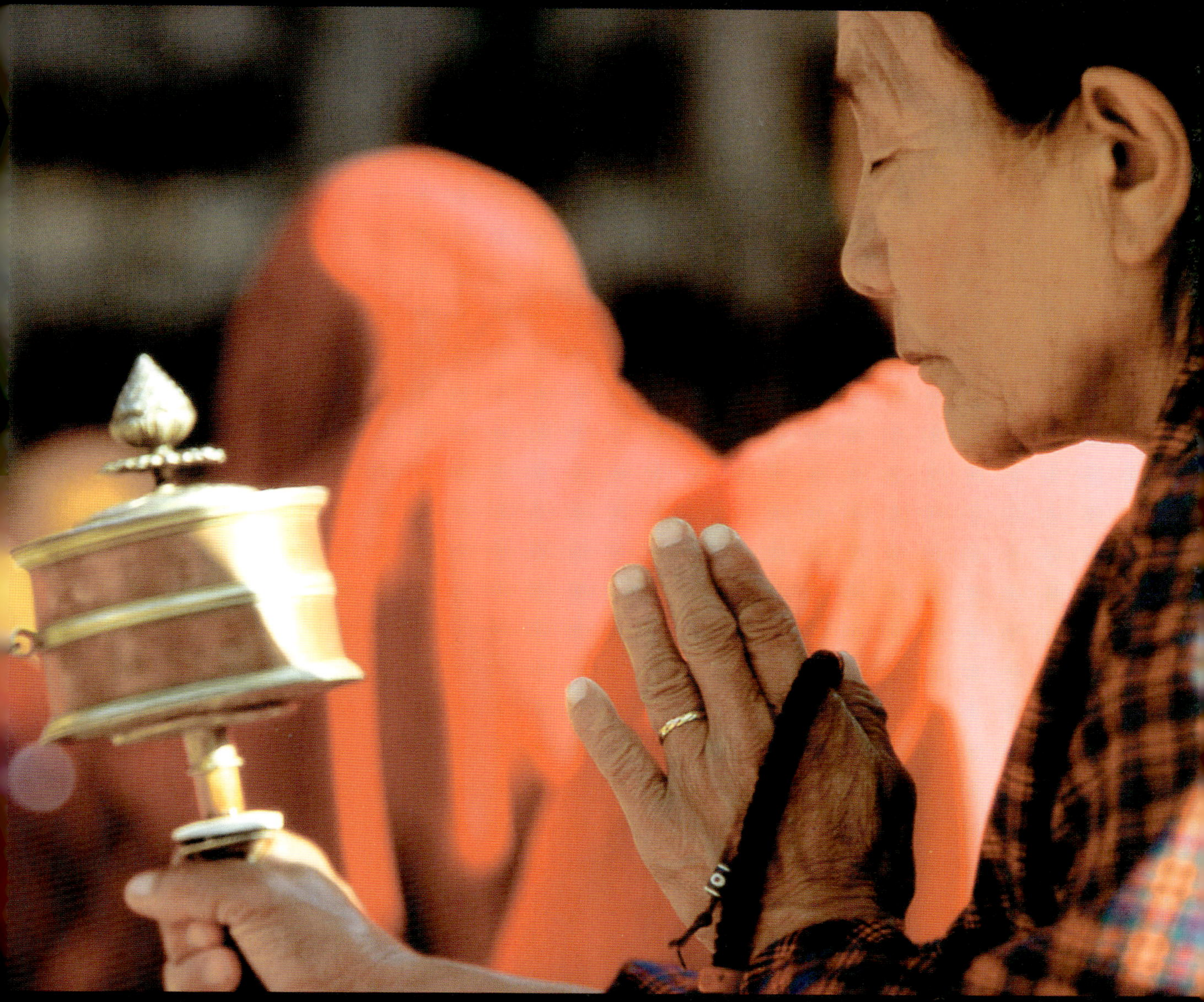

*"A prática diária de uma divindade fica no epicentro da vida de um* tantrika*"*

za da sua mente iluminada; a cor azul é também refrescante e tranqüilizante. Está sentado no seu paraíso de cura, onde tudo pode ser usado para promover a saúde e o bem-estar, e erradicar a doença.

## Implementos do ritual tibetano

Os praticantes tântricos têm um sino, que simboliza o vazio (*shunyata*) e um *dorje*, um objeto ritual que representa meios hábeis. O *damaru*, ou tamborzinho de mão, simboliza controle sobre as energias sutis do corpo. O *kapala* é uma tradicional tigela de oferendas cheia de arroz, que pode ser oferecido para Budas e *devas* (anjos) como parte da prática tântrica. O ritual descrito abaixo (ver quadro) é um prelúdio para a meditação.

## O *sadhana* do Buda da Medicina

Você pode usar a prática do Buda da Medicina para tratar as suas próprias doenças invocando o seu poder de cura. Pode usá-la para abençoar os seus remédios (sejam ervas ou qualquer outra coisa), como faria um médico da medicina tibetana. A liturgia também pode ser recitada para ajudar os que acabaram de morrer, para que o Buda da Medicina os proteja e os *devas*, ou anjos, os guardem na sua mandala enquanto atravessam o "Bardo Sidpa do devir" – um estado de 49 dias durante o qual a consciência deixa o corpo e tem muitas oportunidades de atingir a iluminação antes de passar pelo renascimento.

O mantra do Buda da Medicina é também muito benéfico para os animais. No Tibete, os lamas cura-

### Ritual tibetano

A prática diária de um ritual *sadhana* permitirá que você construa uma relação com o seu *yidam*, ou divindade. É também um bom precursor para a meditação.

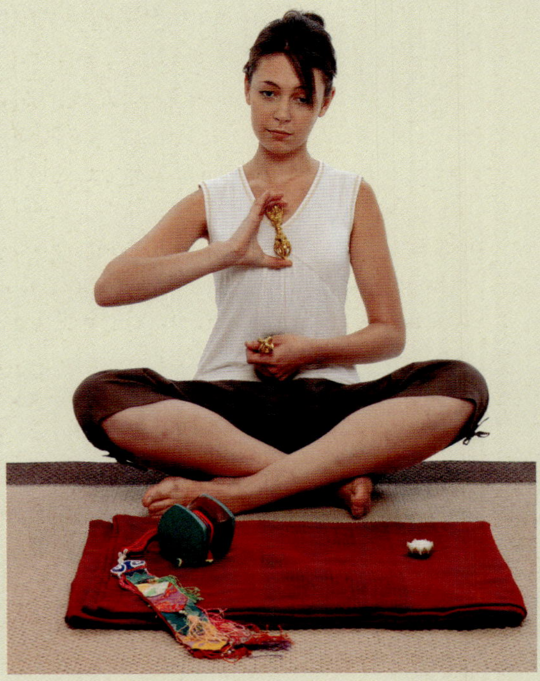

1 Centre-se segurando um *dorje* junto ao chakra do coração e um sino junto ao umbigo por alguns minutos.

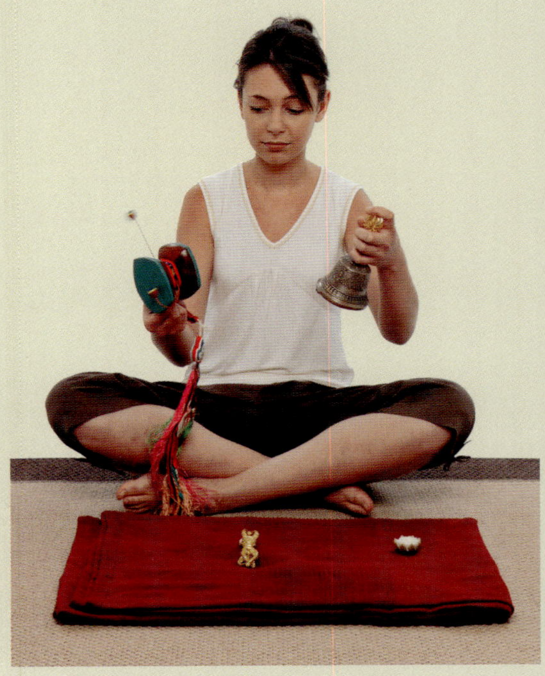

2 Toque então o sino e o *damaru*. Ao tocar simultaneamente esses instrumentos, você energiza o corpo sutil.

dores acreditam que o simples fato de ouvir esse mantra faz com que o animal renasça como ser humano. A prática pode ser feita também por animais doentes como ato de compaixão, já que eles mesmos não podem realizá-la.

Quem pratica a cura pode usar a liturgia do Buda da Medicina para abençoar os locais de tratamento, para que fiquem imbuídos de poder de cura. Como resultado de uma prática dedicada, você pode até ser abençoado com dons paranormais para ajudar os outros. O ritual do Buda da Medicina pode ser empregado também para garantir o sucesso de um projeto e, segundo se diz, é uma prática que elimina a dor e o sofrimento.

Por meio da contemplação constante da sua divindade e do universo que lhe é próprio, você começa a se identificar com a sua própria natureza búdica. Então, pode começar a agir como divindade no mundo, beneficiando seres por onde quer que vá, em vez de ficar trancado na prisão do egocentrismo, onde não beneficia ninguém, incluindo você mesmo.

Em parte, o *Dharma* do Buda floresceu na Ásia por meio da prática da medicina budista. Por meio da prática do *sadhana* do Buda da Medicina, que beneficia os seres humanos sempre que é recitado, o *Dharma* do Buda pode florescer novamente pelo mundo.

Nas páginas seguintes, você vai conhecer a liturgia do Buda da Medicina. Como *sutra*, pode ser praticada sem um empoderamento conduzido por um lama (ver página 160). No entanto, se você buscou refúgio no Buda, é aconselhável que receba um empoderamento se isso lhe for possível.

## O seu *yidam*

Depois da relação com um guru, a relação mais importante que você pode desenvolver é com a sua divindade pessoal, ou *yidam*. Quando recorrer ao *yidam* em busca de feedback, ele refletirá as suas qualidades iluminadas e a sua natureza búdica. O seu *yidam* nunca o abandonará. Essa é uma das relações mais poderosas que você jamais terá e investir algum tempo no *sadhana* diário do seu *yidam* pode transformar magicamente a sua vida para melhor. Tradicionalmente, o seu guru é visto na forma de um *yidam* pessoal, na medida em que é a fonte de todos os Budas e suas bênçãos. Por meio da prática contínua, você começará a se identificar cada vez mais com as suas qualidades iluminadas e a deixar para trás a mentalidade mundana, baseada no eu. Você vai aprender a se relacionar com o Buda da Medicina e com este mundo como o seu paraíso de cura.

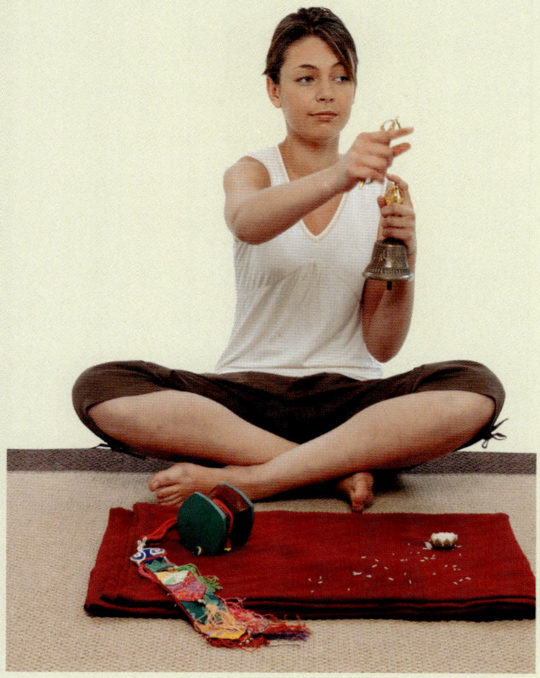

3 Com as pontas dos dedos, pegue um pouco de arroz e jogue-o. Ao fazer isso, visualize o arroz como uma oferenda de diamantes para o *yidam*.

## Refúgio e *bodhicitta*

Refugiando-se nas Três Jóias – o Buda, *Dharma* e *Sangha* – você pode se libertar do *samsara* e libertar também outros seres sencientes. Gerando *bodhicitta*, a sua vida melhorará em todas as direções.

Eu busco refúgio no Buda, em *Dharma*
e no *Sangha* Dourado de Pura
Linhagem
Até que a iluminação me seja
concedida pelo
Buda da Medicina e a sua mandala de
cura
Praticando as quatro qualidades
ilimitadas de amor, compaixão,
alegria e equanimidade
De modo que todos os seres sencientes
inferiores e os meus filhos de vidas
passadas
Que estejam perdidos em doença e
confusão dualista
Fiquem livres do sofrimento.

Que eu seja abençoado com as ondas de
cura e graça do Buda da Medicina e
traga todos os seres vivos para atingir
a iluminação da condição búdica.

A vida é preciosa, difícil de ganhar,
fácil de perder e rara de encontrar.
A morte vem sem aviso, tão de repente
quanto um piscar de olhos.
Causa e efeito não podem ser evitados.
O egocentrismo é a raiz do sofrimento
e da doença.

Portanto, voltarei a minha mente para
a liberdade suprema:
O Buda da Medicina.

## A oração de sete membros

Recite essa oração uma vez, visualizando a linhagem tântrica de lamas, divindades e praticantes iluminados. Essa oração purifica as negatividades e cria mérito.

Reverentemente, eu me prostro com o
corpo, a fala e a mente;
Apresento nuvens de todos os tipos de
oferendas, reais e imaginárias;
Declaro todas as minhas ações
negativas acumuladas desde o
sem-começo do tempo;
E me regozijo no mérito de todos os
seres santos e comuns.
Por favor, permaneçam até o fim da
existência cíclica
E girem a roda do *Dharma* para os seres
vivos
Dedico os meus próprios méritos e os
de outros à grande iluminação.

## Breve oferenda de mandala

Oferecer espetaculares mandalas do universo para Budas e *bodhisattvas* rende para o praticante mérito e sabedoria, sem o que nenhuma bênção ocorrerá.

Este chão, untado com perfume, salpicado de flores,
Adornado com o Monte Meru, quatro continentes, o Sol e a Lua:
Eu o imagino como um campo búdico e o ofereço
[Ao Buda da Medicina e ao seu séquito de cura.]
Que todos os seres vivos aproveitem essa terra pura!

*Idam Guru Ratna Mandalakam Niryatayami*

## O mantra de purificação

Da sílaba *Hung* nesse mantra, o Buda da Medicina aparece. Visualize-o na cor azul e segurando na mão esquerda um vaso de néctar de iluminação *amrita* e um mirabólano na mão direita, no gesto de mão ou *mudra* de oferecimento. Ele está usando uma veste laranja. A cor azul do seu corpo refrigera e pacifica as 84.000 emoções aflitivas. Medite que, no espaço à sua frente, o Buda da Medicina aparece no seu paraíso de cura, cheio de arco-íris. Que os seus oito aspectos produzam uma poderosa chuva de bênçãos capaz de curar todas as doenças, realizar todos os desejos, remover os obstáculos e aumentar a força vital.

*Om Svabhava Shuddha Sarva Dharma Svabhava Shuddho Ham*

*Om* – Falta a todos os fenômenos existência inerente – *Ham*

Tudo se transforma em vazio e projeções fantasiosas desaparecem no espaço. *Ah!*

Dessa consciência do espaço surge uma sílaba azul – *Hung*.

## Os oito Budas da Medicina

Essa oração pode ser feita a qualquer hora, especialmente junto aos doentes, ajudando a purificá-los e a curá-los da doença e trazendo o sucesso para a sua vida. Recitando sete vezes os nomes dos Budas da Medicina, visualize-os emitindo néctares de cura que purificam todos os karmas negativos, as obscuridades e a doença.

1 Celebrado Rei Glorioso de Excelentes Sinais
2 Rei de Som Melodioso, Brilhante Radiância de Habilidade, Adornado com Jóias, Lua e Lótus
3 Excelente Ouro Imaculado, Grande Jóia que Cumpre Todos os Votos
4 Glória Suprema Livre de Mágoas
5 Oceano Melodioso de *Dharma* Proclamado
6 Rei Aprazível de Claro Saber, Suprema Sabedoria e um Oceano de *Dharma*
7 Guru da Cura Rei da Luz de Lápis-Lazúli
8 Buda Shakyamuni

## Homenagem ao Buda da Medicina

Ao prestar homenagem ao Buda da Medicina, você cria uma ligação kármica com a sua mandala de cura. Esse vínculo crescerá com o tempo e trará a cura, não apenas para você, mas também para as pessoas à sua volta, se você praticar regularmente.

Diante do onisciente Guru da Cura,
destituído de personalidade e persona
Eu me curvo e busco refúgio.
Você é um Buda na palma da minha mão.
Você existe para me lembrar da ausência de eu.
Você aponta o caminho para a sanidade e a liberação do sofrimento.
Aquele que foi além do medo para nunca voltar.
Que reside num espaço de desapego compassivo, sem apego ao *samsara*.
Por favor, abençoe-me com o seu poder de cura.
Curador de doenças interiores, exteriores e secretas, por favor conceda-me a suprema realização do não-eu.

## Mantra do Buda da Medicina

O som do mantra do Buda da Medicina tem uma potente ressonância de cura e, entoando-o, você abençoa o seu corpo, a sua mente e o seu espírito, assim como o ambiente imediato e todos os seres sencientes que nele vivem. Por meio da dedicação à sua prática para aliviar o sofrimento universal, você obtém um grande mérito e alivia doenças que tenham causa kármica. Sussurre esse mantra no ouvido de todo animal que encontrar. Assim, ao morrer, o animal poderá renascer no paraíso do Buda da Medicina.

Enquanto repete as palavras, visualize luzes de cura azuis sendo emitidas em todas as direções do universo, curando os seres doentes. Visualize então ondas de luz de cura azul enviadas do Buda da Medicina para o seu coração. Visualize essa luz de cura inundando o seu corpo e arrancando do seu ser a doença, o karma negativo e as lembranças dolorosas.

Visualize agora todos os seres doentes e sofredores sendo curados e libertados à medida que os raios de luz de cura os tocam. Se quiser abençoar remédios para torná-los mais eficazes, visualize raios laser de cura provenientes do *hung* do coração do Buda da Medicina, abençoando-os e aumentando a sua eficácia.

*Dayata Om Beckanzai Beckanzai Maha Beckanzai Radza Samudgate Soha*

*Om* – Eliminador da dor, curador da grande dor, mostre o caminho da iluminação – *Soha*

## Quatro *Dharmas* de Gampopa

Esses quatro *Dharmas* descrevem os quatro estágios do caminho para a iluminação e abençoam a mente de maneira profunda. Muitos mestres escreveram livros explicando o significado desses enunciados.

Conceda as suas bênçãos para que a minha mente possa ser una com o *Dharma*
Conceda as suas bênçãos para que o *Dharma* possa avançar ao longo do caminho
Conceda as suas bênçãos para que o caminho possa esclarecer a confusão
Conceda as suas bênçãos para que a confusão possa despontar como sabedoria.

## O coração do mantra da origem dependente

Esse mantra é a essência de todos os ensinamentos do Buda e é usado para estabilizar bênçãos e purificar a prática. Cantando os versos e refletindo no vazio, os obstáculos são transformados em espaço.

*Om, Ye Dharma Hetu Prabhava Hetun*
*Teschan Tathagato Hey Vadat Teshan Cha*
*Yo Nirodha Evam Vadi Maha Shramanah*
*Ye, Soha!*

*Om* – Todas as coisas surgem de uma causa e é essa causa que foi mostrada pelo Tathagata, assim como a cessação dessa causa. Não faça nenhuma não-virtude, pratique a virtude totalmente, dome por completo a sua própria mente. Tal é o ensinamento do Grande Muni – *Soha*.

## Mantra para aumentar o mérito em 100.000 vezes

Entoando esse mantra ao terminar de praticar, você aumentará o mérito e a eficácia de cura da prática, para o benefício de todos os seres sencientes.

*Chom Den De De Zhin Shek Pa Dra Chom Pa Yang Dak Pa Dzog Pa Sang Gye Nam Pa Nang Dze Oe Kyi Gyal Po La Chag Tsel Lo*
[repita três vezes]

*Jang Chub Sem Pa Sem Pa Chen Po Kun Tu Zang Po La Chag Tsel Lo*
[repita três vezes]

*Om Pentsa Driwa Awa Boghi Ne Soha*
[repita sete vezes]

*Om Duru Duru Zaya Mukhe Soha*
[repita sete vezes]

## Consagração

No começo do tratamento de cada dia, o *Amchi* ou médico tibetano reza para o Buda da Medicina e seus *devas* ou anjos, para que o ajudem no diagnóstico e no tratamento da doença.

Que todos os seres fiquem livres do sofrimento
Que todos os seres sejam curados da doença
Que a vitalidade da força vital saudável aumente
Que o *bodhicitta* – amor iluminado – se espalhe continuamente até onde existir espaço
Que os espíritos da terra e os seus habitats sejam protegidos e honrados
Que qualquer ser que veja o Buda da Medicina seja levado a cantar o seu mantra
Que todos os remédios sejam poderosos e efetuem curas duradouras
Que a sabedoria e a compaixão cresçam e cresçam
Que todos os seres evoluam em direção a *Mahamudra*
Que remédios eficazes sejam descobertos para erradicar a doença
Que os seus efeitos colaterais sejam mínimos
Que oitenta mil tipos de criadores de obstáculos sejam pacificados
Que todas as doenças mentais sejam transformadas por meio de *bodhicitta*
Que este mundo e o universo sejam transformados no paraíso do Buda da Medicina.
*Soha!*

# Glossário

**bekan** Lubrificação, uma das três forças vitais do corpo, localizada na cabeça.

**bodhicitta** O elixir supremo, compaixão ou amor iluminado; *bodhi* significa iluminado e *citta* significa coração.

**bodhisattva** Uma pessoa compassiva que busca a iluminação para a liberação dos outros.

**chakra** Literalmente, "roda", referindo-se a um dos sete centros de energia do corpo.

**chod** Prática em que a mente é liberada do medo e do apego, enfrentando os próprios demônios.

**dakini** Uma divindade feminina iluminada, chamada de "dançarina do céu".

**deva** Um anjo budista.

**Dharma** O caminho da verdade, normalmente considerado como os ensinamentos do Buda.

**jalu** A mais alta realização de Dzogchen, em que o praticante conquista um corpo de arco-íris dissolvendo o seu corpo numa luz de arco-íris no momento da morte.

**karma** A lei segundo a qual para cada ação há uma reação igual e oposta; causa e efeito não podem ser separados.

**khor-lo** A roda da vida; a palavra tibetana para chakra.

**kleshas** Emoções compulsivas, aflitivas, que envenenam e alteram a mente.

**la** Uma força vital interior específica que percorre o corpo de acordo com o ciclo da lua, chegando ao topo da cabeça na Lua cheia.

**lama** Amigo espiritual e professor de linhagem qualificada; *la* significa supremo e *ma* significa mãe.

**lung** Ventos, uma das três forças vitais do corpo, associada ao movimento e localizada em torno da área do quadril.

**mahamudra** Mente sem objetivo.

**mandala** Mapa dos campos de energia do universo.

**marigpa** Mente que acredita no eu e está, portanto, iludida.

**mudra** Gestos simbólicos das mãos e dos dedos.

**nagas** Espíritos da terra que parecem meio-humanos e meio-serpentes, e que podem abençoar uma pessoa com riqueza ou senão provocar doenças, caso o lugar onde habitam seja perturbado ou poluído.

**nyepa** Uma das três forças vitais conhecidas como *lung*, *tripa* e *bekan*.

**phra-bailus** O corpo sutil.

**rang-zhin** A natureza pura da realidade.

**rkyan ma** O canal lunar, em que predomina a energia *bekan*.

**roma** O canal solar, em que predomina a energia *tripa*.

**rtsa** Canais que transportam energia vital pelo corpo; há 72.000 desses canais.

**sadhana** Ritual diário feito para uma divindade particular, ou *yidam*.

**samadhi** Um estado meditativo ou estado de realização.

**samayas** Votos feitos como parte de uma iniciação à prática com um *lama*.

**Sangha** A comunidade praticante de budistas.

**shamatha** Permanecer na calma, um tipo de meditação com a qual todas as outras começam.

**shunyata** Vazio-consciência.

**siddha** Alguém que obteve capacidades sobrenaturais como resultado da prática.

**siddhis** Conquistas ou poderes espirituais, obtidos como resultado da prática.

**skandhas** Os cinco agregados de que o eu é composto: forma, sentimento, percepção, pensamento e consciência.

**sowa rigpa** Ciência, arte e filosofia da medicina de cura tibetana.

**sutra** Um ensinamento escrito do Buda.

**tantra** Texto contendo visualizações e mantras secretos e o mais precioso ensinamento do Buda, já que pode capacitar o iniciado a atingir a iluminação numa só vida.

**terton** Lama reencarnado capaz de descobrir tantras secretos, chamados *terma*.

**tigle** Gotas ou essências vitais que permeiam o corpo.

**tonglen** Prática de compaixão que origina o *bodhicitta*.

**tripa** Calor, uma das três energias vitais, responsável por todos os processos biológicos e localizada em torno do diafragma.

**tsog-lung** Força vital, ou sopro da vida: controla tudo nos organismos vivos e é impelido ao renascimento por sua influência kármica.

**tummo** Calor místico; é também uma prática meditativa com que monges altamente treinados conseguem aumentar o nível de calor do corpo a ponto de secar lençóis que lhes são enrolados no corpo depois de mergulhados em baldes de gelo.

**uma** O canal central, em que predomina a energia *lung*.

**vispassana** Prática meditativa que ajuda o praticante a ver as coisas como são.

**yi zhang ma** A consciência sutil mas profunda, localizada no coração.

**yidam** Divindade pessoal para quem é realizado o *sadhana* diário.

# Bibliografia


Avedon, John, *The Buddha's Art of Healing*, Rizzoli International Publications, 1998

Bakan, Joel, *The Corporation: The pathological pursuit of profit and power*, Free Press, reimpresso em 2005

Baker, Ian, *The Dalai Lama's Secret Temple*, Thames and Hudson, 2000

Brazier, Caroline, *Buddhist Psychology*, Constable and Robinson, 2003

Clark, Dr. Barry, *The Quintessence Tantras of Tibetan Medicine*, Snow Lion Publications, 1995

Clifford, Terry, *Tibetan Buddhist Medicine and Psychiatry: The diamond healing*, Wisdom Books, 1994

Crow, David, *In Search of the Medicine Buddha*, Tarcher, 2001

Dalai Lama, O, *Dzogchen: The heart essence of the great perfection*, Snow Lion Publications, 2ª edição 2004

Dhonden, Dr. Yeshi, *Health Through Balance*, Snow Lion Publications, 1986

Dorje, Dr. Pema, *Heal Your Spirit, Heal Yourself*, Duncan Baird Publishers/Watkins, 2006

Dorje, Lama Sherab, *Mahamudra Teachings of the Supreme Siddhas*, Snow Lion Publications, 1995

Drungtso, Dr. Tsering Thakchoe, *Healing Power of Mantra: The wisdom of Tibetan healing science*, Drungtso Publications, 2006

Dunkenberger, Thomas, *Tibetan Healing Handbook: A practical manual for diagnosing, treating and healing with natural Tibetan medicine*, Lotus Press, 1999

Edou, Jerome, *Machig Labdron and the Foundations of Chod*, Snow Lion Publications, 1995

Evans-Wentz, W.Y., *Tibetan Yoga and Secret Doctrines*, Oxford University Press, 3ª edição 2000

Frazer, Peter, *The Aids Miasm*, Winter Press, 2002

Khyentse, Dzongsar Jamyang, *What Makes You Not a Buddhist*, Shambhala, 2006

Kunu Rinpoche, *Vast as the Heavens, Deep as the Sea: Verses in praise of bodhicitta*, Wisdom Publications, 1999

Leary, Timothy, *Your Brain is God*, Ronin Publishing, 2001

Lowen, Dr. Alexander, *Bioenergetics*, Penguin, reeditado 1994

Norbu, Namkhai, *Yantra Yoga: The Tibetan yoga of movement*, Snow Lion, 2003

Paine, Jeffery, *Re Enchantment*, W.W. Norton, 2004

Patrul Rinpoche, *The Words of My Perfect Teacher*, Altamira Press, 1998

Pearsall, Paul, The Heart's Code, Broadway, reimpresso 1999

Perks, John Riley, *The Mahasiddha and His Idiot Servant*, Crazy Heart Publishers, 2006

Pinchbeck, Daniel, *2012: The return of Quetzalcoatl*, Tarcher, 2006

Rapgay, Lopsang, *The Tibetan Book of Healing*, Lotus Press, 2005

Rechung Rinpoche, *Tibetan Medicine*, The Wellcome Trust/University of California Press, nova edição 1976

Reid, Daniel, *Tao of Health, Sex and Longevity: A modern, practical guide to the ancient way*, Fireside, 1989

Samel, Gerti, *Tibetan Medicine*, Little, Brown, 2002

Selzer, Richard, *Mortal Lessons: Notes on the art of surgery*, Harcourt, 1996

Servan-Schreiber, Dr. David, *Healing Without Freud or Prozac*, Rodale International, nova edição 2005

Simmer-Brown, Judith, *Dakini's Warm Breath: The feminine principle in Tibetan Buddhism*, Shambhala, nova edição 2002

Trungpa, Chogyam, *Cutting Through Spiritual Materialism*, Shambhala, nova edição 2002

Trungpa, Chogyam, *Glimpses of Abhi Dharma*, Shambhala, 2001

Wilcox, Joan Parisi, *Keepers of the Ancient Knowledge*, Vega, nova edição 2002

Zohar, Danah, *Spiritual Intelligence*, Bloomsbury, nova edição 2001

Zopa Rinpoche, Lama, *Lama Yeshe, Teachings from the Mani Retreat*, Wisdom Archive, 2001


Para mais informações sobre medicina tibetana, incluindo meios de contato com médicos do mundo inteiro e fornecedores online de remédios tibetanos, visite por favor o website do autor: www.stargatenutrition.com. Para mais informações sobre a preservação da cultura tibetana e da medicina tibetana, visite por favor www.medicinebuddhafoundation.org.

# Índice remissivo

E



F



G



H



I



J



K



L

## T



## U



## V



## X



## Y



## Z

# Agradecimentos

**Agradecimentos do autor**
Obrigado a Rebecca Morgan por me dar várias oportunidades na vida, especialmente quando me ajudou a me tornar um escritor na área de saúde, o que levou a este livro. A Susan Mears, por ser uma agente maravilhosa, orientando e às vezes protegendo autores como eu no *bardo* do mercado editorial. A Jo Godfreywood, por ter a visão de ser a editora encarregada deste livro. A Ann Callaghan, por ouvir todas as idéias. A Sandra Rigby, por tornar o livro atemporal. A Fiona Robertson, que apareceu em resposta às minhas preces para produzir com excelência o livro e conduzi-lo através de revisões, sessões de fotos e design, com Leigh Jones, fazendo dele um sucesso. A Nicola Sweeny, que o seu espírito também se beneficie deste livro. Ao padre Donal, por trazer os Evangelhos à vida e ser um verdadeiro Anam Cara. A Rosemary, padre Francis, Georgia, Alberto, Leo, Aoife, Ross, Will, Maria e Kieran, Peter, Tsering, aos McCarthys, John e Charlie. À lama Suzanne. A Valerie, por sempre me empurrar para o vazio, por estar sempre ao meu lado e por ser o meu guru de primeiro grau. E para os meus inimigos também, que tentaram me impedir mas não conseguiram.

**Créditos fotográficos**
**akg-images**, 8, 9. **Alamy**/Emily Wood 15; /EmmePi Asia 80; /Hemis 147; /imagebroker 85; / Sherab 52, 118. **AMNH: Anthropology Collection** 10, 44, 49, 51. **The Art Archive** 135, 158, 23, 24; /Musee Guimet Paris / Dagli Orti (A) 2. BananaStock 156. **Cortesia Dra. Bhutti** 36. **Bridgeman Art Library** /India Office Library, Londres, Ann & Bury Peerless Picture Library 21; /Museus Nacionais da Escócia 18. **Corbis UK Ltd** /Alison Wright 5, 75; /Angelo Cavalli /zefa 11; Christopher Bois 38; /Craig Lovell 62; /Macduff Everton 64; /Michele Falzone / JAI 61; /Reuters 34; /Roman Soumar 37; /Tizana e Gianni Baldizzone 103, 104. **Diane Barker** 67, 83, 100, 105. **Digitale Boekenstad Nederland** 71. **Frances Garrett**/ Biblioteca Digital Tibetana e Himalaia 107. **Francis Apesteguy Photography** 123. **Padre Francis V. Tiso**, PhD 31. **Getty Images** 17, 154. **Huntington Archive** 28. **IATTM – International Academy for Traditional Tibetan Medicine** 117. **Impact Photos** 55. **Mediscan** 119. **Octopus Publishing Group Limited** / Colin Bowling 92; /David Loftus 91; /Frank Adam 86 embaixo à esquerda, 98 embaixo à direita; /Gary Latham 97; /Ian Wallace 109; /Lis Parsons 93; /Mark Winwood 98 em cima; Mike Good 1; /Mike Prior 136; /Sandra Lane 95; Stephen Conroy 87, 88 embaixo à direita; William Lingwood 94. **Coleção do Rubin Museum of Art** 27. **Science Photo Library** 42; /Alex Grey; /Peter Arnold INC 43. **Shambhala Archives** /Foto de Martin Janowitz. Coleção Shambhala Archives. Usado com permissão 129. **Shutterstock** /Baloncici 93 em cima. **Still Pictures** 151, 153, 161; /Galen Rowell 124; /sinopictures/ READFOTO 12; /Thomas Kelly 73, 28. **Thomas Laird** 145. **Tibet Images** 32. **Vivian Kurz Shechen** /Matthieu Ricard 127. **The Wellcome Trust** 47, 59, 148; /Theresia Hofer 33. **Werner Forman Archive** 41, 77, 30; /Coleção Philip Goldman, Londres 137.

**Créditos editoriais**
Todos os esforços foram feitos para a localização dos detentores de copyright dos extratos a seguir. A editora pede desculpas por quaisquer erros ou omissões e agradece se for avisada de quaisquer correções que devam ser incorporadas a reimpressões e reedições futuras deste livro.

pp. 22 e 70: *Tibetan Medicine* de Rechung Rinpoche, The Wellcome Trust /University of California Press, nova edição, 1976.

p. 42: *Keepers of the Ancient Knowledge* de Joan Parisi Wilcox, Vega, nova edição 2002.

pp. 66 e 67: *Mortal Lessons* de Richard Selzer, Harcourt, 1996.

p. 83: *Tao of Health, Sex and Longevity* de Daniel Reid, Fireside, 1989.

p. 106: *Tibetan Buddhist Medicine and Psychiatry* de Terry Clifford, Wisdom Books, 1994.

p. 127: *Cutting Through Spiritual Materialism* de Chögyam Trungpa, © 1973 Chögyam Trungpa. Reimpresso mediante acordo com Shambhala Publications, Inc., www.shambhala.com.

p. 130: *The Dalai Lama's Secret Temple* de Ian Baker, Thames & Hudson, 2000.

p. 140: *Yantra Yoga* de Namkhai Norbu, Snow Lion, 2003. Reimpresso mediante acordo com o Shang Shung Institute.

p. 151: "Dzongsar Khyentse Rinpoche on the practice of Vajrakilaya" de Dzongsar Khyentse Rinpoche, www.siddharthasintent.org

p. 152: *Machig Labdron and the Foundations of Chod* de Jerome Edou, Snow Lion Publications, 1995, www.snowlionpub.com

p. 155: *Wisdom Energy 2*, página 63, do Lama Yeshe, Wisdom Publications, 1979.

p. 156: *Vast as the Heavens, Deep as the Sea* de Kunu Rinpoche, Wisdom Publications, 1999.

p. 164: *Essential Buddhist Prayers*, Volume 1, página 27. FPMT, 2006.

p. 165: *Essential Buddhist Prayers*, Volume 1, página 27. FPMT, 2006.

**Edição executiva** Jo Godfreywood /Sandra Rigby
**Edição do projeto** Fiona Robertson
**Edição executiva de arte** Leigh Jones
**Design** Miranda Harvey
**Ilustrações** Cactus Design & Illustration Ltd
**Pesquisa de imagens** Sarah Hopper
**Biblioteca de imagens** Taura Riley
**Controle de produção sênior** Simone Nauerth